Les Morts

mystérieuses

de l'Histoire

DOCTEUR CABANÈS

Les Morts mystérieuses de l'Histoire

Nouvelle édition revue, corrigée et augmentée; ornée de 30 gravures ou portraits.

DEUXIÈME SÉRIE

ROIS, REINES ET PRINCES FRANÇAIS

DE LOUIS XIII A NAPOLÉON III

PARIS

ALBIN MICHEL, ÉDITEUR

22, RUE HUYGHENS, 22

LES
MORTS MYSTÉRIEUSES
DE L'HISTOIRE

(Deuxième série)

LOUIS XIII

Mort, le 14 mai 1643, *d'entérite tuberculeuse.*

Six enfants naquirent de l'union de Henri IV avec
Marie de Médicis :

1° *Louis*, né le 27 septembre 1601, devenu roi sous
le nom de Louis XIII ;

2° *Henri*, duc d'Orléans, mort âgé de quatre ans(1) ;

3° *Gaston-Jean-Baptiste*, de France, marié deux
fois, mort à cinquante-deux ans (2) ;

(1) V. sur cette mort, la note de la p. 280 du très attachant
ouvrage de M. Louis BATIFFOL, *Vie intime d'une reine de France
au dix-septième siècle.*

(2) *Gaston,* futur duc d'Orléans, n'eut jamais une santé bien
brillante : en 1619, il a la variole ; en 1621, une affection vermi-

4° *Élisabeth*, de France, mariée au roi d'Espagne Philippe IV, morte à quarante-deux-ans;

5° *Christine*, qui épousa Victor-Amédée Ier de Savoie, morte à cinquante-sept ans;

6° *Henriette-Marie*, de France, qui épousa Charles Ier, roi d'Angleterre, et mourut âgée de soixante ans.

Michelet a laissé entendre que, au moins pour Louis et Gaston, la paternité de Henri IV était contestable : le premier serait fils d'Orsini, le second de Concini. L'historien se fonde sur le peu de ressemblance morale des fils avec le père, et surtout sur leur dégénérescence, physique et morale. Les médecins psychologues tournent cet argument au profit d'une thèse diamétralement opposée.

Cette dégénérescence, disent-ils, prouve précisément qu'ils étaient bien des fils de roi; et quant au peu de ressemblance, César de Vendôme, qui était bien fils de Henri IV, ne lui ressemblait pas plus que Louis XIII. D'ailleurs, la ressemblance des traits du visage, qu'on constate chez beaucoup de leurs descendants, avec le chef de la race, prouverait au contraire la légitimité de leur naissance (1).

---

neuse, qui s'accompagne de fièvre et de flux de ventre ; en 1622, il rend des graviers, etc. Comme son frère Louis XIII, il aurait dû se faire explorer l'arrière-cavité nasale : il tenait la bouche constamment ouverte et devait avoir des végétations adénoïdes. (Cf. L. BATIFFOL, *Louis XIII à vingt ans*, p. 439.)

(1) JACOBY, *op. cit.*, p. 401, n.

Nous n'entrerons pas plus avant dans ce débat, où la preuve est, du reste, toujours assez malaisée à fournir, et nous entr'ouvrons, sans plus tarder, le dossier pathologique du successeur d'Henri IV.

Pour les premières années de l'enfant-roi, nous avons une source précieuse de renseignements : c'est le journal de son médecin, auquel nous avons déjà recouru à une autre place (1).

Héroard (2) nous apprend que le dauphin était sujet aux maux de dents et qu'il passait des nuits entières à le veiller, accoudé sur le bord du berceau, tenant la main de l'enfant dans la sienne.

A part cela, Louis XIII enfant paraît avoir eu une santé assez robuste : il épuisait ses nourrices. C'était un bel enfant, « grand de corps, gros d'ossements, fort musculeux, bien nourri, fort poli, de couleur rougeâtre et vigoureux » ; cela dès la naissance.

A 8 ans, le Dauphin a la rougeole (3), mais sans complications.

(1) V., dans le *Cabinet secret de l'Histoire*, 1re série du dernier tirage, le chapitre consacré à Louis XIII.

(2) Le journal d'Héroard, imprimé par les soins de MM. Eudore Soulié et de Barthélemy, est non seulement incomplet, mais parfois erroné, nous assure M. L. Batiffol, qui en a confronté le texte avec le manuscrit original, dont il n'a été publié qu'une très faible partie. Déjà GUARDIA (*La Médecine à travers les siècles*, Paris, 1865, p. 312) signalait cette grave lacune.

(3) Nous lisons dans le *Journal d'Héroard*, t. I, p. 368 :

« *Le 29 octobre, mercredi.* — La rougeole lui paroit.

En 1615, il est blessé « sur l'orbite de l'œil droit », en jouant à la paume ; mais, sauf encore quelques fièvres, son médecin n'a pas grande besogne (1).

Un régime alimentaire mal dirigé ne tarde pas à produire de funestes effets. A entendre le bon médecin, Louis XIII enfant était très enclin à boire de l'alcool, ce dont il se montre très inquiet : Héroard craignait beaucoup pour son royal client l'usage du vin (l'alcoolisme n'est pas une préoccupation médicale d'apparition contemporaine). Henri IV, qui aimait le bon vin, en faisait verser au Dauphin toutes les fois qu'il dînait à sa table. Héroard ne manque pas de marquer en marge de son journal : « Nota, nota : son goût pour le vin ; il faudra y prendre garde (2). »

« *Le 31, vendredi.* — J'arrive de Vaugrigneuse ; l'on ne me donna jamais avis qu'il eût aucune fièvre, mais un simple rhume : je le trouve avec la fièvre, le pouls plein, égal, hâté, chaud, tout couvert de rougeurs, avec inquiétude tant pour la fièvre que pour le grand feu qui se faisoit dans sa chambre, dont il se plaignoit et l'on ne le plaignoit pas, étouffant à demi dans son lit pour être entouré encore d'un tour de serge et lui fort couvert. Il s'en plaint à moi. Il fut levé, et son lit fut refait. »

(1) V. *Chronique médicale*, 15 juin 1899 (article du docteur MICHAUT).

(2) Il est vrai que le même Héroard note ailleurs que Louis XIII boit peu : un verre, par repas, de vin « fort trempé » (d'eau). dit-il dans la partie manuscrite de son journal. Peut-être l'enfant s'était-il amendé, sur les observations du médecin-précepteur.

Il conte encore qu'un jour, comme il défendait au Dauphin de prendre du vin, « qui lui fesait mal », celui-ci se saisit d'un couteau et en menaça son médecin. Il n'est pas sans intérêt de rapprocher ces brusques colères et ce caractère volontaire du Dauphin, du roi effacé et sans volonté que fut plus tard Louis XIII.

Cette hygiène, plutôt défectueuse, amena bientôt des troubles gastriques; et, comme il était prédisposé, de par sa constitution arthritique, le jeune roi eut de bonne heure des signes manifestes de dyspepsie (1) gastro-intestinale.

Louis XIII offre, d'après le docteur Guillon, dont nous allons suivre la monographie si fouillée (2), un cas-type de névropathe devenu dyspeptique : il a des embarras gastriques fréquents, d'abord probablement de simples indigestions, puis accompagnées de fièvre; ensuite, un embarras gastrique presque constant, avec la persistance de la neurasthénie, peu prouvée, notons-le en passant, et des

(1) Le docteur Masson préfère attribuer cette dyspepsie à une mauvaise dentition : c'est une opinion. Quand la mastication est rendue difficile, il est certain que les digestions se font mal ; mais est-ce la seule cause à invoquer dans le cas présent, nous ne le pensons pas.

(2) Docteur P. GUILLON, *la Mort de Louis XIII*. Paris, Fontemoing, 1897.

manifestations arthritiques (1); enfin, apparaît l'entérite, qui rapidement devient chronique.

Les digestions sont de plus en plus difficiles; il y a du tympanisme. La faim est conservée, mais elle est assouvie dès les première bouchées, et fait place à la satiété et au dégoût. Les vomissements sont rares, mais la nutrition se fait mal ; l'amaigrissement prend de grandes proportions; la peau devient sèche et terreuse.

Puis surviennent les ulcérations de l'intestin ; les selles sont plus fréquentes ; parfois on y trouve de petits amas purulents, parfois aussi des filets ou des caillots de sang ; il y a même de véritables hémorragies.

Cette entérite chronique (2), de quelle nature est-elle ?

Pour Guillon, il n'y a pas d'hésitation possible : elle est *tuberculeuse*, et voici son argumentation.

Il est, pour ainsi dire, impossible de déterminer quand et comment la tuberculose a fait son apparition chez Louis XIII. Enfant, il était robuste; il est mort tuberculeux, sans que rien, dans son hérédité,

(1) A la suite d'une douleur persistante qu'il avait eue au pied, les médecins lui avaient prédit qu'il serait goutteux. (L. BATIFFOL, *Louis XIII à vingt ans*, p. 96.) Il eut, en effet, des accès de goutte (*vide infrà*).

(2) Cf. *Journal d'Héroard*, Bibl. nat., ms fs 4023, f° 434 v°; 4026, f° 197 r°; 4027, f°ˢ 60 v°, 229 v°, 232 r°, 281 v°, etc.

explique ce processus. La seule chose indiscutable, c'est qu'il y avait longtemps que son organisme était envahi ; mais quand a eu lieu l'éclosion, quelle a été la porte d'entrée ?

Lisons l'*observation* du royal patient, rédigée par le docteur Guillon :

La première maladie, signalée par Lyonnet, est celle de Villeroy, en juillet 1627 (1) ; elle dure plus d'un mois (2) : fièvre tierce, embarras gastrique, gastro-entérite avec tympanisme ; il y avait de la fièvre vespérale ; puis, en novembre de la même année, devant Saint-Martin-de-Ré, dysenterie ; en 1628, à la Rochelle, inappétence, manifestations arthritiques.

En 1629, le roi est malade à Suze, à Valence, toujours du ventre. A Livry, un accès de goutte ; à Ecouen, une syncope ; à Grenoble, il a mal aux dents ; à Saint-Jean-de-Maurienne, il est repris de diarrhée ; et ce n'est qu'en 1630, à Lyon,

(1) En 1622, il toussa longtemps, au cours d'une campagne dans le Midi, et on dut le contraindre à prendre le lit ; mais le cas n'avait pas inquiété les médecins. (V. la note de la page 97 de l'ouvrage précité de L. Batiffol.)

(2) V. le *Journal d'Héroard*, t. II, pp. 310 et suiv. La fièvre disparaît seulement le 31 août ; ce jour-là, il peut aller à la chasse et au Conseil et on remarque qu'il conduit son carrosse lui-même. La guérison survint complète, ou à peu près, malgré la gravité apparente des symptômes, et le rétablissement du malade ne fut qu'une affaire de quelques jours. Une entérite bacillaire, fait observer le docteur Masson, ne vient pas aussi rapidement et surtout ne disparaît pas aussi vite sans laisser de traces. Il ne pouvait donc, selon notre confrère, s'agir que d'une gastro-entérite, ou d'un embarras gastrique fébrile.

qu'on voit pour la première fois des manifestations d'un autre ordre ; là il y a peut-être quelque chose de pulmonaire (1) : fièvre aiguë, délire avec défervescence le 7ᵉ jour.

On lui pose des ventouses, et il a des sudations abondantes, mais il a toujours de la diarrhée, du tympanisme ; les selles sont sanglantes et la maladie se termine par une sorte d'abcès du rectum, avec une large évacuation de sang et de pus (2). Les médecins, néanmoins, ne sont pas inquiets.

En février 1631, on note de l'insomnie, de l'inappétence, des vomissements, un peu de dyspnée ; le tympanisme est énorme.

En 1632, à Metz, pour la première fois on constate de la toux à la suite d'un excès de chasse ; le ventre est toujours tendu ; à Saint-Germain, pendant le carnaval, il a un embarras gastrique fébrile, probablement après de trop copieux repas : puis à Chantilly, goutte, hémorroïdes, et toux.

En 1633, séjour à Forges, où il rend des graviers (3).

En 1634, en Lorraine, encore de l'entérite, et des poussées de goutte (4) ; puis, pendant trois ans, sa santé se raffermit :

---

(1) L'hypothèse de M. Guillon nous semble un peu conjecturale : mais celle de M. Masson, qui voit là les signes d'une intoxication aiguë, est autrement risquée.

(2) La *Revue rétrospective* (1834), t. II, p. 417, a donné quelques détails sur la maladie de Louis XIII en 1630 ; ils font double emploi avec la relation du Père Suffren publiée dans les Archives curieuses de l'Histoire de France, par Cimber et Danjou.

(3) Sur ce séjour à Forges, v. *Histoire des Eaux de Forges*, par F. Bouquet, ch. IV.

(4) Il en eut plusieurs accès en 1635. (V. la correspondance de Louis XIII avec Richelieu, à cette date, correspondance tirée du Fonds de Chantilly et mise au jour, en ces dernières années, par M. le comte de Beauchamp.)

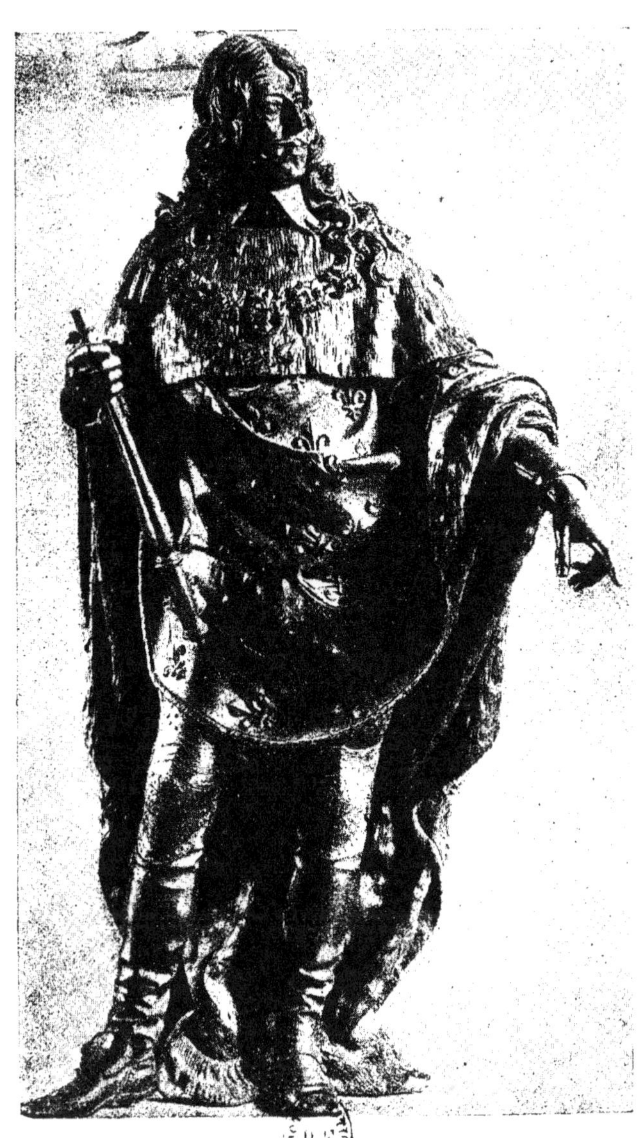

LOUIS XIII

(Statue de bronze, par Simon-Guillain : *Musée du Louvre*.)

il y a une amélioration sensible. Le dauphin naît en 1638 et son père manifeste de nouveau son nervosisme ; insomnie, goutte, fièvre tierce et sueurs.

En 1640, à Chantilly, rhumatisme au genou gauche ; à Montreuil, à Hesdin, il retombe malade. A Dijon, à Nuits, diarrhée dysentériforme, sans qu'on signale plus de toux.

En 1641, à Chalon-sur-Saône, fièvre pendant huit jours avec embarras gastrique (1).

Puis l'expédition du Roussillon se prépare, au commencement de 1642 : avant Narbonne, il est pris par la goutte ; à Frontignan, entérite; puis à Narbonne, longues insomnies, quelque chose à l'anus, peut-être hémorroïdes, peut-être abcès, toujours diarrhée ; au camp, fièvre avec violentes douleurs abdominales, membranes sanguinolentes dans les selles, et toujours pas de toux ; c'est alors seulement que les médecins commencent à s'inquiéter. Mais il y a encore une accalmie, sans guérison cependant, puisqu'en novembre de la même année on constate encore de la fièvre le matin.

Et nous arrivons à la dernière maladie (février 1643), où, s'il est vrai que dominent toujours les symptômes intestinaux, cependant la toux et à la fin l'oppression viennent s'ajouter au tableau : on nous dit que Bouvard, vers février, avait diagnostiqué un *abcès du poumon*.

Les lésions cadavériques, nous le montrerons tout à l'heure, sont bien vraisemblablement tuberculeuses ; mais, nous le répétons, il est difficile de préciser le début de l'invasion. Il nous semble cependant que les intestins ont dû être

____

(1) Ce ne fut qu'un incident morbide sans importance, car le 19 décembre de cette année (1641), le roi se félicite de sa bonne santé : « excepté le col qui me fait encore un peu de douleur quand je me tourne, écrit-il au Cardinal, il y a dix ans que je ne me suis si bien porté. »

atteints avant les poumons. En effet, pas de toux signalée avant 1632 ; et encore disparaît-elle très rapidement, pour ne revenir qu'à la période ultime ; jamais d'hémoptysies ni d'hématémèses ; et au contraire, dès 1627, entérite qui, malgré des rémissions, n'a pas guéri, jusqu'à la mort.

Peut-être cette vie au grand air, de voyage et de chasse, le roi dormant les rideaux relevés dans des pièces mal closes, à peine vêtu le jour et sans souci des intempéries, était-elle hygiènique pour les poumons ; tandis que les excès de table, l'abus des mets épicés, l'usage immodéré des remèdes absorbés « a posteriori », provoquant et entretenant l'in flammation des intestins, les avaient mis en état de réceptivité.

Le docteur Guillon, en terminant sa remarquable observation, conclut en faveur d'une *entérite tuberculeuse*, primitive.

Cette forme, dit-il, est plus rare, mais elle n'est pas exceptionnelle (1). Les causes prédisposantes en sont peu connues : on attribue généralement une influence très grande aux irritations du tube digestif.

Voyons, maintenant, quels sont les signes classiques de l'entérite tuberculeuse.

Qu'elle soit primitive ou secondaire. c'est toujours la diarrhée qui débute comme symptôme. La tuberculose ulcéreuse de l'intestin est souvent précédée d'une entéralgie particulière ; les évacuations ont parfois un caractère pressant : notre malade en a présenté un exemple à Saint-Quentin.

(1) Voir Courtois-Suffit, *Maladies de l'intestin*, dans le *Traité de médecine*, de Charcot et Bouchard. Paris, 1892.

Au début,selles mi-liquides, mi-solides; dans la forme,dite colitediphtéritique (Andral), des lambeaux de muqueuse sont évacués dans les selles, comme cela est arrivé au siège de Perpignan. Les selles sont blanchâtres ou grisâtres au début (Lyonnet dit : cendrées); puis elles se foncent, deviennent gris noirâtres et bientôt complètement noires ; leur odeur est spéciale ; avec les ulcérations, la diarrhée prend une fétidité exagérée, presque gangréneuse (Dubois en a bien noté la puanteur). Les symptômes généraux sont caractéristiques : peau terreuse et sèche, amaigrissement rapide, cachexie qui augmente avec l'évolution successive de la diarrhée. La forme primitive de l'entérite tuberculeuse a une marche continue, progressive, mais qui peut être lente ; la diarrhée une fois installée ne cède plus, et la mort arrive presque sans signes pulmonaires.

D'après les symptômes cliniques, Louis XIII était atteint d'une entérite tuberculeuse, vraisemblablement primitive (1).

M. Guillon examine ensuite les symtômes de la dernière maladie du roi, afin d'établir un diagnostic clinique encore plus précis (2). Nous arrivons de suites aux conclusions.

En résumé, conclut le docteur Guillon, dans la dernière maladie de Louis XIII (3), les manifestations intestinales dominent, et sont même presque seules pendant deux mois ;

(1) Le lecteur verra plus loin que nous différons d'avis sur ce point avec notre distingué confrère.

(2) Cf. *Chronique médicale*, 1897, p. 555.

(3) Pour la dernière maladie de Louis XIII, cf. outre Guillon, *la Mort de Louis XIII*, J.-A Le Roi, *Louis XIII et Versailles* ; Alf. Cramail, *Fragments du Journal de la maladie et de la mort*

les symptômes pulmonaires sont très accentués au début ; ce n'est que dans les quinze derniers jours qu'ils prennent véritablement de l'importance.

de Louis XIII, par Antoine, garçon de la chambre du Roy, Fontainebleau, 1880. M. Cramail a eu soin de dresser une sorte de catalogue bibliographique des ouvrages à consulter, pour qui pourrait être tenté de s'occuper des maladies et de la mort du roi Louis XIII. Il n'a pas manqué de signaler, à côté du journal d'Antoine, *le Mémoire fidèle des choses qui se sont passées à la mort de Louis XIII, fait par Dubois, l'un des valets de chambre,* et publié en 1759, en 1838 et en 1847 ; *L'idée d'une belle mort ou d'une mort chrétienne dans le récit de la fin heureuse de Louis XIII surnommé le Juste, Roy de France et de Navarre, tiré des Mémoires de feu Jacques Dinet son confesseur, de la Congrégation de Jésus, et dédié au Roy par le P. Antoine Girard de la même Compagnie, Paris,* 1656 : la relation de *Ce qui s'est passé jusqu'à présent de plus remarquable en la maladie du Roi,* publié dans la *Gazette de France* d'avril et de mars 1643, tirée du *Recueil des Gazettes et nouvelles tant ordinaires que extraordinaires et autres relations des choses survenues toute l'année* 1643, *par Théophraste Renaudot,* 1644. En y ajoutant les Mémoires contemporains de Mlle de Montpensier, de Mme de Motteville, des sieurs de Monglat, Louis de Pontis, de la Chatre, il restait à M. Guillon bien peu à faire pour établir la documentation de son sujet. Pour être complet, signalons encore un manuscrit de la Bibliothèque de Saint-Germain : *Antiquité et Origine de Saint-Germain-en-Laye et de ses environs, avec la relation de la maladie et de la mort de Louis XIII, roy de France.* Dans le *Cabinet historique,* Louis Paris a publié, dans sa livraison de septembre-octobre 1866, p. 225, le récit signalé plus haut des *Derniers moments de Louis XIII,* par le P. Dinet, son dernier confesseur, récit que, plus tard, un autre Jésuite, le P. Antoine Girard, retoucha et dont il donna une nouvelle édition sous le titre précité : *l'Idée d'une belle mort,* etc. On retrouve ce même récit au département des manuscrits, *fonds suppl.,* p. 411 : *Maladie*

Le 10 mai, survient une complication terminale : c'est une
*périlonite aiguë secondaire, par perforation, très vraisem-
blablement conséquence d'ulcérations tuberculeuses.*

Quand on connaît cette terminaison, beaucoup de
symptômes qui paraissaient obscurs s'éclairent et
s'expliquent : le sang qu'on a noté dans les évacuations intestinales ne pouvait provenir d'hémorroïdes internes (on sait que Louis XIII avait cette
infirmité de commune avec son ministre) ; mais l'hé-
morragie, bien plus probablement, provenait d'une
lésion tuberculeuse de l'intestin. Mais poursuivons
l'argumentation, très serrée, du docteur Guillon.

Que doit-on penser de ces évacuations de pus abondantes
par le rectum, qui se produisirent plusieurs fois, notamment
à Lyon, en 1630, avec fièvre, douleur, rougeur et tension
locale ? Était-ce simplement toujours des hémorroïdes, ou
des ulcérations de l'anus ou du rectum, ou bien encore des
abcès de la marge de l'anus ? Quant au « gonflement de la
bouche, de la gorge et de la langue », signalé à la période ul-

et mort du roi Louis XIII. D'autre part, le R P. Soulfraint (ou
Suffren) a exposé avec détails la maladie éprouvée par Louis XIII
à Lyon. Nous n'avons pas vu que M. Guillon ait utilisé cette
relation.

Une partie du *Journal d'Héroard* a été publiée dans les *Archives
curieuses de l'Histoire de France,* par Cimber et Danjou, 2ᵉ série,
t. I, p. 404 (note) et V, p. 391. Il serait intéressant de confronter
avec l'édition d'Eudore Soulié et de nous dire ce qui reste
d'inédit dans les manuscrits conservés à la Bibliothèque nationale et ce qu'il y aurait lieu d'en publier. Ce serait un bon sujet
de thèse de doctorat.

time, faut-il y voir une poussée de tuberculose des amygdaies
et du pharynx, qui est souvent associée à celle de la bouche
et de l'épiglotte (*phtisie bucco-pharyngée*), et dans laquelle
la toux, la parole et surtout la déglutition sont des sources
de vives souffrances, et qui produit une dysphagie si douloureuse que les malades refusent de s'alimenter? On doit
aussi penser au *muguet*.

Répétons enfin, avant de quitter le terrain de la clinique,
qu'en dehors des manifestations intestinales, rien chez
Louis XIII ne pouvait faire supposer un état avancé de
tuberculisation. même du côté des poumons : pas de pleurésie antérieure, jamais d'hémoptysie, d'hématémèse ; ni
pas de bronchites anciennes, pas d'expectorations, sauf à la
fin.

Il est probable que le cœur n'avait pas trop faibli et que
les reins n'étaient pas très atteints : pas d'œdème des
jambes, ni d'ascite : au contraire une maigreur très accen-
tuée ; pas de dyspnée intense, ni d'accidents urémiques
cérébraux.

En dehors d'une petite atteinte de gravelle, il n'y avait
rien eu du côté de l'appareil urinaire : jamais d'hématuries,
pas de troubles de la miction : il urinait facilement, couché ;
donc, aucun signe de tuberculose des voies urinaires ; le seul
indice, et combien peu probant, de tuberculose génitale,
pourrait être la diminution de l'activité génitale, propor-
tionnelle à l'asthénie génitale (Louis, Grisolle). On sait que
Louis XIII fut un chaste ; mais faut-il voir là une indication
pathologique? Non, certes, car bien des auteurs, au contraire,
ont signalé chez l'homme, sous l'influence de la tuberculose,
une surexcitation génésique des plus marquées.

En somme, le docteur Guillon admet chez son malade « une entérite chronique bacillaire, très vraisem-

blablement primitive, avec manifestations intestinales violentes ; et, par suite, symptômes généraux graves, mais en même temps peu d'envahissement de la tu berculose du côté de tous les autres organes ; localisation spéciale à l'intestin ; puis, brusquement, terminaison fatale par péritonite aiguë ». C'est, pour tout dire, l'affection intestinale, dont a souffert Louis XIII presque toute sa vie, qui aurait amené sa mort.

Mais quittons le terrain de la clinique pour aborder le domaine anatomo-pathologique.

Il convient de faire, dès l'abord, une remarque : les procès-verbaux d'autopsie sont, à cette époque, d'une rédaction si notoirement insuffisante que c'est encore à la clinique qu'il faut demander les éléments d'un diagnostic. Sous cette réserve, voyons ce qu'une lecture du rapport rédigé *post mortem* par les archiâtres peut suggérer de réflexions à qui sait l'interpréter.

A l'ouverture du corps (1), « l'épiploon s'est trouvé consumé » : infiltré, dirions-nous ; la surface était comme dépolie, il n'était pas épaissi : donc, pas de péritonite tuberbuleuse chronique.

« L'intestin grêle démesurément boursouflé, de couleur blafarde. » Dans la péritonite aiguë, en général, les intestins sont remplis de gaz et tendent à sortir de la cavité abdominale dès que la paroi est incisée ; les organes sont décolorés.

(1) V. page 37.

L'exsudat est bien décrit comme il est d'habitude : généralement purulent, peu abondant, 500 grammes environ, « nageant dans une sérosité sanieuse et purulente, à la quantité de plus d'une chopine ».

« Le duodénum, d'une grandeur démesurée, est rempli de bile porracée ; le jéjunum tout jaune par dedans ; l'iléon étoit moins teint, moins plein d'une matière plus épaisse. » En effet, dans la péritonite aiguë, la muqueuse est infiltrée, couverte d'une série de mucosités puriformes.

« Le cæcum, dès son commencement, rouge, dépouillé de sa membrane charnue, continuant de plus en plus jusqu'à la fin du côlon. » Cela ressemble bien aux lésions d'entérite tuberculeuse : l'amincissement, la fragilité de la paroi intestinale sont la règle ; les lésions siègent surtout dans la fin de l'iléon et le cæcum ; elles peuvent se rencontrer uniquement sur la région cæcale (1) et constituer une variété particulière de typhlite, dite *typhlite tuberculeuse* (2) : le cæcum est rouge, tendu, dilaté, avec sa muqueuse violacée et ulcérée par points ; généralement, il y a amincissement des parois du canal intestinal.

Arrivons enfin à la perforation ; c'est au colon que s'est trouvé un ulcère qui a percé l'intestin, « causé par la descente de la boue qui sortait du mésentère inférieur, qui s'est trouvé ulcéré en plusieurs endroits, et qui a versé sa matière purulente qui s'est trouvée amassée dans tout le ventre. » Ceci est bien net : ulcérations multiples et perforation intestinale unique sur une ulcération ; le point anatomique seul n'est pas bien précisé, car il n'est pas aisé de savoir exactement quelles limites on assignait alors au côlon.

(1) Courtois-Suffit, *loc. cit.*

(2) Étudiée par Blatin, Duguet, Paulier, Girode, Pilliet et Hartmann.

Le foie « avait sa face extérieure toute pâle comme ayant été bouilli » : ceci tient à la décoloration ordinaire des organes dans la péritonite aiguë ; « en sa partie cave il se fendait et se rompait en le touchant : dépouillé de sa propre membrane, il s'est trouvé tout desséché et recuit dedans comme dehors » : ceci est moins net, on dirait du foie d'ictère grave.

Au rein droit, un petit abcès enkysté : Michel de la Vigne et René Moreau, dans leur relation de l'ouverture du corps, disent que cela n'a pas dû influer sur la maladie : il faut peut-être là voir un peu d'idées préconçues ; on néglige la lésion rénale (il est vrai qu'elle était fort peu considérable), en insistant sur celle du foie, car, pendant la vie, les médecins avaient parlé de flux hépatique.

« Tout le poumon du côté gauche entièrement attaché aux côtes, et moins du côté droit. » Il n'y avait pas de liquide, et des adhérences des deux côtés : est-ce une complication de pleurésie sèche à forme péritonéo-pleurale : on sait maintenant combien la pleurésie est intimement liée au développement de la tuberculose ; la pleurésie sèche est pour ainsi dire constante dans les lésions du sommet ; souvent même les adhérences pleurales qui donnent tant de difficulté pour extraire les poumons de la cage thoracique, n'ont pas été diagnostiquées pendant la vie et sont des trouvailles d'autopsie.

« En la partie supérieure du poumon gauche s'est trouvée une grande cavité ulcérée pleine de boue » : ceci ressemble fort à une caverne ; cependant, d'après les symptômes cliniques, elle devait être de formation récente.

Quant à l'estomac, à part des vers (1), il ne présentait pas

---

(1) Au dire de Guy Patin, le roi aurait vomi souvent par la bouche des vers intestinaux (cf. MASSON, *la Sorcellerie et la*

grandes lésions. Le procès-verbal dit simplement : « l'estomac
était rempli d'une sérosité noirâtre, qui aurait marqueté son
fonds. » Il faut se méfier à l'autopsie, car la muqueuse a
toujours été plus ou moins modifiée par la digestion *post
mortem* ; il y a souvent, par suite de l'infiltration sanguine
cadavérique, des taches d'imbibition qui portent sur les diverses tuniques ; la muqueuse est noirâtre à leur niveau ;
dans les gastrites chroniques aussi et chez les phtisiques, il
y a des érosions et la muqueuse, par suite d'infiltration
sanguine, est plus ou moins noire.

Quels étaient ces vers (1), « un d'un demi-pied de longueur

Science des poisons au dix-septième siècle, p. 299.) Nous donnons
le passage de l'épistolier *in extenso* un peu plus bas.

(1) Dans une lettre adressée à son ami Ch. Spon, à la date du
9 mai 1643, Guy Patin décrit de la manière suivante, en latin,
les symptômes de la maladie du roi Louis XIII ; nous allons
traduire le passage en français :

« La maladie du roi est une fièvre étique, provenant de la
formation d'un immense abcès dans le mésentère, suivi d'une
diarrhée séreuse, bilieuse, sanieuse, et d'une incessante excrétion de pus par le fondement, compliquée d'un vomissement de
matières alimentaires ou de pus. *Il rend souvent par la bouche
de gros lombrics.* Il éprouve souvent des soubresauts et des
frissons fébriles et non périodiques. Il faut s'attendre à tout
d'après ces graves symptômes... A l'heure où je vous écris, il
est au plus bas par suite de l'aggravation de tous les symptômes ; il a presque perdu la vue et la sensibilité ; je suis presque certain que les viscères intestinaux, surtout l'estomac et le
foie, sont frappés d'une atonie qu'aucun moyen de l'art ne saurait faire disparaître. »

Le 19 juin, Patin complète ces renseignements de la manière
suivante, dans une lettre adressée au même Ch. Spon :

« Le roi défunt mourut à Saint-Germain, le jeudi jour de
l'Ascension, à 2 heures 3 quarts après midi ; il fut ouvert le

et plusieurs autres petits » ? Probablement des ascarides
lombricoïdes : la femelle a 30 centimètres environ et le
mâle est plus petit; ver rarement unique, dont on rencontre
presque toujours de deux à six individus, il est rare d'en
trouver davantage. son siège ordinaire est le commencement
de l'intestin grêle, mais il remonte parfois par le pylore
jusqu'à l'estomac. (DAVAINE.)

Il est bien regrettable, observe avec raison M. Guillon, qu'on n'ait pas ouvert la boîte cranienne, comme
on le fit pour Louis XIV : l'étude des méninges aurait
pu contribuer au diagnostic.

En résumé, conclut notre confrère, « les lésions cadavériques sont très vraisemblablement tuberculeuses, mais à elles seules ne sont pas assez concluantes,
ni assez précises pour suffire à établir un diagnostic ;
voilà pourquoi nous nous sommes si longuement

lendemain sur les dix heures du matin. On lui trouva le foie
desséché, comme aussi était toute l'habitude de son corps ; un
abcès crevé dans le mésentère de la largeur du fond d'un cha-
peau, avec quantité de pus répandu dans les cæcum, côlon et
rectum, qui en étaient tout gangrenés ; le pus en était un peu
verdâtre et fort puant. *Il avait vidé quelques vers* durant sa maladie ; on en trouva encore un grand dans son ventricule (*estomac*), avec cinq petits qui s'y étaient engendrés depuis peu *par
le lait avec horrible quantité de sucre qu'il a pris* dans sa maladie,
reclamantibus licet et repugnantibus medicis (en dépit des récla-
mations et de l'opposition de ses médecins), auxquels il n'a
presque point cru durant cette dernière maladie. Il avait aussi
les deux poumons adhérents aux côtes et un abcès dans le gauche avec beaucoup de sérosité dans la poitrine. » Notons que
Guy Patin était, d'ordinaire, bien informé.

étendu sur les considérations cliniques. Et comme, au résumé, l'autopsie, si elle ne nous a rien appris de nouveau, n'a pas non plus contredit notre hypothèse, nous nous croyons en droit de conclure à la probabilité du diagnostic rétrospectif suivant :

« Louis XIII a fait de la *tuberculose intestinale* chronique, vraisemblablement *primitive*, et qui s'est terminée, en même temps que se produisait une poussée aiguë du côté du poumon, de la plèvre et peut-être des reins, par une *péritonite aiguë par perforation*, conséquence d'une ulcération tuberculeuse ancienne. »

Est-il besoin, après cela, de discuter une hypothèse qui ne repose sur aucune base solide ? N'a-t-on pas imaginé (1), car il faut avoir l'esprit singulièrement inventif pour soutenir de tels paradoxes, un prétendu empoisonnement du roi, dont se serait rendu coupable son premier ministre ?

Mais, se récriera-t-on, Richelieu n'est donc pas mort avant Louis XIII ? Sans doute ; mais, comme c'était un homme de précaution, il avait administré

(1) Cf. RASPAIL, *Revue complémentaire des sciences*, liv. de déc. 1855, t. II, p. 157 et liv. de janvier 1856, t. II, p. 191. La même opinion a été soutenue, plus récemment, par le docteur MASSON (de Lyon), dont nous avons cité l'ouvrage (p. 304 et suiv.) au cours de notre étude.

un poison dont les effets ne devaient se faire sentir
qu'à longue échéance — au bout de six mois !

L'ambassadeur vénitien qui se fait l'écho de cette
rumeur, tout en déclarant que l'autopsie a fait reconnaître que la cause de la mort du roi était naturelle,
s'empresse d'ajouter, pour qu'on ne se méprenne point
sur sa pensée intime, que « le foye était tout usé et
pourri et que la gorge était rongée par la chaleur
et le passage des drogues ». Or c'étaient plutôt des
remèdes que des drogues qu'on donnait au roi : on a
fait un compte des clystères qui lui furent administrés
et ce compte est positivement effrayant (1).

Quant aux substances minérales, comme l'émétique, si fort à la mode en ce temps-là, on évita d'en
faire prendre au malade. Comme le dit Chapuis (2),
« les poisons les plus couramment employés à cette
époque étaient les poisons minéraux, et rien, ni dans
les derniers symptômes, ni à l'autopsie, ne les peut
faire admettre.

« Le mercure aurait laissé des traces aux reins : ils
n'étaient ni gros, ni pâles, ni anémiés et ne présentaient pas d'infiltration calcaire. Le phosphore aurait
amené des troubles urinaires, de l'ictère : les organes,
surtout le foie, puis les reins et le cœur auraient subi
la dégénérescence graisseuse. L'antimoine se serait

____

(1) Cf. dans le *Temps* du 21 octobre 1908, l'article intitulé : *la
fin de Louis le Juste.*

(2) Dans son *Précis de toxicologie.* Paris, 1882.

manifesté par des troubles gastriques bien plus in-
tenses, et par sa saveur métallique. Quant à l'arsenic, qui pourrait expliquer les signes de gastro-entérite intense, il ne produit pas de fièvre, amène presque
toujours des paralysies, et surtout ne détermine pas
d'ulcérations de l'intestin (1). »

Voilà pourquoi doit être écartée toute idée d'empoisonnement; nous devions néanmoins signaler les
bruits qui ont couru alors et qui, étant donné l'entourage du roi moribond, ont pu acquérir une certaine
consistance. Encore une fois, rien de sérieux ne permet d'en affirmer la réalité.

Les explications les plus naturelles sont encore les
plus simples. La mort de Louis XIII était l'aboutis-
sant logique d'une affection qui peut présenter des
rémissions, mais dont le dénouement, plus ou moins
retardé, est fatal.

Qu'on discute à la rigueur si Louis XIII a succombé à une phtisie galopante (2), ou à une tuberculose chronique; à une pleurésie purulente, mais

(1) Le docteur MASSON s'est efforcé de discuter pied à pied le
texte de Chapuis (cf. cp. cit., pp. 314-16), mais son insuffisance
en matière de toxicologie légale éclate manifestement à chaque
ligne. Quant à la valeur d'historien de notre confrère lyonnais,
le docteur LEGUÉ l'a fortement contestée (v. la *Chronique médicale*, 1903, 15 décembre, pp. 805 et suiv.).

(2) C'est l'avis du docteur CORLIEU (*la Mort des rois de
France*. Paris, Champion, 1892).

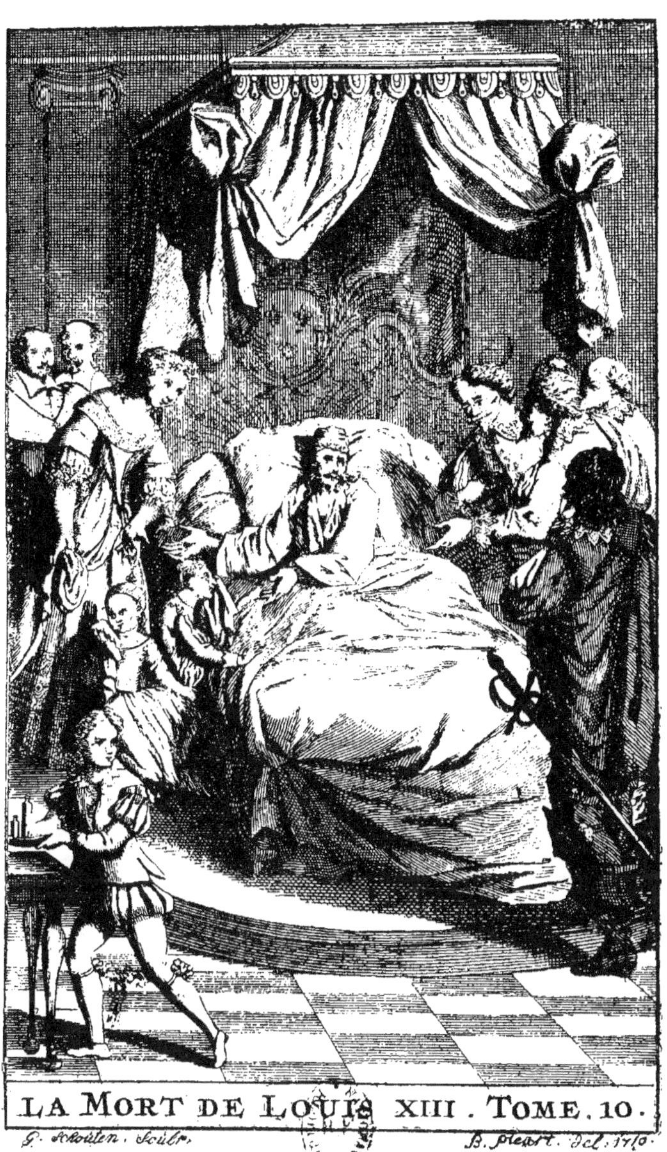

LA MORT DE LOUIS XIII

(D'après une estampe de l'époque.)

bacillaire, ou à une entérite de même nature, nous le comprendrions. Mais voir le poison jusque dans les bois de lit (1), quand ce lit est occupé par un grand personnage, ce n'est plus de la critique historique, c'est de l'obsession morbide.

*
* *

Notre étude était terminée, quand de nouveaux documents, dont nous avons eu, après coup, connaissance, sont venus quelque peu ébranler notre foi au diagnostic de M. Guillon.

Le docteur Guillon a défendu cette opinion : que Louis XIII souffrit toute sa vie d'une affection intestinale, et qu'il succomba à une lésion tuberculeuse, *primitive*, de l'intestin. Si nous l'avons bien compris, Louis XIII aurait eu d'abord de la dyspepsie nerveuse, puis de la gastro-entérite qui, devenue chronique, aurait constitué un terrain favorable à la tuberculose. Les manifestations intestinales auraient donc précédé, suivant notre confrère, les manifestations pulmonaires. Ce n'est pas la règle habituelle, mais M. Guillon croit cependant pouvoir fournir la démonstration de ce qu'il avance. « Il nous semble, écrit-il, que les intestins ont dû être atteints

(1) Raspail, on ne l'a pas oublié, se faisait fort, au procès de Mme Lafarge, de découvrir de l'arsenic jusque dans le bois du fauteuil du président !

avant les poumons. En effet, pas de toux signalée avant 1632 ; et encore disparaît-elle très rapidement pour ne revenir qu'à la période ultime ; jamais d'hémoptysie ni d'hématurie ; et au contraire, dès 1627, entérite qui, malgré des rémissions, n'a pas guéri jusqu'à la mort. » M. Guillon convient cependant que *l'entérite tuberculeuse primitive est plutôt rare.* Et notre confrère conclut, en fin d'analyse, « à une péritonite aiguë, chez un malade atteint de tuberculose intestinale ancienne ».

Bien que la perforation intestinale soit peu fréquente chez les tuberculeux, il faut bien l'admettre chez Louis XIII, si l'on s'en rapporte au texte du procès-verbal d'autopsie : c'est au côlon que s'est trouvé « un ulcère qui a percé l'intestin, causé par la descente de la boue qui sortait du mésentère inférieur, qui s'est trouvé *ulcéré* en plusieurs endroits et qui a versé sa matière purulente, qui s'est trouvée amassée dans tout le ventre ».

Cela est bien net, dit, après avoir cité le passage, le docteur Guillon : « ulcérations multiples et perforation intestinale unique sur une ulcération ».

Mais le même procès-verbal ne signale-t-il pas l'adhérence des poumons aux côtes, plus prononcée à gauche ? Ne serait-ce pas de la pleurésie ; et cette pleurésie étant, pour ainsi dire, constante dans les lésions du sommet, ne pourrait-on en inférer qu'il y a là un signe de *tuberculose primitive du poumon* ?

Il nous paraît que M. Guillon, qui en fait, du reste, la remarque, n'en a pas tiré tout le parti possible. Nous ne lui dissimulons pas que nous aurions préféré lui voir faire la preuve d'une tuberculose secondaire de l'intestin.

Une particularité, récemment mise en lumière (1), apporte un appui solide à cette hypothèse. Bien qu'émanant d'un profane, les réflexions qui vont suivre méritent d'être prises en sérieuse considération (2).

Pour M. Guillon, écrit M. LACOUR-GAYET, l'origine du mal de Louis XIII est une *prédisposition névropathique.* A quoi il répond :

Névropathie, soit, mais le mot, dont on use beaucoup aujourd'hui, n'est-il pas un peu vague, aussi vague que l'état qu'il prétend qualifier? Cet état n'est-il pas le plus souvent un résultat de causes antérieures. qui peut sans doute engendrer lui-même certains effets, mais qui n'est

(1) Cf. *Revue critique d'histoire et de littérature,* 28 mars 1898.

(2) M. Lacour-Gayet, dans la savante étude critique qu'il a consacré au travail du docteur Guillon, a fait d'autres observations qui sont bonnes à consigner. Il fait, notamment, remarquer que le *Mémoire* de Dubois, publié d'après un manuscrit de Chantilly par Guillon, diffère du texte imprimé dans la collection Michaud. Ce mémoire, ajouterons-nous, n'est qu'un fragment des mémoires du valet de chambre des rois Louis XIII et Louis XIV, dont une partie a paru dans les *Curiosités historiques,* édités à Amsterdam au dix-huitième siècle, une autre dans la *Bibliothèque de l'École des Chartes,* t. IV (1847-48) et peut-être ailleurs.

pas un point de départ initial et qui, par conséquent, n'est pas vraiment une cause ? Nous aurions voulu à l'enquête de M. le docteur G. une base plus précise. Cette donnée première de caractère scientifique, nous croyons la trouver dans le témoignage très net d'un contemporain de Louis XIII.

Voici ce curieux document, emprunté à un ouvrage où M. G. ne pouvait sans doute pas songer à aller le chercher, mais dont la connaissance lui aurait permis d'introduire dans sa discussion médicale un élément à l'ordre du jour et de saisir, selon nous, à sa source même, la vraie cause de l'état maladif du roi.

Louis XIII, dit notre observateur, qui l'avait connu de très près (1), « pour avoir été nourri d'un sang maternel fort grossier et d'un lait fort épais, se trouva avec des conduits si faibles, si engagés et si peu disposés à toute espèce d'évaporation, ayant même la faculté éjective fort débile, en sorte que je ne l'ai vu cracher, suer ni moucher très rarement, cela étant les gouttières et les purgations les plus naturelles (2) et de plus grand décharge, tant pour la santé que pour la liberté de la parole (3); de sorte que la

(1) Vauquelin des Yveteaux, *l'Institution du prince*, 1613 (à la suite de ses *OEuvres poétiques*, édition Blanchemain, 1854, pp. 104-106).

(2) L. Batiffol cite, à ce sujet, les *Mémoires d'Herbert de Cherbury*, traduction de Baillon, p. 135; Héroard, *Journal manuscrit*, Ms. fs. 4026, f° 66 r° et 4027, f° 83 v°.

(3) On n'a pas oublié que Louis XIII était bègue (Cf. notre travail sur ce roi, dans le *Cabinet secret*, et aussi Héroard, édition Barthélemy et Soulié, t. I, pp. 7, 61, 184, 209, 270, 278 et t. II, p. 159; Zeller, *le Connétable de Luynes*, p. 286; *les Mémoires de Marguerite de Valois*, édition Lalanne, 1858, p. 295; enfin, *les Mémoires de Bassompierre*, édition Chantérac, t. III, p. 137.

vérité me contraint de dire qu'ayant cet honneur d'être auprès de lui, je remédiais incessamment à cela, contre l'avis
de son premier médecin qui disait que ce phlegme épais et
cette mucosité mal conditionnée se purgeaient par le bas,
en quoi il s'est fort trompé, car S. M. s'est trouvée à la fin
submergée dans la quantité de cette matière vicieuse, qui
s'est pourrie et a suffoqué la chaleur naturelle et empêché
l'ordre et la fonction de toutes les parties, ayant été à la
fin cause de sa mort, comme de celle du petit roi François
(François II), qui mourut de même maladie, mais non pas
avancée comme celle-ci par le continuel et très dangereux
usage des médecines fréquentes (1).

Ceci devrait servir de leçon aux personnes chargées de
veiller sur la santé du jeune Louis XIV ; bien que, « par la
liberté de la parole et par la facilité de sa prononciation »,
le tempérament du fils parût très différent de celui du père,
il fallait avoir grand soin de le faire moucher, pour tenir le
nez « en office » et l'empécher de « recuire la matière ».

Que « ce phlegme épais et cette mucosité mal conditionnée » aient été « à la fin cause de la mort » d'un malade,
cette affirmation de Vauquelin des Yveteaux, que la médecine de son temps aurait tournée en ridicule, est admise
comme vérité par la médecine de nos jours. Le paquet glaireux qui recouvre l'amygdale pharyngienne ne pouvant, en
effet, être expulsé par le nez, tend à descendre dans le pharynx ; il tombe dans l'estomac en entrainant avec lui tous

(1) On sait que la mort de François II a été l'objet d'une
étude médicale de la part du docteur POTIQUET : *les Végétations adénoïdes dans l'histoire : la maladie et la mort de François II, roi de France* (Paris, 1893, in-16). L'auteur de cette
étude, aussi substantielle que spirituelle, n'a pas connu le texte
ci-dessus, qui aurait été un argument de plus pour sa thèse
médicale et historique. (Note de M. LACOUR-GAYET.)

les microbes dont il est chargé ; de l'estomac passant dans
les intestins, il exerce sur eux une intoxication continue ;
de telle sorte que la gastrite et l'entérite peuvent être souvent une conséquence certaine, bien que lointaine, des végétations adénoïdes (1). Il semble donc bien probable que
l'état d'entérite chronique, qui a caractérisé la santé de
Louis XIII, ait eu pour point de départ cette hypertrophie de
l'amygdale pharyngienne, dont le texte de Vauquelin des Yveteaux témoigne d'une façon qui ne laisse pas d'équivoque.

Et si l'on regarde certains traits de la figure de Louis XIII,
comme ce nez camus, « un peu enfoncé dans sa racine »,
suivant l'expression de son médecin Héroard, que l'on voit
sur quelques-unes de ses médailles, au moins sur celles de
son enfance et de sa jeunesse ; si l'on fait attention à cette
difficulté matérielle de parler dont il fut affligé toute sa vie
(son valet de chambre Antoine rapporte qu'il « n'avait pas
la parole fort libre naturellement »), ou à cette impossibilité
de tenir la bouche fermée, qu'Antoine constate encore à sa
manière, lorsqu'il dit « qu'il avait la langue si longue et si
épaisse quand elle était sortie de sa bouche qu'il avait peine
à la retirer, ce qui le faisait quelquefois rougir, surtout
devant les étrangers (2) » ; si l'on se rappelle que l'éveil de

(1) Docteur POTIQUET, les *Végétations adénoïdes dans l'histoire*,
pp. 17-22 ; cf. p. 43. (L.-G.)

(2) Un autre auteur du temps témoigne aussi, dans des termes
presque identiques, de cette difformité physique de Louis XIII :
« Il avait... la langue si longue et si épaisse que quand elle
était sortie de sa bouche, ayant peine à la retirer, il était obligé
de la repousser avec le doigt. Ainsi, il était bègue ; et comme
il parlait avec effort, il rougissait, et surtout devant les étrangers. » J. R. de PRADE, *Sommaire de l'Histoire de France*. Paris,
1684, in-12, t. V, p. 297. Prade a suivi certainement ici le *Journal*
d'Antoine, qu'il a pu connaître par une copie manuscrite ; mais,

la puberté fut tardif chez lui et que son tempérament amou-
reux ne rappela pas plus celui de son père qu'il ne fit pressentir celui de son fils ; si l'on songe encore à sa disposition
bien connue à l'humeur morose, on pourra être disposé à
qualifier le fils aîné de Henri IV et de Marie de Médicis
comme le fils aîné de Henri II et de Catherine de Médicis,
en disant que, comme lui, bien qu'à un degré moindre, il
fut, suivant le mot barbare des médecins de nos jours, un
adénoïdien.

En somme, l'explication première de son état maladif et
de sa mort nous paraît être dans cette petite masse charnue
qui devait obstruer son arrière-nez. M. le docteur G. sera
d'avis avec nous que l'histoire morbide qu'il avait entrepris
d'écrire doit avoir pour point de départ la discussion du
témoignage de des Yveteaux, et la comparaison de ce témoignage avec différents traits de la nature physique et morale
de Louis XIII. *Videant medici et chirurgi.*

Le docteur Potiquet, après avoir pris connaissance
de l'article de M. Lacour-Gayet que l'on vient de
lire, nous écrivait, le 19 mars 1901 :

« Le diagnostic de M. Lacour-Gayet est, en effet,
des plus vraisemblables. De plus, on trouve assez
souvent, soit à la surface des végétations adénoïdes,
soit même dans leur épaisseur, soit dans leurs produits de sécrétion, des *bacilles de la tuberculose*
(LERMOYEZ, CORNIL), et l'infection de l'intestin de

contemporain lui-même de Louis XIII et dédiant son *Sommaire*
au cardinal de Bouillon, grand aumônier de France, il n'y aurait
pas inséré ce détail peu flatteur, si ce détail n'avait pas été
exact. (L.-G.)

Louis XIII paraît bien n'avoir été que *secondaire*, et secondaire peut-être à la déglutition de mucosités de l'arrière-nez; de plus, l'obstacle apporté à la respiration nasale, et partant à l'hématose, est pour les adénoïdiens une cause de tuberculisation. »

Cette thèse nous paraît très soutenable, et nous nous y rallions. Nos conclusions seront donc les suivantes : Louis XIII est mort d'une perforation intestinale, consécutive à une ulcération tuberculeuse ; la tuberculose de l'intestin (*entérite tuberculeuse*) a été, chez ce roi, non primitive, mais secondaire. Les voies respiratoires ont été atteintes les premières.

PIÈCES JUSTIFICATIVES

A

PROCÈS-VERBAL ORIGINAL DE L'AUTOPSIE DU ROI LOUIS XIII (1)

Le 15 (mai 1643) à ladite heure se fit l'ouverture dudit corps qui fut apporté dans un linceul par les officiers de la chambre et mis sur une longue table qui était préparée au bout de la galerie autour de laquelle étaient Messieurs de Nemours, de Vitry et de Souvray, les sieurs de Sainctot (2) frères, Maître et ayde des Cérémonies, le sieur Forest, premier valet de chambre (3) et quelques officiers de la chambre seulement, d'un côté ; de l'autre côté, aux pieds et à la tête, étaient les médecins et chirurgiens, scavoir le sieur Bouvard premier médecin du Roy, les

____

(1) Le docteur Corlieu a publié (*op. cit.*, pp. 138-9), un procès-verbal, *traduit* du latin, qu'il a extrait des *Commentaires de la Faculté de médecine de Paris* (vol. XIII, f° 173). M. Alfr. Franklin (*les Chirurgiens*, Paris, 1893, p. 273-4) en a donné la version originale. Nous préférons à ces deux textes celui, bien plus complet à notre avis, que nous reproduisons ici et qui est extrait de la thèse du docteur Guillon.

(2) Ils n'ont pas signé le procès-verbal.

(3) N'a pas signé.

sieurs Seguin premier médecin de la Reyne Régente, Vaultier premier médecin de la feue reine mère du Roy, Brunyer (1), premier médecin de monsieur le duc d'Orléans, Chicot (2) et Conrade médecins du Roy lors en quartier, le sieur de la Vigne docteur régent de la Faculté de médecine de Paris et doyen d'icelle, le sieur Moreau aussi docteur de la Faculté, lecteur et professeur ordinaire du Roy, Pierre Yvelin médecin de la Reine Régente, Jean de Nogent médecin servant le duc d'Orléans, Baptiste Bontemps premier chirurgien et premier valet de chambre de Sa Majesté, Nicolas Pescheval premier chirurgien de la reine régente, Mathieu Colart premier chirurgien du duc d'Orléans, Antoine Regnault, Pierre Lycot et Alexandre le Roy, tous trois chirurgiens servans du Roy, Sébastien Colin chirurgien de longue robbe à Paris, Jacque le Large, maître (3) chirurgien à Paris, tous deux appelés pour assister à ladite ouverture à laquelle opéraient les sieurs Regnault, Lycot et Le Roy de la main, le sieur Bouvart premier médecin verbalisait, et le sieur Moreau médecin susdit écrivait. Et fut ce qui suit :

(1) N'a pas signé.

(2) M. Lacour-Gayet s'étonne que M. Guillon n'ait pas parlé de Chicot, parmi les médecins qui ont soigné Louis XIII. Le roi avait en lui grande confiance, dit Antoine. On possède de Jean Chicot un recueil, *Epistolæ et dissertationes medicæ* (Paris, 1656, in-4, 354 p. ; et 1667, in-8) qui, comme son auteur, est resté à peu près inconnu des historiens de la médecine.

(3) N'a pas signé.

B

RAPPORT DES MÉDECINS ÉTANT A L'OUVERTURE DU CORPS DU ROI (1)

Nous avons trouvé les cinq téguments universels communs et particuliers consommez, lepiploon aussi

(1) Dans la bibliothèque du duc d'Aumale, à Chantilly, le docteur Guillon a trouvé plusieurs documents intéressants. Le numéro 437 du catalogue est intitulé : *Cérémonies de France* (1329-1644). C'est un manuscrit in-folio de 491 feuillets, relié en maroquin rouge. Il contient la relation *in extenso* (fol. 369 à 448) de tout ce qui s'est fait à la mort de Louis XIII : c'est là que le docteur G. a trouvé le procès-verbal authentique de l'ouverture du corps du roi. Ce manuscrit doit être l'original du travail du sieur de Sainctot, Maître des Cérémonies de France ; il y a en marge des annotations que nous croyons pouvoir affirmer être de la main du Grand-Maître lui-même, Monsieur le Prince. Il existe, à la Bibliothèque nationale, deux copies de ce manuscrit de Sainctot. L'une est cataloguée sous le numéro 23.939 et l'autre sous le numéro 18.538 du fonds français. Ce second manuscrit est infiniment plus soigné que le précédent ; il provient du monastère de Saint-Germain-des-Prés, à qui il avait été légué par le duc de Coislin en 1732. M. G. a collationné, avec le plus grand soin, les textes de ces trois manuscrits ; aussi a-t-il réussi à publier un procès-verbal d'autopsie de Louis XIII aussi exact que possible. M. G. insiste avec raison sur la valeur de cette pièce capitale. On ne connaissait jusqu'alors que deux procès-verbaux, d'une rédaction plus ou moins suspecte : l'un, publié par le docteur Henri Dupuy, en 1829 (pp. 15-16) ; l'autre, tiré des *Commentaires de la Faculté* par le docteur Corlieu et reproduit par lui, traduit en français, dans ses *Morts des rois de France*.

consommé, les intestins gresles demesurément bour-
soufflez et de couleur blafarde et nageans dans une
quantité de serozitez sanieuses et purulentes, la face
extérieure du foye toute pasle comme ayant été
bouilly, lestomach remply d'une serozité noirastre
avec un ver et demy pied de longueur et plusieurs
autres petits, laquelle matière aurait marqueté le
fond de lestomach, lintestin duodenum d'une grandeur
démesurée remply de bile porace, le jejunum remply
de mesme matière et tout jaune par dedans, lileum
moins teint et moins plain d'une matière plus épaisse,
le cecum dès son commancement rouge et dépouillé
de sa membrane charnue, continuant de plus en plus
jusques à la fin du colon, où s'est trouvé un ulcère
qui a percé l'intestin causé par la descente de la boüe
qui sortait du mézentaire inférieur qui s'est trouvé
ulcéré en plusieurs endroits et qui a versé sa matière
purulente, qui s'est trouvée amassée dans tout le
ventre, dans laquelle nageaient les intestins, à la
quantité de plus d'une chopine. Outre la couleur
susdite du foye on a trouvé en sa partie cave qu'il
se fendait et rompait en le touchant dépouillé de sa
propre membrane, estant coupé il s'est trouvé tout
desséché et recuit dedans comme dehors. Au rein droit
il s'est trouvé un petit abcès plain de boue verte enfermée dans un chyste (Kyste) dans sa partie inférieure
et charnue. Tout le poulmon du côté gauche entièrement attaché aux costes et moins du costé droit, en

la partie supérieure du gauche s'est trouvée une grande cavité ulcérée, plaine de boue, tous lesquels accidents ont été reconnus pour véritables causes de son deced.

Fait à Saint-Germain à six heures du matin (le 15 mai) 1643, ainsy signé : Charles de Savoye, Nicolas de l'Hospital de Vitry, de Souvré, Bouvart, Seguin, Vaultier, Chicot, Conrade, de la Vigne, .Moreau, Yvelin, de Nogent, Baptiste Bontemps, Pescheval, Collart, Regnault, Lycot, Colin, Alexandre le Roy, Le Large (1).

(1) Tous les médecins n'avaient pas été admis à l'honneur de signer cette pièce officielle, car à la date du 11 janvier 1643, la maison médicale de Louis XIII en comprenait un bien plus grand nombre (Cf. *Courrier médical*, 14 décembre 1872 et 18 janvier 1873).

ANNE D'AUTRICHE

Morte, le 20 janvier 1666, d'un *cancer au sein*.

————————

Louis XIII avait épousé, le 25 octobre 1615, l'infante d'Espagne, fille de Philippe III, *Anne d'Autriche*, dont il eut deux fils : *Louis* (1), son successeur, et *Philippe*, duc d'Orléans (2).

(1) Nous avons parlé ailleurs (*Cabinet secret*, 1ʳᵉ série) des doutes qu'on a émis sur la légitimité de la naissance du futur Louis XIV. Nous n'y revenons que pour ajouter, à ce que nous avons déjà écrit, cette notule, extraite du *Journal de Mathieu Marais*, à la date du 3 mars 1723 : « Le P. Caussin avait été fait confesseur du Roi, le 25 mars 1637. Il fut renvoyé le 12 décembre de la même année. Il avait parlé au Roi, fortement, le jour de la Conception, 8 décembre, pour se réunir avec la reine avec qui il était brouillé ; et Louis XIV étant né le 5 décembre 1638, ce qui fait le temps des neuf mois, Louis XIII n'avait point perdu de temps pour mettre à profit l'instruction de son confesseur. Voilà une époque bien sûre de la naissance de Louis XIV, ou plutôt de sa conception qui est due au P. Caussin. »

(2) Celui-ci épousa *Henriette d'Angleterre*, dont il eut trois filles : *Marie-Louise*, femme de Charles II, roi d'Espagne ; une

On sait qu'Anne d'Autriche est morte d'un *cancer au sein*. Le fait est connu ; nous n'y ajouterons que certains détails, qui sont assez communément ignorés (1).

La santé de la reine commence à s'altérer dès le 10 avril 1663 (2). On se trouvait à la fin du carême. La reine se plaignit tout à coup de grandes lassitudes dans les membres, de nausées, et eut une fièvre très violente, qui dura plusieurs jours. Les purgations, les saignées, les émétiques — ou les efforts de la bonne nature finirent par avoir raison de ces malaises.

Le 4 octobre 1664, la reine éprouva les premières atteintes du mal qui devait l'emporter. Elle était allée de Vincennes, où était la cour, visiter les Petites

seconde princesse, morte en venant au monde ; une troisième, *Anne-Marie*, épouse de Victor-Amédée II, duc de Savoie ; et un fils, mort en naissant. D'un second mariage avec Charlotte-Elizabeth, de Bavière, fille d'un comte palatin du Rhin, il eut trois enfants : un prince mort à 3 ans ; *Philippe*, qui devint régent en 1715, et *Elizabeth-Charlotte*, qui épousa le duc Charles de Lorraine.

(1) Cf. *Mémoires de Mme de Motteville* ; RASPAIL, *Revue complémentaire des sciences médicales*, 1858 : *Lettres de Gui Patin*, édit. Reveillé-Parise ; docteur SERVIER, *Le Val-de-Grâce*, Paris, 1888 ; COMENGE, *Clinica egregia*, Barcelone, 1895, p. 207, etc.

(2) Nous ne parlerons que pour mémoire de l'incident morbide survenu en 1620. (V. le *Récit de la maladie de la Reine fait le sixième de février* 1620. Paris, F. Bourriquant, 1620, in-12: *Mémoires de Pontchartrain*, édition Michaud, p. 411.)

Carmélites à Paris. Là, elle eut une faiblesse, qui l'obligea, ce soir-là, de coucher au Val-de-Grâce.

Le 10 du présent mois d'octobre, elle sentit une grosseur au sein, très douloureuse, qui lui causa de vives appréhensions : ayant eu l'occasion d'observer, chez des religieuses du Val-de-Grâce, le mal qui la dévorait, elle ne se fit pas longtemps illusion sur sa nature.

Ce fut pendant une retraite de la reine dans son abbaye préférée, au moment des fêtes de Noël, que la maladie se déclara dans toute sa violence. Les médecins, qui jusqu'alors n'avaient guère prescrit que des emplâtres de ciguë — vieux remède encore en usage dans la médecine populaire — durent convenir de leur impuissance. C'est alors qu'on fit appel à un pauvre prêtre de village, qui se prétendait possesseur d'un remède infaillible contre de pareils maux.

L'abbé François Gendron, curé de Voves (Eure-et-Loir), promit à la reine de lui « endurcir son sein, à ce point de le rendre dur comme une pierre ». En récompense de ses soins, d'ailleurs inutiles, le roi lui octroya les bénéfices de l'abbaye de Maizières, en Bourgogne. Son onguent se composait de belladone et d'une poudre de pierre grise, de la Beauce, calcinée (1). Ce remède la fit horriblement souffrir et

____

(1) Dr F. BREMOND, *Revue de littérature médicale*, cité par WITKOWSKI, *Tetoniana*, pp. 68 et suiv.

ne réussit pas à arrêter la marche de l'inexorable mal.

On engage alors la malade à essayer d'une nouvelle médication, et on l'invite à quitter Gendron, pour se remettre entre les mains d'autres empiriques : elle fait choix d'un certain Ailhaut, médecin lorrain, célèbre dans les deux derniers siècles par la poudre qui porte son nom, simple purgatif composé de 4 décigrammes de scammonée, 8 de suie et 8 de colophane ; ce qui, pour l'effet, n'est en définitive que de la scammonée.

Chose curieuse, on pouvait voir, il y a encore peu d'années, et nous ne sommes pas certain qu'il n'y soit pas encore — à la quatrième page des journaux et à la façade intérieure des vespasiennes — un Ailhaut (ou Alliot), assurant la guérison des cancers ! Nous lui conseillons de ne pas se réclamer de son ancêtre ou homonyme, qui échoua si complètement dans le cas d'Anne d'Autriche.

Dès la nouvelle de la maladie de la reine, c'était à qui proposerait son remède.

Une certaine femme en promettait la guérison, mais elle en a quitté l'entreprise, écrivait Gui Patin à son confrère Falconet [1]. On parle d'un moine de province et d'un autre charlatan que l'on veut faire venir de Hollande ; de quel côté qu'il vienne, il m'importe fort peu, mais je ne pense pas qu'ils la guérissent. Mon Dieu ! qu'il y a de sottes gens

[1] Lettre du 2 janvier 1665.

au monde, et particulièrement chez les grands seigneurs, de croire que telles buses puissent guérir les maladies que les médecins n'ont pas pu guérir.

Les médecins n'avaient pas manifesté une opposition trop vive, quand on avait parlé de faire venir Alliot ; mais Gui Patin, jaloux des prérogatives de la « très salubre » Faculté, n'avait pas manqué l'occasion de décocher une pointe à cet intrus, qui venait piétiner les plates-bandes doctorales.

On a fait venir, mandait-il à son correspondant (1), un médecin de Bar-le-Duc, nommé Alliot, qui est grand charlatan et disciple de Van Helmont.

Le 28 février, Gui Patin écrivait à nouveau :

On dit que la reine d'Angleterre la mère est fort malade à Londres ; notre reine-mère empire aussi de ça.

Le 20 avril 1665, la reine ayant voulu suivre la cour à Saint-Germain, y part en chaise à porteurs, disant que, si elle avait à mourir, elle aimait mieux que ce fût là qu'à Paris. Mais arrivée à Chaillot, elle sent que l'agitation du chemin lui a fait beaucoup de mal ; à Saint-Cloud, ses douleurs deviennent plus violentes. A partir de ce jour, ses souffrances n'eurent plus de relâche.

Nous apprenons encore, par une lettre de Gui Patin, datée du 28 avril, quel fut le remède employé.

---

(1) Lettre du 13 février 1665.

On saigna la reine à Saint-Germain, « pour diminuer la douleur et la fluxion de sa mamelle ».

Nous n'avons qu'à puiser à la même source pour
être tenu au courant des moindres phases de la maladie de la reine.

J'ai appris aujourd'hui (6 mai), que la reine empire. On a
parlé d'une grande consultation qui doit se faire à Saint-
Germain pour la reine-mère, savoir si on lui ouvrira la
mamelle pour en tirer du pus et de la sérosité maligne
qui en consume la substance de jour à autre. On parle aussi
d'un certain médecin nommé Châtelain, que M. de Besons
intendant de justice a ici envoyé de Frontignan ; on prétend
qu'il guérit ces sortes de maladies, et qu'il a de beaux secrets
contre les maladies incurables. S'il ne promettoit rien on
ne le feroit pas venir de si loin. Ce sont des impostures.
Le cancer ne se guérit point et ne se guérira jamais ; mais
le monde veut être trompé (22 mai 1665).

Le jeudi 27 mai, la malade éprouvait un grand frisson, étant à la messe. Elle se mit au lit et le frisson
lui dura six heures ; il fut suivi d'un grand refroidissement. Survint ensuite un érysipèle, qui couvrait
tout le bras et l'épaule, du côté du cancer.

Gui Patin continue à prendre ses informations ;
mais, soit qu'il ait été mal renseigné, soit qu'il se
plaise à exagérer la situation, il est encore plus pes-
simiste que les officieux. Ce n'est pas seulement le
bras et l'épaule que l'érysipèle aurait envahi, ce sont
les deux seins !

La reine-mère est empirée, il est survenu des érysipèles à

ses deux mamelles avec de grandes douleurs et de mauvaises nuits, à cause de quoi elle a été saignée des bras et des pieds. J'appréhende qu'il ne s'y mette bientôt la gangrène, qui lui ouvrira le ciel pour l'éternité. On dit aujourd'hui qu'elle est encore plus mal et qu'elle a reçu l'extrême-onction. Cette nouvelle sent le sapin et le plomb (9 juin`.

La reine empire. On dit qu'elle veut revenir au Val-de-Grâce où l'on croit qu'elle veut mourir...

Les médecins avaient été d'avis qu'il fallait ramener la malade à Paris. Elle fut donc transportée dans une litière, de Saint-Germain, non sans de vives souffrances et de nombreuses défaillances en cours de route.

Cependant, à partir de Nanterre, Anne d'Autriche sembla éprouver un mieux qui lui permit de gagner sans accident le Val-de-Grâce, où elle désirait mourir ; lieu plein de souvenirs et témoin d'émotions de toute espèce ! Mais les médecins s'opposèrent à ses vœux. Mme de Beauvais se rangea de leur côté, prétendant que, si loin de la ville, il n'y avait pas possibilité de trouver même des œufs frais (1) !

En réalité, les médecins ne trouvaient pas commode pour eux d'aller tous les jours au faubourg Saint-Jacques ; et, une fois arrivés, d'attendre devant le Val-de-Grâce, dont les portes ne s'ouvraient qu'après de longs pourparlers (2).

(1) RASPAIL, *loc. cit.*
(2) V. l'ouvrage du docteur Servier.

La reine dut se résigner à quitter sa chère abbaye où elle avait tant désiré finir ses jours, pour aller mourir dans le palais des rois.

Il lui fallut se décider au départ ; on arrosa la plaie avec de l'eau de chaux, car la gangrène s'y était mise.

Ce voyage fut plus pénible encore que le premier ; on redoubla les ablutions à l'eau de chaux, sans diminuer les souffrances, qui devinrent si fortes que la reine faillit en perdre la raison (1).

Il était dit qu'on ne laisserait pas un moment tranquille l'infortunée souveraine. A peine était-elle installée qu'on reparlait d'opération. Gui Patin va nous instruire de cette nouvelle intervention des médicastres qui entouraient la reine.

On a fait une ouverture à la mamelle ; la nuit suivante la malade s'est trouvée si mal, qu'il fallut lui donner à minuit l'extrême-onction... la reine-mère se porte un peu mieux depuis l'ouverture de son abcès, duquel on tire beaucoup de boue ; mais c'est la mamelle droite, et non pas la gauche qui est ulcérée du cancer (4 août).

On dit que la reine-mère a fait son testament, que le roi même a signé. On dit qu'autour de ses mamelles, il y a force glandules douloureuses... elle mangeait trop et se purgeait trop peu... elle a une nouvelle tumeur dans son épaule gauche... on dit aussi qu'elle a une pustule maligne à la jambe (18 août).

(1) RASPAIL, *loc. cit.*

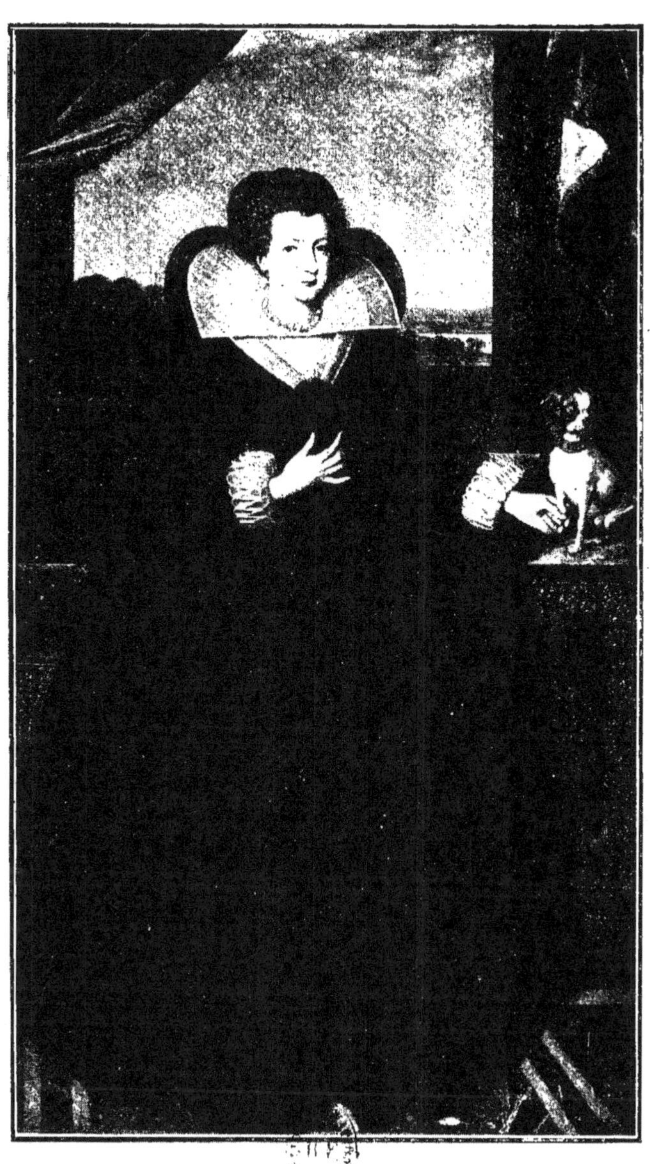

ANNE D'AUTRICHE, jeune.

(D'après le tableau de F. Porbus.)

Cet état dura jusqu'au 22 août 1665, où elle se trouva beaucoup mieux. Sa plaie semblait avoir pris un meilleur aspect; la fièvre diminuait.

Ailhaut se décida à agir le 24 août, en ayant soin de diminuer et les doses et le nombre des opérations ; il mortifia les chairs, les coupant ensuite par tranches avec le rasoir. « On ne pourrit, gémissait la malade, qu'après sa mort; et pour moi, Dieu me condamne à pourrir pendant ma vie. »

L'amélioration survenue ne devait pas être de longue durée.

On a fait courir le bruit que la reine-mère se porte mieux, mais j'en doute (écrit Gui Patin le 4 septembre) ; car elle toussait si fort avant-hier qu'on fut obligé de lui donner de l'opium, dont elle se trouva fort mal.

Et quelques jours plus tard :

On dit que la reine-mère est mieux et qu'elle a moins de douleurs. Mais c'est par le moyen des narcotiques, que je considère là comme des venins, qui étoufferont le peu de chaleur qui lui reste à un âge si avancé (13 octobre).

Je viens d'une consultation avec un médecin qui m'a dit savoir de bonne part que la reine-mère empire fort (13 novembre).

La reine-mère a eu cinq mauvaises nuits, toutes de suite; il ne faut pas s'étonner que ses forces diminuent et suis fâché qu'elles ne reviennent jamais (28 décembre).

Les souffrances devenaient d'autant plus intolérables que le rasoir approchait le plus des chairs vives ; elle ne dormait plus que par du jus de pavot (opium).

Elle connut des jours meilleurs, où Vallot et Guénaut se hasardaient à dire qu'elle allait mieux et qu'elle ne mourrait pas de ce cancer.

Le 5 janvier 1666, le roi prit beaucoup de plaisir au bal que donnait Monsieur ; toutes les dames, princesses et reines, dansèrent à cœur joie, pendant que la reine-mère souffrait mille morts. Le 6, force fut d'interrompre les réjouissances ; l'état de la reine-mère s'aggravait : la fièvre, le frisson, un nouvel érysipèle s'étaient déclarés : la malade était près de succomber. On l'engagea à renoncer aux soins d'Ailhaut et à recourir à un empirique de Milan, qui possédait, disait-on, un spécifique assuré contre son mal.

Gui Patin continue à se faire l'écho des rumeurs de la Cour et de la Ville. Le 8 janvier il écrit :

La reine-mère est extrêmement exténuée ; de grasse qu'elle était, elle n'est qu'un squelette.

On est fort mal content de M. Alliot, et même on dit qu'il n'y fait plus rien ; on n'a pas trouvé contre ses douleurs de meilleur remède que les petits grains de ces messieurs les archiatres, qui ne sont faits, à ce que disent nos secrétistes, que d'opium préparé avec la rosée de mai.

Le 9 janvier, le Milanais se mettait à l'œuvre, sous la conduite des médecins qui n'avaient pas même tenté de pénétrer son secret. Il s'agissait d'un onguent prétendu merveilleux, qui ne parvint seulement pas à chasser la mauvaise odeur qu'exhalait la plaie (1).

Dix jours plus tard, la veille de la fin de ce double martyre, causé à la fois par ses douleurs et par l'ignorance de ceux qui la traitaient, notre chroniqueur consignait :

La reine a reçu la nuit passée Notre-Seigneur... On dit que ses plaies sont sèches, et qu'il y a un très grand danger de la gangrène prochaine. L'ambassadeur d'Espagne a dit que la reine n'en avait plus que pour huit jours.

Le pronostic de l'ambassadeur était trop opti-

(1) « Sur la fin, dit Mme de Motteville, quand on la pensait, on lui tenait des sachets de senteur auprès du nez, pour la soulager de la mauvaise odeur qui sortoit de la plaie » *Mémoires*, édit. Petitot, IIe série, t. XI, p. 287. — Quoiqu'elle tînt toujours dans ses mains un éventail de peau d'Espagne, cela n'empêchoit pas que l'on ne sentît sa plaie jusqu'à faire manquer le cœur. » Mlle de MONTPENSIER, *Mémoires*, éd. Michaud, t. XXVIII, p. 393. Mme de Motteville rapporte autre part, que la comtesse d'Ille s'étant approchée de la reine, pendant quelques instants, avant que la moribonde entrât en agonie, la pauvre reine, lui parlant des douleurs qu'elle ressentait et de l'infecte odeur qui s'exhalait de son sein, elle lui dit, touchant son drap : *Ha ! Condessa, savanas de batista ! Condessa, savanas de batista !* (Ah ! comtesse, des draps de batiste ! comtesse, des draps de batiste !) Elle vouloit, ajoute Mme de Motteville, lui faire marquer par ces paroles, et en lui montrant ses draps, qu'elle se reprochoit alors les délicatesses trop grandes qu'elle avoit eues pour sa personne quand, étant en santé, elle ne pouvoit souffrir que des draps extraordinairement fins. » *Mém. de Mme de Motteville*, ch. LX.

miste. Le lendemain du jour où Gui Patin notait
son propos, l'amie de Mazarin rendait son âme à
Dieu.

Morte le 20 janvier 1666, à six heures et demie du
matin, Anne d'Autriche fut embaumée le jour même,
son cœur porté au Val-de-Grâce (1) et son corps à
Saint-Denis. Elle avait expressément recommandé
que son cœur fût retiré par le côté, « sans autre ouverture », et que son corps fût placé auprès de celui
du feu roi Louis XIII. Ses volontés dernières ne
furent exécutées qu'en partie.

Le cœur seul de la reine fut déposé au Val-de-
Grâce ; quant au corps, il fut porté à Saint-Denis,
ainsi que le constate le grand ouvrage de Félibien
sur la royale abbaye (1706), qui donne le plan et le
dessin du caveau royal où le cercueil d'Anne d'Autriche a sa place, entre ceux de Marie de Médicis,
femme de Henri IV, et Marie-Thérèse, épouse de
Louis XIV.

Ultérieurement, Dom Poirrier, le bénédictin de
l'abbaye, témoin oculaire de la dévastation des
caveaux en 1793, établissait, dans un rapport mémorable, que le cercueil de la reine, extrait de son
caveau le 14 octobre, avait été précipité, avec ceux
des autres rois et reines, dans d'immenses fosses

(1) V. aux *Pièces justificatives* la note A

remplies de chaux, où l'on n'a plus retrouvé, quand
on les a ouvertes en 1816, que des ossements mé-
connaissables.

Il y a une vingtaine d'années environ, on annonçait
la vente des meubles et curiosités provenant des héritiers d'un docteur Dabos, médecin du Val-de-Grâce.
Dans le nombre des objets à adjuger figurait un petit
paquet, accompagné de la note suivante, avec signature dûment légalisée :

PEAU DU BRAS DROIT D'ANNE D'AUTRICHE, ENLEVÉE DE SON CERCUEIL
DANS LES SOUTERRAINS DU VAL-DE-GRACE, LE 12 MAI 1800, PAR
MOI DABOS, MÉDECIN DU VAL-DE-GRACE.

Signé : DABOS (1).

Après ce que l'on a lu plus haut, est-il besoin
d'ajouter que la relique ne pouvait être qu'apo-
cryphe ? Nous ne serions pas, néanmoins, surpris,
qu'elle ait trouvé acquéreur, la tradition s'étant conservée dans certains milieux qu'Anne d'Autriche
repose dans l'abbaye qu'elle avait fondée, alors
que, comme nous l'avons établi, il ne reste plus d'elle
que des débris innommables !

Le récit que nous avons reconstitué de la dernière maladie d'Anne d'Autriche ne saurait laisser
le moindre doute sur la nature du mal auquel elle a

(1) *Gazette anecdotique*, 1878, t. II, pp. 252-3.

succombé. C'est bien d'un *cancer au sein* qu'il s'agit. Des remèdes intempestifs, des caustiques plus ou moins violents l'ont exacerbé peut-être, mais le mal ne saurait être confondu avec aucune autre affection plus ou moins similaire.

On n'a pas oublié qu'avant qu'éclatâssent les premiers symptômes de la tumeur maligne, la reine avait éprouvé des accès de fièvre, qui avaient fait croire à une fièvre infectieuse. Il s'est trouvé des historiens — ou qui se sont improvisés tels — pour noter les coïncidences de cette maladie royale avec certains embarras politiques et surtout avec certaines morts inexpliquées, et qui en ont tiré des conséquences tout à fait inattendues.

Le premier accès d'Anne d'Autriche, écrit Raspail, apparut au milieu des grandes difficultés par lesquelles l'opinion publique et elle-même, Anne d'Autriche, d'accord avec l'opinion publique, entravaient la marche du procès de Fouquet. On vit tomber alors les plus fortes têtes en peu de jours, et toutes après avoir reçu les soins de Guenaut : Mme la présidente de Nesmond, propre sœur de monsieur le premier président, la présidente de Brion de la Cour des Aides, M. Colbert de Saint-Pouange, beau-frère de M. Le Tellier et son premier commis, la marquise de Richelieu, fille de Mme de Beauvais la confidente de la reine-mère, laquelle dame accusa en pleine cour Guenaut d'avoir tué sa fille : toutes dames qui s'intéressaient au malheureux sort de Fouquet. M. de Longueville mourut au même moment à Rouen après quelques jours de maladie. A la même époque

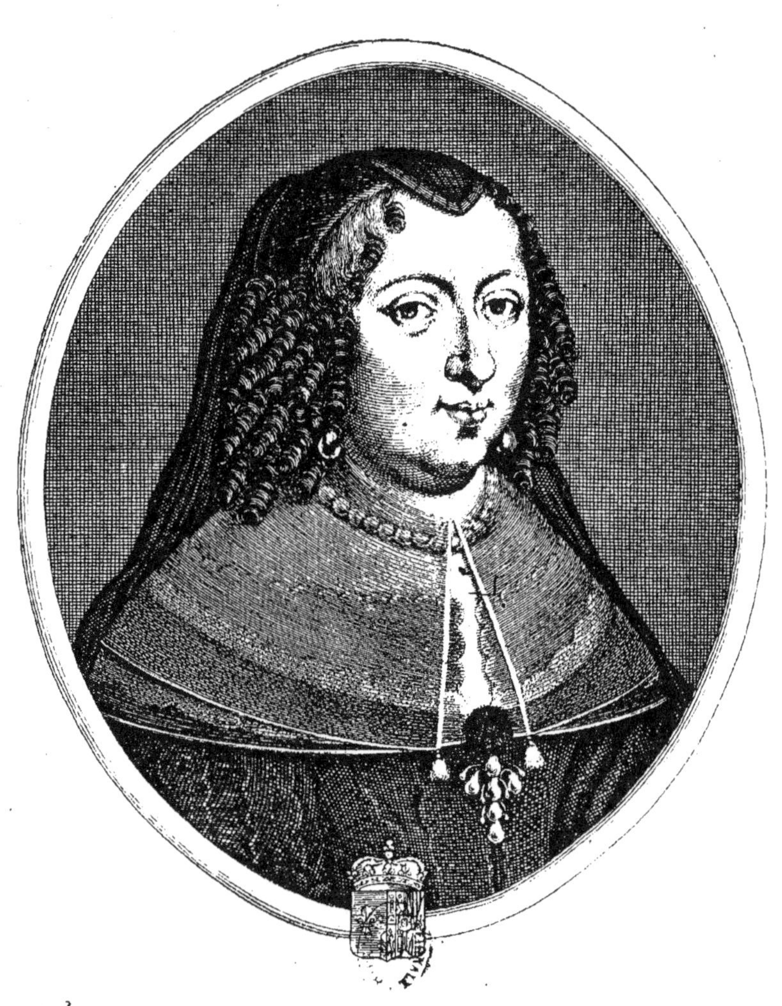

ANNE D'AUTRICHE

(D'après une estampe du temps.)

la reine-mère se sentit prise de frissons ; la jeune reine
était malade; la maladie et la mort étaient en permanence
dans cette cour assombrie, alors qu'il y avait si peu de malades dans Paris. La reine-mère intercédait auprès du roi
son fis : on lui accorda, pour la modérer, la liberté de M. la
Basinière : « Tibère dit à ce propos Gui Patin, accordait
à sa mère Livia tout ce qu'elle lui demandait, *ei nam debe-
bat vitam, libertatem et imperium.* » Pesez bien cette phrase :
« car il lui devait la vie, la liberté et l'empire » ; ne voyez-
vous pas là toute la thèse que nous avons soutenue dans
douze livraisons successives de cet ouvrage, et ne vous
apparaît-il pas que, du temps de Guy Patin, on pensait
ce que nous avons l'air de penser tout seul aujourd'hui ?

A quoi visent ces insinuations ? La reine aurait-
elle été victime d'un de ces empoisonnements lents,
dont les précurseurs de la Brinvilliers ont laissé perdre
à jamais la recette ? C'est bien, il nous semble,
ce qu'on voudrait nous laisser deviner, sous l'obscurité voulue des phrases.

Mais voici le cancer qui se déclare : il ne peut donc
plus y avoir d'équivoque ? C'est mal connaître l'imagination de ceux qui ne voient dans nos rois de France
que la pâle copie des Néron et des Tibère. Il n'y
avait au début qu'une « glande » ; ce sont les médecins qui l'ont transformée en ulcère incurable.

Il apparaît au sein une glande, qui n'était peut-être qu'une
glande et que l'application de remèdes secrets et empiriques
finit par transformer en ulcérations phagédéniques, en ul-
cères rongeants, que le traitement spécial rongea chaque

jour davantage, jusqu'à ce que le rasoir plus expéditif vint enlever tranche par tranche tout ce que les remèdes étaient trop lents à ronger.

Était-ce un vrai *cancer hydrargyrique* ? On ne distinguait pas à cette époque l'un de l'autre, et on ne s'appliquait pas à tenir compte des deux caractères, et encore moins de la formule des remèdes empiriques par lesquels on essayait d'enrayer la marche du mal.

Pour bien comprendre ce qui précède, il convient de ne pas oublier que l'auteur que nous venons de citer eut, toute sa vie, deux bêtes noires : les Jésuites, et... le mercure. Toutes les morts de l'histoire ont l'une ou l'autre de ces deux causes. Si Anne d'Autriche n'a pas été victime d'une machination occulte, elle a succombé à un empoisonnement médicamenteux. Et vous allez voir que nous n'exagérons rien, en interprétant ainsi le texte que nous reproduisons ci-après :

Admettons donc qu'Anne d'Autriche est morte d'un cancer au sein, et sans qu'aucun empoisonnement coupable, et autre que l'empoisonnement médical, soit venu ajouter un atome de souffrances d'une nature étrangère à celles de ce terrible fléau de la femme qui a eu une fois dans sa vie du lait au sein...

Sans doute l'affirmation n'y est pas, mais on laisse planer les soupçons, — et c'est déjà trop. Nous estimons superflu d'entreprendre la réfutation d'une opinion que nous n'avons mentionnée que pour en montrer la singularité et l'inanité.

PIÈCES JUSTIFICATIVES

A

LES CŒURS DES GRANDS PERSONNAGES
CONSERVÉS JADIS AU VAL-DE-GRACE

C'est une pieuse et ancienne coutume en France de conserver dans certains monuments publics, en particulier dans les églises, les cœurs de nos grands morts, des illustres par leur naissance ou mieux encore par l'éclat, l'utilité, la dignité de leur vie.

Le Val-de-Grâce reçut les cœurs des princes et princesses de la famille royale; ils y furent rapidement nombreux, car Dieu sait si la mort ravagea la famille du grand roi. La coutume de déposer ainsi ces cœurs au Val-de-Grâce s'est continuée jusqu'aux jours de la Révolution.

Le premier qu'on apporta fut le petit cœur de la première fille de Louis XIV, Anne-Élisabeth de France, morte le 13 décembre 1662, âgée de quelques mois.

Voici comment la chose fut décidée : Anne d'Autriche se trouvait dans sa chère abbaye, quand on vint la prévenir précipitamment que sa petite-fille se mourait. La bonne grand'mère s'empressa de courir auprès de la jeune moribonde; mais, pendant qu'elle faisait ses courts préparatifs, Mme l'abbesse, la mère Dufour de Saint-Bernard, et la mère Marie de Bourges de Saint-Benoît, abbesse l'année précédente, qui me paraissent avoir fait acte de très habile courtisanerie, supplièrent Sa Majesté d'obtenir du roi qu'il voulût bien laisser mettre au Val-de Grâce le cœur de sa fille, dans le cas où le Ciel rappellerait à lui la pauvre créature. Le Ciel la rappela. Anne d'Autriche, les larmes aux yeux, adressa à son fils une pressante demande, lui disant qu'elle aussi voulait après sa mort laisser son cœur au Val-de-Grâce. Le roi céda facilement à la prière de sa mère, et le lendemain celle-ci porta elle-même le petit cœur à Mme l'abbesse. En le lui donnant de sa propre main elle lui dit : « Ma mère, voilà un cœur que je vous apporte pour le joindre bientôt au mien. »

Je transcris ici, pour les curieux, la liste des morts de sang royal dont les cœurs ont été déposés au Val-de-Grâce. Le monastère reçut encore, en outre de ces dépouilles princières, celles d'un certain nombre de grands personnages de la cour et de l'Église.

Anne-Élisabeth de France, 30 décembre 1662; Anne-Marie de France, 26 décembre 1664; Mlle d'Orléans, 9 juin 1665; Anne d'Autriche, 20 janvier 1666; Philippe-Charles d'Orléans, 8 décembre 1666; Henriette-Anne Stuart, 30 juin 1670; Phillippe, duc d'Anjou, 2 juillet 1671; Marie-Thérèse de France, 1er mars 1672; Louis-François, duc d'Anjou, 4 novembre 1672; Alexandre d'Orléans, duc de Valois, 16 mars 1676; Marie-Thérèse, reine de France, 30 juillet 1683; Marie-Anne-Chrétienne-Victoire de Bavière, épouse de Louis, dauphin de France, 20 avril 1690; Anne-Marie-Louise d'Orléans, 5 avril 1693; Mlle de Valois, 16 octobre 1694; Philippe de France, duc d'Orléans, 9 juin 1701; le duc de Bretagne, 14 avril 1705; Marie-Adélaïde de Savoie, 12 février 1712; Louis, dauphin, 18 février 1712; Louis, dauphin, 8 mars 1712; Charles, duc d'Alençon, 16 mars 1713; Charles de France, duc de Berry, 17 juin 1714; Marie-Louise-Élisabeth d'Orléans, 21 juillet 1719; Philippe, duc d'Orléans, 2 décembre 1723; Auguste-Marie-Jeanne, duchesse d'Orléans, 18 août 1726; Louise-Madeleine d'Orléans, 14 mai 1728; Louise-Marie de France, 19 février 1733; duc d'Anjou, 17 avril 1733; Philippine-Élisabeth d'Orléans, 21 mai 1734; Louise-Diane d'Orléans, 26 septembre 1736; Marie-Thérèse-Antoinette, fille de Philippe V, roi d'Espagne, 22 juillet 1746; Marie-Thérèse de France, 27 avril 1748; Louis, duc d'Orléans, 4 février 1752; Anne-Henriette de France, 10 février 1752; Xavier-Marie-Joseph de France, 22 février 1754; Marie-Joséphine de France, 1er septembre 1755; Louise-Henriette de Bourbon-Conti, 9 février 1759; Charlotte-Aglaé d'Orléans, 19 janvier 1761; Louis, duc de Bourgogne, 22 mars 1761.

Dans l'église ou le cloître, mais dans d'autres

chapelles que celle réservée à la famille royale : les entrailles de Honorat de Beauvilliers, 28 février 1622 ; Marie de Luxembourg, duchesse de Mercœur, 1623 ; Jeanne de Lescouet, veuve de Charles de Bourges, 21 janvier 1631 ; les cœurs de Philippe de Bourges et de sa fille, 7 juin 1636 ; de César du Cambout, marquis de Coislin, 1641 ; le corps de Bénédictine de Gonzague, abbesse d'Avenay, 20 décembre 1647 ; de Constance du Blé d'Axelles, abbesse de Saint-Menou, 22 juillet 1648 ; de Benedicte, duchesse de Brunswick, 22 août 1730.

Les cœurs des princes et princesses furent placés d'abord dans la chapelle Sainte-Scholastique ; puis, le 20 janvier 1676, on les transporta dans la chapelle Sainte-Anne. Chaque cœur était recouvert d'une enveloppe de plomb, et enfermé dans un cœur de vermeil ; chacun avait sa place sur une estrade, sorte de tombeau élevé au milieu de la chapelle. Là étaient réunis les cœurs des princes et princesses, ceux de sang royal ; quant aux autres dépouilles, elles furent placées dans différents endroits de l'église.

On ne sait pour quelle raison, peut-être parce que les images de la mort lui déplaisaient, Louis XIV ordonna que tous ces cœurs, et le corps de Mlle de Valois, fille aînée de Mlle d'Orléans, pour lors duc de Chartres, et de Marie-Anne de Bourbon, fussent transportés dans le caveau qui se trouve au-dessous

de cette chapelle Sainte-Anne. L'ordre du roi fut
exécuté le 17 janvier 1696. Ce caveau, incrusté de
marbre, avec sa voûte peinte en noir, et parsemée
de larmes d'argent, présentait sur son contour
d'élégantes petites niches dans lesquelles chaque
cœur trouva sa place. Seuls, les cœurs d'Anne
d'Autriche et de Philippe de France, duc d'Orléans,
restèrent dans le tombeau de la chapelle.

Les premiers cœurs ainsi apportés au Val-de-
Grâce y étaient conduits et reçus en grande pompe
et en grande cérémonie; plus tard, le roi voulut
que le transport fut fait très simplement, avec
toutes les convenances voulues, mais sans les bril
lantes représentations d'apparat.

En 1793, les énergumènes de la Révolution française ravagèrent ces tombeaux, comme ils en avaient
ravagé bien d'autres. Les cendres princières furent
jetées au vent; leurs enveloppes de vermeil furent
portées à l'hôtel de la Monnaie, dit-on (1).

Il paraît qu'un de ces cœurs a été sauvé de la
destruction et du pillage général. En brumaire an II
(octobre 1793), lors de la spoliation des tombeaux
de la famille des Bourbons au Val-de-Grâce, un
sieur Legoy, secrétaire du comité de l'Observatoire,
put recueillir un cœur, reconnu par l'indication
gravée sur la boîte, pour celui du dauphin, Louis-

____

(1) Cf. la *Chronique médicale*, 1909, p. 772.

Joseph-Xavier-François, fils aîné de Louis XVI, né à Versailles le 22 octobre 1781, mort à Meudon le 4 juin 1789. Ce cœur, remis à la famille royale par le maire du XIIe arrondissement, en 1817, fut porté à Saint-Denis, sans pompe, mais avec des cérémonies convenables. (*Archives particulières de M. le baron Larrey.*)

Aujourd'hui il ne reste plus rien de l'autel mortuaire qui ornait la chapelle, non plus que des niches du caveau qui renfermaient les cœurs. La voûte porte encore les restes de sa peinture noire ornée de larmes d'argent. Deux cœurs sont déposés dans cet ancien caveau, celui de l'illustre chirurgien militaire du premier Empire, le baron Larrey, placé là par la piété de son fils, et celui de damoiselle Mary Damby, Anglaise [1].

[1] Extrait de l'ouvrage du docteur SERVIER, *le Val-de-Grâce*, pp. 36 et suiv.

MARIE-THÉRÈSE D'AUTRICHE

REINE DE FRANCE

Morte, le 30 juillet 1683, d'un *abcès axillaire*, propagé
à la cavité thoracique.

———————

Peu de jours après la mort de l'épouse de
Louis XIV (1), Bussy, le cousin de Mme de Sévigné,

(1) Louis XIV eut de Marie-Thérèse trois fils : *Louis*, de
France, dit le *grand Dauphin* (1661-1711) ; *Philippe*, de France
(1668-1671) ; *Louis-François* (né le 14 juin 1672, mort le 4 novembre suivant) ; et trois filles : *Anne-Elisabeth*, de France (née
le 18 novembre 1662, morte le 30 décembre suivant) ; *Marie-
Anne*, de France (née le 16 novembre 1664, morte le 26 décembre
suivant) ; *Marie-Thérèse*, de France (1667-1672).

Le *grand Dauphin* fut le seul des enfants *légitimes* de Louis XIV
qui ait laissé de la postérité.

Le mariage du roi avec *Mme de Maintenon* resta infécond. De
son union, par la main gauche, avec la duchesse de *La Val-
ière*, étaient résultés : 1° une fille, *Marie-Anne*, plus connue sous
le nom de *Mlle de Blois*, qui épousa Louis-Armand de Conti,
et mourut sans postérité ; 2° un fils, *Louis*, comte de Verman-
dois, mort jeune.

La marquise de *Montespan* donna au roi trois garçons :
1° *Louis-Auguste*, duc du Maine, contrefait, bossu et boiteux.

qui s'était constitué le gazetier, non dépourvu de
malice, de ce qui se passait à Paris et à Versailles,
écrivait au duc de Saint-Aignan :

> Le 31 juillet, la reine Marie-Thérèse d'Autriche, princesse
> d'une grande piété, mourut d'un mal qui ne parut pas con-
> sidérable, après quatre ou cinq jours de fièvre : mais elle fut
> fort mal traitée. Le trop de façons la fit mourir ; une paysanne
> à peine auroit gardé le lit pour cette maladie. Sa mort étonna
> et surprit tout le monde ; car elle n'avoit que quarante-cinq
> ans et elle étoit d'un tempérament admirable (1).

Bussy commet une première erreur, une erreur
de date. C'est, en effet, le 30 juillet (2), et non le 31,
que succomba Marie-Thérèse.

qui, de son mariage avec la fille du prince de Condé, eut sept
enfants, dont quatre garçons, tous morts en bas âge ou sans
alliance ; 2° *Louis-César*, comte du Vexin, mort d'une affection
cérébrale, probablement une méningo-encéphalite, dans son
jeune âge ; 3° *Louis-Alexandre*, comte de Toulouse, qui eut de
Sophie de Noailles, parente de Mme de Maintenon, un fils unique, le duc de *Penthièvre*, beau-père de la princesse de Lamballe et de Philippe-Égalité ; et trois filles : 1° Mlle de *Tours*,
morte en bas âge ; 2° Mlle de *Nantes*, boiteuse et débauchée,
mariée à Louis III, duc de Bourbon-Condé ; 3° Mlle de *Blois*,
très adonnée à la boisson, très adipeuse, qui épousa le Régent.

(1) La correspondance du roi Philippe IV d'Espagne, avec la
célèbre abbesse Marie d'Agreda, témoigne de la bonne santé
habituelle de celle qui devait, plus tard, s'asseoir sur le trône
de France. (*Mlle de la Vallière et Marie-Thérèse d'Autriche, femme
de Louis XIV*, par H. Duclos, p. 10.)

(2) La *Gazette de France* du 31 juillet (1683) publiait cette information :

« Marie-Thérèse d'Autriche, reyne de France et de Navarre

Seconde erreur : la maladie qui emporta la reine fut, en effet, de très courte durée (on ne s'en inquiéta véritablement que dans les quatre ou cinq derniers jours); mais les prodromes ou signes prémonitoires remontaient plus haut.

Dès 1664, la reine avait été mise en péril par une assez grave maladie, dont notre spirituel ancêtre Gui Patin nous a conservé le récit, sous forme de bulletins presque quotidiens.

Le 14 novembre, le malin épistolier écrit à son ami Falconet que la « jeune reine, grosse de huit mois, a la fièvre tierce et en a déjà eu trois accès.

« Le roi paraît fort touché de cette maladie, et se rend fort assidu auprès d'elle ; elle a été déjà saignée trois fois (1). » Deux jours plus tard, la reine accouchait d'une fille, *Marie-Anne*, de France, qui ne devait vivre que quelques semaines.

La jeune mère est reprise, peu après, d'accès fébriles, mais qui ne sont plus que de « cinq heures »; les nuits restent bonnes. On dit — Gui Patin s'en fait l'écho — que Mme Fouquet, la mère du surintendant, a donné à la reine un emplâtre qui a été mis sur le ventre de l'accouchée, et qui a presque aussitôt calmé les douleurs.

mourut *hier* à Versailles au quatrième jour de sa maladie, âgée de quarante-cinq ans, etc. »

(1) *Lettres de Gui Patin*, éd. Reveillé-Parise, t. III, pp. 490 et *passim*.

Cette cure fit grand bruit, et l'on attribua généralement la guérison de la reine bien plus à l'emplâtre merveilleux qu'au traitement de M. Seguin, le médecin en titre, qui s'arrogeait le mérite d'avoir empêché son collègue Guénaut d'administrer du vin émétique à l'auguste malade.

« Il est certain que l'effet (de l'emplâtre) en fut prodigieux », écrivait Mme de Sévigné. On aurait été surpris qu'elle n'en eût point parlé, elle qui chante les louanges de tous les remèdes d'empiriques.

En moins d'une heure, la reine sentit sa tête dégagée... il se fit une évacuation si extraordinaire de quelque chose qui devoit la faire mourir la nuit suivante, qu'elle-même dit tout haut que c'étoit Mme Fouquet qui l'avoit guéri (1).

Quand on avait parlé à Marie-Thérèse du médicament préparé par Mme Fouquet : « Je veux le mettre, aurait-elle répondu, car Mme Fouquet est une sainte (2). »

On sait combien la reine était crédule : elle ne s'était pas contentée, en réalité, d'appliquer le fameux emplâtre, « qui lui avait fait rendre, disait-on, deux caillaux (*sic*) de sang, gros comme la main » ; elle s'était fait apporter au Louvre le bonnet de saint François de Paule, qu'elle baisa avec beaucoup de dévotion et que le roi lui-même, qui rencontra la relique dans

(1) Lettres du 20 et du 24 novembre 1664.

(2) Journal d'Olivier d'ORMESSON, t. III, p. 125 ; CHÉRUEL, *Mémoires sur Fouquet*, t. II, 1862, p. 420.

l'antichambre, embrassa avec non moins d'effusion (1).

Le fin sceptique qu'est Gui Patin ne souffle mot de toutes ses capucinades dans sa Correspondance. Il constate seulement, non sans dépit, que la reine ne se trouve pas encore bien depuis trois mois qu'elle est alitée et que « le simple bourgeois est mieux traité que cela (2) ».

La reine n'effectua sa première sortie que le 31 janvier (1665) (3).

La seconde maladie de la reine n'a aucun lien avec la précédente, qui était plutôt accidentelle. Elle surprit comme un coup de foudre, éclatant au milieu d'un état de santé en apparence florissant.

Le 20 juillet 1683 (4), Louis XIV et Marie-Thérèse étaient

(1) D'ORMESSON, *loc. cit.*

(2) Lettre du 16 décembre 1664.

(3) « Notre jeune reine, écrivait Gui Patin le 2 janvier, se porte bien, Dieu merci. Elle n'a plus besoin que de se fortifier. Tout son mal a été une fièvre tierce, et un accouchement qui fut un petit (peu) avancé par un purgatif donné à contretemps. Sénèque a très sagement dit qu'il n'y avait rien de plus dangereux dans les maladies qu'un remède donné avec tant de précipitation. Un médecin doit ajouter : aux femmes encore plus qu'aux hommes, et encore plus aux femmes grosses qu'à celles qui ne le sont pas... »

(4) Nous avons combiné le récit, contemporain, du *Mercure Galant* (août 1683), avec celui de Dionis, chirurgien ordinaire de la reine Marie-Thérèse.

revenus à Versailles, après un voyage en Bourgogne et en Alsace, dans lequel ni l'un ni l'autre n'avait paru éprouver le moindre malaise.

La reine prenait grand plaisir à voir jouer les eaux du Parc, et se donnait tous les jours ce divertissement depuis son retour. Rien chez elle n'indiquait l'apparence d'une maladie. La fraîcheur de son teint et l'embonpoint qu'elle avait pris depuis son voyage semblait au contraire annoncer la plus brillante santé.

Le 26, elle ressentit de légers malaises, qui se continuèrent le lendemain, et auquel on fit peu d'attention. Mais, dans la nuit du 27 au 28, les malaises étant devenus plus considérables et la fièvre s'étant développée, les médecins furent appelés et s'aperçurent qu'une tumeur se développait dans l'aisselle du côté gauche. On crut à un « rhumatisme ». Une saignée fut immédiatement pratiquée. Le soir, les douleurs augmentèrent et la fièvre redoubla pendant la nuit suivante.

Le 30, l'on eut des inquiétudes sérieuses. D'Aquin, Fagon et Moreau, premiers médecins du roi, de la reine et de la Dauphine, se réunirent en consultation. On discuta longuèment sur les remèdes à employer contre cette maladie que l'on ne pouvait définir ; enfin, après beaucoup d'hésitation, on prescrivit « une saignée du pied » !

Dionis, comme chirurgien de la reine, fut chargé de la saignée. Il crut devoir faire quelques observations sur l'emploi de ce remède, qu'il regardait en ce moment comme inopportun, devant affaiblir inutilement la reine, et appela l'attention des médecins sur la tumeur qui s'était accrue et qui lui paraissait la cause de tous les accidents. Mais son opinion n'ayant eu aucune influence sur le triumvirat médical, il se décida, par obéissance à ses supérieurs hiérarchiques, à pratiquer lui-même une opération qu'il considérait comme nuisible.

Peu de temps après la saignée, la reine tombait dans une grande faiblesse. Sou état devenant de plus en plus alarmant, les médecins se réunirent de nouveau et décidèrent de lui donner de l'émétique ; mais ce remède, sur lequel on avait beaucoup compté, ne produisit aucun effet, et peu d'instants après, la reine expirait (1).

Ce n'est qu'après la mort que fut reconnue, à l'autopsie, la cause du mal : un vaste *abcès de l'aisselle*, qui s'était fait jour dans la cavité thoracique, au lieu de s'écouler au dehors, si on avait pratiqué une incision libératrice.

Ce n'est donc pas une gangrène des poumons (2) qui tua Marie-Thérèse, comme l'a prétendu un des médecins du roi ; ce n'est pas non plus la saignée (3), inopportune, nous en convenons, qui hâta le dénoue-

(1) Cf. Le Roi, *Hist. des rues de Versailles : Journal de la santé du Roi*, par le même ; Dionis, *Dissertation sur la mort subite*, etc.

(2) Dans le *Journal de la santé du Roi* (éd. Le Roi), ¡par d'Aquin, Vallot et Fagon, ses trois médecins, d'Aquin, pour se disculper, dit qu'il n'y a pas lieu de s'étonner de la promptitude de la mort de la reine, puisque *tous ses poumons étoient gangrénés*, et qu'il se trouva dans sa poitrine une pinte de matière purulente épanchée. » P. 158 et note.

(3) Dans le troisième volume des Mémoires d'Amelot de la Houssaye, l'auteur rapporte que M. de Villacerf, ayant rencontré le médecin Daquin, un quart d'heure après que la reine Marie-Thérèse avait rendu l'âme, lui donna un soufflet, lui reprochant d'avoir tué la reine par la saignée qu'il avait ordonnée contre l'avis de Fagon. (Cf. *Journal de la santé du Roi*, Introduction, p. XXVII, et *passim*.)

ment ; c'est surtout l'ignorance des médecins, qui méconnurent une affection aiguë, s'annonçant par des signes visibles à l'œil nu.

Il eût fallu une intervention hardie. Les chirurgiens auraient dû ouvrir l'abcès, inciser au besoin la plèvre si, comme il est présumable, l'abcès avait pénétré jusque dans l'intérieur de la cavité pleurale.

Mais n'oublions pas qu'encore à cette époque la séparation était nettement établie entre médecins et chirurgiens, et que ceux-ci étaient sous la dépendance des premiers qui, en toute circonstance, guidaient leur main.

Le chirurgien qui saigna la reine dit au médecin qui lui en avait donné l'ordre : « Monsieur, y songez-vous bien ? ce sera la mort de ma maîtresse ! » Fagon répliqua : « Faites ce que je vous ordonne. » Le chirurgien « pleurait amèrement (1) » et disait à Fagon : « Vous voulez donc que ce soit moi qui tue la reine, ma maîtresse ? »

A onze heures, la reine fut donc saignée selon les règles ; à midi, elle prit de l'émétique ; à trois heures du soir, elle était morte.

Tout le monde, dans les premiers moments, pleura soit de regret, soit par imitation, selon l'expression de Madame de Caylus (2). Huit jours plus tard, lors-

(1) *Correspondance de Madame*, éd. cit., t. II, p. 201.
(2) V. ses *Souvenirs*.

qu'on transporta le corps de Marie-Thérèse à Saint-
Denis, les mousquetaires que la menaient, chass-
sèrent dans la plaine et *on rit beaucoup dans les
carrosses.* Mme de Montespan elle-même en fut
scandalisée (1) !

Nous avons donné notre avis sur la nature de la
maladie qui provoqua la mort de la reine Marie-
Thérèse. Si nous citons une opinion très différente
de la nôtre, ce n'est pas pour nous donner l'occasion
de la discuter ou de la réfuter, celui qui l'a émise
n'ayant ni qualité ni autorité, mais pour ne rien
omettre de ce qui touche à notre sujet.

« Marie-Thérèse, écrit un historiographe des châteaux royaux (2), portait déjà dans son sein le germe
de la maladie dont elle mourut quelques mois après
un voyage fait à Compiègne. Les fastueuses infidé-
lités du roi retentissaient sans cesse à ses oreilles,
ou venaient importuner ses yeux ; mais douée d'une
patience angélique, elle pardonnait tout à un époux
qu'elle adorait. Cependant le secret sentiment de sa
position secondaire dans le cœur du roi, l'humilia-
tion de ne jamais recevoir que de froids égards en
échange d'une vive tendresse, les jalouses sollicitudes
qu'une femme ne peut pas dévorer, la contrainte

(1) Cf. les *Mémoires de Mlle de Montpensier.*
(2) Vatout, *Hist. du château de Compiègne,* cité par H. Duclos.
Mlle de la Vallière et Marie-Thérèse d'Autriche, t. II, p. 485.

qu'elle met à les cacher *avaient fini par porter at-teinte à la santé de la reine.* »

Certes, le chagrin prolongé n'est pas sans influence sur l'état général, nous l'avons maintes fois répété. Mais tout le monde ne s'accorde-t-il pas à dire que Marie-Thérèse avait l'aspect d'une femme tout à fait bien portante, quand survinrent les premiers symptômes du mal auquel elle devait succomber en pleine vigueur, en pleine maturité d'âge ? L'hypothèse est donc plus ingénieuse que véridique.

Quant à nous vouloir convaincre de la jalousie de Marie-Thérèse, c'est peine perdue : il faudrait ne pas connaître les liens d'amitié (1) qui rapprochaient alors les reines de la main droite de celles de la main gauche, s'unissant dans leur amour pour l'objet commun de leur culte.

(1) H. DUCLOS, *op. cit.*, ch. II.

LOUIS XIV

Mort, le 1ᵉʳ septembre 1715, de *gangrène sénile*.

On possède tant de récits de la mort de Louis XIV (1)
que ce serait tâche fastidieuse de les grouper, pour
n'arriver à donner qu'une version sans couleur et qui

(1) V., outre DANGEAU et SAINT-SIMON, *Journal historique de
la dernière maladie, etc., de Louis XIV*, par LE FÈVRE de FON-
TENAY, Paris, 1715 (*Mém. de Trévoux*, oct. 1715, p. 1863, et mars
1716, p. 494) ; *Journal des règnes de Louis XIV et de Louis XV*, par
P. NARBONNE (éd. J. A. Le Roi, Versailles, 1866) ; *Journal de la
Régence*, par JEAN BUVAT, t. I ; *Curiosités historiques sur
Louis XIII, Louis XIV, Louis XV*, par J.-A. LE ROI, Paris, 1864 ;
LA PLACE, *Pièces intéressantes*, t. III, pp. 67-76 ; DUSSIEUX, *le
Château de Versailles*, t. I ; *Archives curieuses de l'Hist. de France*,
par CIMBER et DANJOU, 2ᵉ série, t. XII ; P.-L. JACOB, *Curiosités
de l'Hist. de France*, t. I ; *la Mort de Louis XIV*, *Journal des
Antoine*, avec introduction de E. DRUMONT, Paris, 1880, dont
une analyse et de nombreux extraits avaient été donnés par
M. JULIEN TRAVERS, secrétaire de l'Académie impériale des
sciences, arts et belles-lettres de Caen ; CORLIEU, *la Mort des
rois de France* ; *Chronique médicale*, 15 oct. 1897, pp. 662-4, et
le dernier en date, *Georges Mareschal, seigneur de Bièvre, chirurgien et confident de Louis XIV*, par le comte Gabriel MARESCHAL
de BIÈVRE (Paris, 1906), ch. XVIII.

n'aurait pas même le mérite de la nouveauté. Nous nous bornerons à rédiger une sorte de bulletin de la dernière maladie, aussi bref que possible, mais suffisant pour formuler une opinion sur la nature de l'affection à laquelle succomba le grand Roi.

A cet effet, nous allons suivre pas à pas, en l'abrégeant, une des versions les plus ignorées (1), une de celles qui nous ont paru offrir les caractères de la plus complète authenticité.

Il y avait plus de deux mois que la santé du roi commençait s'affaiblir, mais on ne date le commencement de sa maladie que du mercredi 14 d'août, parce que la veille, il donna audience de congé à l'ambassadeur de Perse et se tint debout pendant toute l'audience (2).

Dès le samedi 10 août qu'il revint de Marly (3), il était si

(1) Cette version est extraite du *Nouveau Choix de pièces tirées des anciens Mercures et d'autres journaux*, par M. MARMONTEL, t. XXXII, p. 5.

(2) Le 13, Mme de Maintenon, écrivant à l'archevêque de Rouen, lui annonçait, tout à fait incidemment, que le roi s'était plaint d'une douleur « assez médiocre » à la jambe et qui ne se faisait sentir qu'en marchant ou en remuant : une sorte de « goutte-crampe »; mais l'état général, ajoutait-elle, est bon, et Mme de Maintenon ne laisse percer aucune inquiétude (cf. *le Cabinet secret de l'histoire*, 2e série, ancienne édition, 1897, ps. 37-38. Ce document n'ayant pas été reproduit dans la nouvelle édition de l'ouvrage précité, nous le publions aux *Pièces justificatives*, note A.

(3) Bien que très fatigué, le roi était allé courre le cerf à Marly, comme à son ordinaire.

faible et si abattu qu'il eut peine le soir d'aller de son cabinet à son prie-Dieu ; et le lundi, qu'il prit médecine et voulut souper à son grand couvert, à dix heures, suivant sa coutume, et ne se coucher qu'à minuit, il parut si prodigieusement changé que sa faiblesse et sa maigreur effrayèrent tous ceux qui le virent.

Le samedi 24 août, qui était le onzième jour de la maladie du Roi, Sa Majesté soupant en public dans sa chambre à coucher, comme elle avait fait depuis le mardi 13 du même mois, se trouva plus mal.

Le jour de Saint-Louis, jour de la fête du Roi, les tambours allèrent lui donner des aubades à l'ordinaire ; il les fit avancer sous son balcon pour les entendre mieux, parce que son lit en était trop éloigné, et les vingt-quatre violons et les hautbois jouèrent pendant son dîner dans son antichambre, dont il fit ouvrir la porte pour les entendre.

La petite musique, qu'il avait coutume depuis quelque temps d'entendre le soir chez Mme de Maintenon et depuis très peu de jours dans sa chambre, se tint prête à y entrer vers les sept heures du soir ; mais il s'endormit et se réveilla avec un pouls fort mauvais et une absence d'esprit qui effraya les médecins.

Le roi se plaignit les jours suivants d'une douleur à la jambe gauche, qui était très enflée.

Le 26, sur les dix heures, on pansa la jambe du Roi, dans laquelle on donna plusieurs coups de lancette ; on y fit des incisions jusqu'à l'os ; et on trouva que la gangrène gagnait jusque-là.

Le mardi 27, l'état du Roi fut toute la journée presque semblable à celui de la veille ; cependant Sa Majesté s'affaiblissait de plus en plus ; elle eut même quelques moments de convulsions et quelques légères absences d'esprit, mais la gangrène ne fit aucun progrès et quand on la pansa, le soir à dix heures, on la trouva comme la veille, au-dessous de la marque que l'habitude qu'il avait de porter toujours une jarretière sous le genou avait faite autour de la jambe.

La nuit du mardi au mercredi fut semblable aux précédentes; mais sur les sept heures du matin, un moment après qu'il eut envoyé quérir le Père Le Tellier, qui ne faisait que sortir du cabinet où il avait couché, on crut qu'il était à l'extrémité.

Sur les onze heures du matin, il se présenta un Provençal nommé Brun, inconnu à tout le monde, qui venant de Marseille à Paris, et ayant appris sur le chemin l'état du Roi, avait pris la poste et apporté un élixir qu'il prétendait infaillible contre la gangrène. On le fit parler aux médecins et, après qu'il leur dit de quoi sa drogue était composée, on en fit prendre à midi dix gouttes au Roi, dans trois cuillerées de vin d'Alicante. Sa Majesté, en prenant ce breuvage qui sentait si mauvais, dit : « Je ne le prends ni dans l'espérance ni dans le désir de guérir; mais je sais que, dans l'état où je suis, je dois obéir aux médecins. »

Cette drogue était un élixir fait avec le corps d'un animal, « de la même manière, à peu près, qu'on fait les gouttes d'Angleterre avec des crânes d'hommes ».

Brun en prit avant qu'on en donnât au Roi, qui une heure après en avoir pris, se sentit un peu plus fort, « effet ordinaire des remèdes fort spiritueux ».

Peu de temps après, Sa Majesté retombait en faiblesse, et on trouva son pouls plus mauvais, ce que fit que, sur les quatre heures, il y eut une si grande dispute entre les médecins et les courtisans, pour savoir si on continuerait ou non à donner ce remède au Roi, que M. le duc d'Orléans fut appelé pour en décider.

Il fit entrer Brun dans la chambre du Roi; il lui fit tâter son pouls; après quoi il fut résolu, puisqu'il n'y avait plus

d'espérance de sauver le Roi, qu'on lui donnerait encore
cet élixir pour le soutenir quelques heures de plus. Il en
prit à huit heures du soir, et sa jambe fut pansée à l'ordinaire. On trouva, comme la veille, que la gangrène n'avait
fait aucun progrès ; mais le pouls fut très mauvais pendant
tout le jour, l'assoupissement assez continuel, et la tête,
par intervalles, fortement embarrassée, en sorte que de la
journée il ne parla presque qu'à son confesseur.

Le jeudi 29, on continua, la nuit du mercredi et tout le
jeudi, à donner au Roi, de huit en huit heures, le remède
de Brun ; on le fit même entrer dans la chambre du Roi,
comme les autres médecins toutes les fois que Sa Majesté
le prit.

Il parut le matin que cet élixir spiritueux ranimait le
Roi et lui donnait plus de force qu'il n'en avait eu la
veille.

Enfin, il passait pour si constant que le Roi allait guérir,
qu'on donnait des noms désagréables à ceux qui, avec plus
de raison, disaient que le pouls du Roi étant extrêmement
mauvais, il ne fallait regarder cet élixir que « comme un
peu d'huile qu'on remet dans une lampe qui s'éteint, et qui
s'éteindra entièrement dans quelques moments ».

Ce même jour, Sa Majesté mangea, entre six et sept
heures du soir, deux petits biscuits dans du vin avec assez
d'appétit ; elle prit encore, à huit heures du soir, de l'élixir
de Brun. Sur les dix heures et demie du soir, on leva l'appareil de la jambe pour la panser, et on trouva que la gangrène était dans tout le pied, qu'elle avait gagné le genou
et que la cuisse était enflée.

Le vendredi 30, le Roi fut toute la journée dans un assoupissement presque continuel et n'eut presque plus de
connaissance.

Le soir, on leva l'appareil à l'heure ordinaire : on trouva

la jambe aussi pourrie que s'il y avait eu six mois qu'il fût mort, et l'enflure de la gangrène au genou et dans toute la cuisse.

Le dimanche 1er septembre (1), le roi mourut à huit heures et un quart du matin, âgé de soixante-dix-sept ans moins cinq jours. Il rendit l'âme sans aucun effort, comme une bougie qui s'éteint. Il avait passé la nuit sans connaissance.

Le jour même de la mort de Louis XIV, la Faculté de médecine reçut la lettre suivante :

(1) Milord Stairs, ambassadeur d'Angleterre à Paris, avait parié que le roi ne passerait pas le mois de septembre. *La Galerie de l'ancienne Cour* confirme le fait par deux fois (t. I, p. 118 ; t. III, p. 192) : « Le comte de Stairs, qui avoit parié... etc., et qui, peut-être, avoit des ordres de sa cour pour l'informer de la situation actuelle de Sa Majesté, osa, pour s'en assurer lever un des coins de la nappe et mettre ainsi les jambes du roi à découvert, etc... » (Le roi cachait à table ses jambes gangrenées). Madame, le voyant dépérir à vue d'œil, annonçait un mois à l'avance la catastrophe prochaine et ajoutait cette phrase caractéristique : « Ne dites à personne, en Angleterre, ce que je vous dis là (15 août 1715). » Mme de Maintenon et son entourage n'étaient pas sans appréhension, mais l'égoïsme de cette petite cour se refusait à pleurer d'avance un malheur qui l'atteignait spécialement. On voit dans Boisjourdain que Mme de Maintenon et Fagon traitèrent de visionnaire, à ce propos, le chirurgien Mareschal qui, étant plus désintéressé, était plus clairvoyant. (Cf. *les Philippiques*, de LAGRANGE-CHANCEL, éd. M. de Lescure, p. 275.)

*A Messieurs, Messieurs les Doyens et Docteurs régens de la
Faculté de médecine de Paris, aux Écoles de Médecine,
rue de la Bûcherie.*

A Versailles, le 1er septembre 1715.

Lorsque le Roy meurt, on est dans l'usage d'appeler le
doyen et un ancien de la Faculté de Médecine pour être présens à l'ouverture de son corps (1). C'est pour cela que j'ai
l'honneur de vous avertir, Messieurs, de vous rendre ici
demain, deuxième de ce mois, à huit heures du matin. M. le
marquis de Beringhem, premier écuyer du Roy, vous fera
donner un carosse, qui se trouvera demain à six heures
du matin à la porte des Écoles de médecine où deux chirurgiens jurés de Paris se rendront pour venir ici avec
vous.

Je suis, Messieurs, votre très humble et obéissant serviteur.

DESGRANGES (2).

Le lendemain, deux chirurgiens-jurés et un carrosse

(1) Quand le roi mourait, on procédait à son autopsie.
Charles IX est le premier roi de France dont le corps fut
ainsi ouvert. Au début, les médecins et les chirurgiens royaux
étaient seuls convoqués pour cette opération. A dater du
règne de Louis XIII, la Faculté, représentée par son doyen
et son ancien, y fut appelée. Aussi, les procès-verbaux d'autopsie figurent-ils dès lors dans les registres de l'École.
(A. FRANKLIN, *les Chirurgiens*, p. 203.)

(2) *Union médicale*, 1862, t. XIV, p. 452. Le même document a
été reproduit récemment dans *the British medical Journal*,
8 juin 1907, p. 1375, d'après l'original conservé à la Faculté.

attelé de six chevaux attendaient devant la porte de
la Faculté. Comme il n'y avait qu'une seule voiture,
le doyen J.-B. Doye (1) et l'un des plus anciens maîtres de médecine, Claude Guérin, consentirent à
laisser les chirurgiens monter avec eux. On arriva
ainsi de compagnie à Versailles, et l'autopsie fut
pratiquée par un chirurgien.

Au retour, le doyen, ayant convoqué la Faculté,
lut le procès-verbal dressé à cette occasion ; puis
il entretint ses collègues des honneurs que l'on venait de rendre au docteur Guérin et à lui. Ils avaient
pris leur part d'un splendide repas, d'où, pour comble
de flatterie, l'on avait eu soin d'exclure les deux
chirurgiens, qui avaient été se repaître dans
quelque cabaret (2) !

Le procès-verbal d'autopsie (3) montra, contrairement aux assertions de Saint-Simon, que la mort de
Louis XIV n'était pas imputable à ses médecins, et
plus spécialement à Fagon (4), que le mémorialiste

(1) Doyen de la Faculté de Paris, en 1714-1715, mort le 15 octobre 1721.

(2) *Commentaria medicinæ Facultatis*, t. XVIII, f° 86, cités par
Alf. Franklin, *les Chirurgiens, loc. cit.*

(3) V. aux *Pièces justificatives* la note B.

(4) Saint-Simon prétend que Fagon persista à traiter le roi
contrairement à son tempérament et à sa manière de vivre.
Nous lui laissons la responsabilité de son raisonnement.
« Tant d'eau et de fruits, écrit l'annaliste, sans être corrigé
par rien de spiritueux, tournèrent son sang en gangrène, à

avait nommément désigné, mais qu'elle était la conséquence d'une *gangrène sénile*, ou diabétique :
nous penchons plutôt vers la première hypothèse,
les symptômes du diabète n'ayant pas été nettement constatés. Il convient, cependant, de dire que
l'hypothèse de *gangrène diabétique* n'est pas insou-
tenable : le roi était un grand mangeur, surtout dans
les dernières années de sa vie (1) ; or, la *polyphagie*
ou exagération de la faim, est notée dans les traités
de pathologie comme un signe révélateur de la glyco-
surie. Les diabétiques ont de la *gingivite* : le grand
roi présenta le même symptôme. « Il se forma, écrit
le docteur Helme, au niveau du collet de ses dents,
des dépôts de tartre. Ces dépôts occasionnèrent de

force d'en diminuer les esprits, et de l'appauvrir par ces sueurs
forcées des nuits et furent cause de sa mort, comme on le
reconnut à l'ouverture de son corps. Les parties s'en trouvèrent toutes si belles et si saines, qu'il y eut lieu de juger
qu'il aurait passé le siècle de sa vie. Son estomac surtout
étonna et ses boyaux par leur volume et leur étendue au
double de l'ordinaire, d'où lui vint d'être si grand mangeur
et si égal. On ne songea aux remèdes que quand il n'en fut
plus temps, parce que Fagon ne voulut jamais le croire malade... » Saint-Simon, t. XIII, pp. 312 et suiv. Mme (la princesse
Palatine) traite Fagon de « vieux coquin », de « mauvais
drôle, plus attaché à la guenipe (Mme de Maintenon) qu'au
roi. » *Correspondance complète de Madame*, par G. Brunet, 1855,
t. II, p. 169. Fagon y perdit, du reste, sa place de premier
médecin et obtint la faveur de se retirer au Jardin Royal (Jardin des Plantes).

(1) V. les *Mémoires de Saint-Simon*, etc.

la gingivite et Louis XIV perdit ses dents de bonne heure (1). » Enfin, il eut des troubles dyspeptiques, des vertiges, etc. ; mais ces symptômes, étant communs au diabète et à d'autres affections, ont, par suite, moins de valeur.

La *gangrène diabétique* peut, d'ailleurs, être une gangrène primitive, sans signes précurseurs. Elle atteint surtout les membres inférieurs (2). Elle débute de préférence par les orteils ; mais des plaques gangréneuses peuvent également apparaître en d'autres points du corps (3). On verra, par la lecture du rapport des médecins que, chez le roi, la gangrène avait envahi « tout le côté gauche, depuis l'extrémité du pied jusqu'au sommet de la tête ». Le côté droit était également « gangréné en plusieurs endroits », ainsi que « tous les muscles de la gorge ».

Mais il manquera toujours la sanction de l'analyse chimique, l'essai des urines n'ayant pas été fait et ne pouvant pas l'être, en un temps où l'on ne savait pas le pratiquer. C'est pourquoi nous nous en tenons au diagnostic formulé plus haut, celui de *gangrène sénile*.

Les entrailles du roi furent portées sans aucune cérémonie à Notre-Dame par deux aumôniers du roi,

---

(1) Cf. la *Chronique médicale*, 1897, p. 279.
(2) PETER, *Leçons de clinique médicale*, t. II, p. 769.
(3) DIEULAFOY, *Manuel de pathologie interne*, 1884, t. II, p. 574.

dans un de ses carrosses (1). Quant au cœur, on le remit au supérieur des Jésuites de la rue Saint-Antoine, où se trouvait déjà celui de Louis XIII. Le roi en avait exprimé la volonté avant de mourir (2).

Le 9 septembre, ce qui restait du corps du Grand Roi fut conduit à Saint-Denis. L'affluence fut prodigieuse dans la plaine. On y vendit toutes sortes de mets et de rafraîchissements. On voyait de toutes parts le peuple danser, chanter, boire, se livrer à une joie scandaleuse. On dit même que des injures furent lancées contre cette dépouille mortelle, qui n'était plus à redouter, maintenant qu'elle était clouée entre quatre planches de sapin.

La lâcheté humaine est de tous les temps !

(1) Saint-Simon, *Mémoires*, t..XII, éd. Chéruel, p. 131.
(2) *Journal de Mathieu Marais*, éd. M. de Lescure, p. 187.

PIÈCES JUSTIFICATIVES

A

La lettre, inédite, que nous publions ci-après et que nous devons à l'obligeance d'un des amateurs parisiens les plus éclairés, M. Paul Dablin, nous renseigne sur la santé du roi à cette date, c'est-à-dire vingt jours avant la mort du souverain. Elle fut écrite par Mme de Maintenon à l'archevêque de Rouen.

A Saint-Cyr, le 13 août 1715.

Le Roy s'est plaint depuis que nous sommes revenus de Marly d'une douleur à la jambe gauche qui est assez médiocre et qui ne se fait sentir qu'en marchant ou en remuant : c'est une manière de goutte crampe il a paru abattu et dégoûté, le poulx est très bon l'appétit est revenu il veut garder le lit aujourd'hui pour voir si la chaleur diminuera cette douleur il a passé ces jours-là dans ma chambre s'y amusant à son ordinaire et le visage très bon il est chagrin et avec grande raison de cette affaire de l'Église. MM. du Parlement refusent cette déclaration, M. Joli Fleury ne veut point porter la parole, le Roy veut y aller lui-même et rien n'y met un obstacle, le parti est d'une insolence étonnante on fait des mena-

ces à M. le cardinal de Rohan on dit que c'est lui
avec l'autre cardinal de Bissy qui tuent le Roy pendant que M. le cardinal de Noailles fait son chagrin.
On dit que ce dernier a retranché sa maison et n'a
plus que deux domestiques c'est une chose qu'il faut
avérer avant d'en parler je ne suis point surprise
Monsieur des contradictions et persécutions que vous
souffrez puisqu'elles viennent jusqu'au Roy inquiet
de mon estat au milieu de tant de malheurs que j'ai
attirés en voulant M. l'archevêque de Paris ou il est,
priés pour nous je ne doute point que vous ne le
fassiez.

M. l'évêque de Chartres doit venir ici vers le 19
ou 20 de ce mois pour une procession.

B

PROCÈS-VERBAL DE L'AUTOPSIE DE LOUIS XIV (1)

Aujourd'huy, deuxiesme septembre de l'année 1715,
nous nous sommes assemblés à 9 heures du matin,
dans le château de Versailles, pour y faire l'ouverture
du corps du Roy, où nous avons trouvé ce qui suit :

A l'extérieur, tout le côté gauche nous parut gan-

(1) *Commentaria medicinæ Facultatis*, t. XVIII. Publié pour la
première fois, à notre connaissance, par Chereau (*Union médicale*, 1862), plus tard, par Corlieu, puis par Franklin.

gréné, depuis l'extrémité du pied jusqu'au sommet de la tête. L'épiderme s'enlevoit généralement par tout le corps des deux côtés. Le côté droit étoit gangréné, en plusieurs endroits, mais beaucoup moins que le gauche, et le ventre paroissait extrêmement bouffi.

A l'ouverture du bas-ventre, les intestins se sont trouvés altérés avec quelques marques d'inflammation ; principalement ceux qui estoient situés du côté gauche, et les gros intestins, prodigieusement dilatés.

Les reins étoient assés dans leur état naturel. On a trouvé seulement dans le gauche une petite pierre de pareille grosseur à celle qu'il a rendue par les urines plusieurs fois pendant la vie, sans aucun signe seulement de douleur.

Le foie, la rate, l'estomac, la vessie, étoient absolument sains et dans leur état naturel tant au dedans qu'au dehors.

A l'ouverture de la poitrine, nous avons trouvé les poumons sains, aussi bien que le cœur dont les extrémités des vaisseaux et quelques valvules étoient osseuses ; mais tous les muscles de la gorge étoient gangrénés.

A l'ouverture de la tête, toute la dure-mère s'est trouvée en adhérence au crâne, et la pie-mère avoit deux ou trois taches purulentes le long de la faux. Au reste le cerveau étoit dans l'état naturel, tant au dedans qu'au dehors.

La cuisse gauche, dans l'intérieur, s'est trouvée gangrénée, aussi bien que les muscles du bas-ventre et cette gangrène montoit jusqu'à la gorge.

Le sang et la lymphe étoient dans une entière dissolution, universellement dans les vaisseaux.

PHILIPPE D'ORLÉANS, FRÈRE DE LOUIS XIV

Mort d'*apoplexie*, en 1701.

Louis XIV avait été précédé de quelques années
dans la tombe par son frère, *Philippe*, duc d'Orléans,
qui avait succombé subitement, en 1701, âgé de 61 ans,
à une attaque d'apoplexie.

Voici le récit de la mort de Philippe d'Orléans,
d'après un chirurgien contemporain (1) :

M. le duc d'Orléans, frère unique du Roy, estant à sa
belle maison de Saint-Cloud, sur la fin d'un souper qu'il
donnoit à plusieurs personnes de la première qualité, fut
frappé d'un coup de sang qui lui remplit la teste, ce qui fit
à l'instant manquer la parole et toutes les autres fonctions
animales qui dépendent du cerveau ; on courut aux remèdes,
on le saigna deux fois, on lui donna l'émétique, et l'on lui
fit tout ce que l'on crut capable de le soulager. Le Roy estant
averti de ce malheur, y alla, et fut témoin des remèdes que
les plus habiles médecins de la Cour lui ordonnèrent. Mon-

(1) Dionis, *Dissertation sur la mort subite*, pp. 19-20.

sieur estant mort la nuit même, on l'ouvrit au bout de vingt-quatre heures, on lui trouva du sang épanché dans les ventricules du cerveau, autant qu'ils en pouvaient contenir, et toutes les autres parties du corps très saines, et qui permettoient une vie de plus longue durée.

Monseigneur mangeait beaucoup, et ne faisait aucun exercice, et soit qu'il appréhendait la saignée, ou soit que son premier médecin ne le lui ordonnoit pas, il ne se faisait point saigner, ce qui fit que regorgeant de sang, il s'en fit un épanchement dans la teste qui le tua en peu temps.

Monsieur était, comme son frère, un gros mangeur qui ne se livrait à aucun exercice et qui, de l'avis des médecins du temps, et ils n'étaient pas, après tout, si malavisés, ne recourait pas assez souvent à la « bienfaisante » saignée.

LE DUC D'ORLÉANS, RÉGENT DE FRANCE

Mort d'*apoplexie cérébrale*, le 2 décembre 1723.

La même fin était réservée à cet autre duc d'Orléans, fils du précédent, connu dans l'histoire, qui l'a
peut-être trop sévèrement jugé, sous le nom du
Régent.

Le 2 décembre 1723, le duc d'Orléans terminait
sa vie en compagnie de la duchesse de Falari, sa dernière maîtresse.

Il me semble encore le voir arriver, dit le marquis d'Argenson, la veille de sa mort, de *l'Étoile*, petite maison que
Mme la duchesse d'Orléans s'était accommodée dans le grand
parc de Versailles au milieu des bois. Il faisait un vilain
temps ; le Régent avait un commencement de rhume qui lui
causa le catarrhe suffocant dont il fut étouffé ; il avait un
gros surtout rouge et toussait beaucoup ; le col court, les
yeux chargés et tout le visage bouffi ; l'activité de l'esprit
paraissait même se ressentir de l'embarras des organes cor-
porels, *il cherchait ce qu'il voulait dire*. Il me donna ses
ordres, m'ordonna de partir dès la nuit suivante, et je m'en-

tretins une demi-heure avec lui, puis il me souhaita bon voyage ; le lendemain à pareille heure il décéda.

Quelques heures avant sa mort, Saint-Simon était venu lui parler d'affaires.

Nangis, dit-il, m'avait succédé chez M. le duc d'Orléans et expédié en bref ; il le fut par Mme Falari, aventurière fort jolie, qui avait épousé un aventurier, frère de la duchesse de Béthune. C'étoit une des maîtresses de ce malheureux prince. Son sac étoit fait pour aller travailler chez le Roi, et il causa près d'une bonne heure avec elle en attendant celle du Roi. Comme elle étoit tout proche, assis près d'elle, chacun dans un fauteuil, il se laissa tomber de côté sur elle, et oncques depuis n'eut pas le moindre rayon de connoissance, pas la plus légère apparence (1).

La Falari, effrayée au point qu'on peut imaginer, cria au secours de toute sa force, et redoubla ses cris (2).

Voyant que personne ne répondoit, elle appuya comme elle put ce pauvre prince sur les deux bras contigus des deux fauteuils, courut dans le grand cabinet, dans la chambre, dans les antichambres sans trouver qui que ce soit, enfin, dans la cour et dans la Galerie Basse. C'était l'heure du travail du Roi, que les gens de M. le duc d'Orléans étoient sûrs que personne ne venoit chez lui, et qu'il n'avoit que

(1) Jeudi 2 décembre 1723 : le duc d'Orléans est tombé en apoplexie sur les 7 heures et demie, sans proférer aucune parole (*Journal de Mathieu Marais*, t. III).

(2) « Quand il est tombé malade il étoit avec Mme de Fallari son ancienne maîtresse. Elle a crié, appelé ; à peine a-t-on pu trouver un chirurgien pour le saigner. Il a été saigné. On dit que Mme de Sabran a dit insolemment : « Il ne faut pas le saigner, il sort de dessus sa gueuse. » *Journal de Mathieu Marais, loc. cit.*

faire d'eux parce qu'il montoit seul chez le Roi par le petit
escalier de son caveau, c'est-à-dire de sa garde-robe, qui
donnoit dans la dernière antichambre du Roi, où celui qui
portoit son sac l'attendoit, et s'étoit à l'ordinaire rendu par
le grand escalier et par la salle des gardes. Enfin, la Falari amena du monde, mais point de secours qu'elle envoya
chercher par qui elle trouva sous sa main. Le hasard, ou
pour mieux dire la Providence, avait arrangé ce funeste événement à une heure où chacun étoit d'ordinaire allé à ses
affaires ou en visite, de sorte qu'il s'écoula une bonne demi-
heure avant qu'il vînt ni médecin ni chirurgien, et peu
moins pour avoir des domestiques de M. le duc d'Orléans (1).

Sitôt que les gens du métier l'eurent envisagé, ils le jugè-
rent sans espérance. On l'étendit à la hâte sur le parquet, on
l'y soigna, il ne donna pas le moindre signe de vie pour tout
ce qu'on put lui faire. En un instant que les premiers furent
avertis, chacun de toute espèce accourut; le grand et le
petit cabinet étaient pleins de monde. En moins de deux
heures tout fut fini, et peu à peu la solitude y fut aussi grande
qu'avoit été la foule. Dès que le secours fut arrivé, la Falari
se sauva et gagna Paris au plus vite (2).

(1) « La duchesse cria aussitôt au secours, mais aucun de ses
officiers ni de ses valets ne se trouva dans ce moment à portée
de le secourir. Ce prince, ordinairement environné de tous les
grands du royaume, d'un grand nombre de favoris, et d'une
maison considérable, se trouva privé de tous secours humains.
Le château qui regorge de médecins et de chirurgiens, lorsqu'on n'en a que faire, n'en avait alors aucun dans son intérieur.
On fut obligé d'envoyer dans la ville, et lorsque les secours
arrivèrent, il n'était plus temps, le prince était mort. » *Journal
de Narbonne*, édit. Le Roi, p. 77.

(2) V. la suite dans la *Chronique médicale*, 1899, p. 29.

Le récit de Saint-Simon est trop explicite pour qu'on songe à y ajouter. Nous retiendrons seulement ce détail de la version du marquis d'Argenson que, la veille de sa mort, le duc avait eu une première attaque, puisqu'il avait de la peine à s'exprimer, qu'il cherchait ses mots. Le lendemain, l'épanchement cérébral fut plus considérable et l'apoplexie survint.

D'après une relation manuscrite qui a été en notre possession, le duc commença à se trouver mal à 6 heures trois quarts et mourut à 7 heures et un quart.

On le porta, du lit de repos où il était mort, sur son lit habituel, jusqu'au lendemain matin à 6 heures et demie « que l'on le mit dans un de ses carosses... pour le transférer à Saint-Cloud ». Il resta exposé sur un lit de parade jusqu'au lendemain à 8 heures du matin, où arrivèrent les médecins.

L'ouverture du corps fut pratiquée par Chirac, assisté du chirurgien du Régent et de Lapeyronie, chirurgien du roi. L'apothicaire procéda à l'embaumement.

Le jeudi 16 décembre, le corps du duc d'Orléans traversa Paris, en pompe funèbre. Le cortège se mit en marche sur les 6 heures du soir, « passant par le Point du Jour, le cours, la Porte Honoré, la rue Saint-Honoré, celle de la Féronerie, la rue Saint-Denis et la Porte Saint-Denis (1) ».

(1) Relation manuscrite.

« Il y avait, dit un chroniqueur du temps (1), une foule de peuple et on n'a jamais entendu dire tant de sottises.

Son cœur, quelques jours auparavant, avoit été porté au Val-de-Grâce ; on demanda à un laquais s'il avoit vu passer le cœur : « Non, dit-il, mais j'ai vu passer son âme par la rue d'Enfer. » Le mot était cinglant : il était l'écho de l'opinion publique.

Le duc d'Orléans avait été l'objet des imputations les plus graves et, nous pouvons le déclarer, les plus calomnieuses (2).

En moins d'un an, le Grand Dauphin, le duc de Bourgogne, le duc de Bretagne, trois générations de princes désignés pour le trône, furent enlevés par des morts qui parurent mystérieuses aux contemporains, tant elles furent promptes.

Is fecit cui prodest... Ces morts rapprochaient du trône Philippe d'Orléans ; de là à nommer le coupable, il n'y avait pas loin.

Ces morts précipitées, écrit LA BEAUMELLE, donnèrent lieu aux soupçons les plus étranges, qu'il est inutile de dissimuler, puisqu'ils sont imprimés partout. Elles furent attribuées au poison et on en nomma publiquement l'auteur.

Le duc d'Orléans avait évidemment commis des crimes dont il devoit seul recueillir le fruit. Son libertinage, son irréligion, son ambition étoient des preuves décisives.

(1) *Journal de Mathieu Marais, loc. cit.*

(2) V. *Poisons et Sortilèges,* par les docteurs CABANÈS et L. NASS, t. II, pp. 242 et suiv.

Ces faits étoient sans vérité comme sans vraisemblance, mais la nation la plus douce dans ses mœurs est la plus cruelle dans ses soupçons (1)...

Les crimes mis à la charge du duc d'Orléans ne reposaient, en effet, sur aucun fondement ; les morts qu'on lui imputait étaient survenues très naturellement.

(1) *Les Philippiques*, de LAGRANGE-CHANCEL, éd. M. de Lescure, pp. 260 et suiv.

LA DESCENDANCE DE LOUIS XIV

Le *Grand Dauphin* avait succombé, le 14 avril 1711
à une fièvre éruptive (1), âgé de 50 ans moins quelques mois : il était né le 1er novembre 1661.

Le Grand Dauphin avait épousé (2), le 7 mars 1680,
Marie-Anne-Christine-Victoire de Bavière, qui mourut après dix ans de mariage, non des suites de sa
dernière couche, mais plutôt, croyons-nous, d'une
phtisie pulmonaire.

A la naissance du duc de Berry, elle avait été
en très grand danger ; depuis, sa santé ne s'était

(1) Selon Jacoby (*op. cit.*, p. 404), il mourut de la *petite vérole*.
C'est l'hypothèse qui nous paraît la plus acceptable (cf. *Poisons
et Sortilèges*, II, 260). Le Grand Dauphin avait eu une attaque
d'apoplexie à trente-neuf ans.

(2) On prétend que, devenu veuf, le Grand Dauphin aurait
épousé secrètement une des dames de la princesse de Conti,
Mlle Choin, dont il n'eut pas d'enfants. (Cf., dans *l'Intermédiaire*, 26 octobre 1891, une très intéressante étude signée E. B.,
Ernest Brébion.

jamais bien remise (1). Elle ne fit plus guère que languir (2).

On était généralement persuadé, et la dauphine le croyait elle-même, que son accoucheur, Clément, l'avait blessée à ses dernières couches. La naissance du duc de Berry aurait été fatale à sa mère.

Fléchier, du haut de la chaire, faisait allusion à ce bruit public, quand il disait, dans l'oraison funèbre de la dauphine : « Elle voulut bénir les jeunes princes, ses enfants, celui-là même qu'elle croyait être l'enfant de sa douleur (3). »

Cependant l'autopsie aurait démontré qu'il fallait attribuer sa mort à d'autres causes : on trouva que le siège de la maladie était surtout dans le poumon (4).

(1) Princesse de beaucoup d'esprit, mais laide, timide, toujours malade et peu faite pour contrecarrer la toute-puissante Mme de Maintenon. Dangeau raconte qu'elle vivait très retirée avec sa favorite, Mme Bezzola, « une femme de chambre allemande qui, elle-même, avoit souvent la fièvre et poussoit sa maîtresse à se cacher dans ses cabinets ». Louis XIV, qui mesurait à sa propre santé celle des autres, lui sut mauvais gré de se mal porter, et il lui fallut mourir pour qu'on crût à ses maladies. (*Les Femmes bibliophiles de France*, par QUENTIN-BAUCHART, t. II, p. 415.)

(2) *Histoire de l'éducation des princes dans la maison des Bourbons de France*, par H. DRUON, t. II, p. 5, auquel nous empruntons les détails qui suivent.

(3) Le 20 avril 1690, se sentant beaucoup plus mal, elle fit venir ses enfants pour leur donner sa bénédiction ; et embrassant le dernier, elle lui dit : « Je t'aime tendrement, Berry, mais tu me coûtes bien cher. » Le soir même elle mourait.

(4) Cf. Mme DE SÉVIGNÉ, lettre du 26 avril 1690 ; DANGEAU,

De son mariage avec la princesse de Bavière le Grand Dauphin avait eu trois fils :

A. — Le premier, né le 6 août 1682, fut *Louis*, d'abord duc de Bourgogne et plus tard surnommé le second Dauphin.

Saint-Simon dit de lui que, dans son enfance, il avait un vice solitaire. Dans sa jeunesse, il était dur et colère, s'emportant même contre les objets inanimés, « passionné pour toutes sortes de voluptés et pour les femmes et, ce qui est rare à la fois, avec un autre penchant tout aussi fort ».

Il n'aimait pas moins le vin et la bonne chère, le jeu, la chasse avec fureur, la musique avec ravissement.

A vingt ans, il devint affable et doux, mais d'une dévotion outrée, et d'une superstition exagérée, au point de refuser obstinément d'aller à un bal le jour des Rois.

Il était, de plus, « bossu et contrefait au point d'en être boiteux, quoique ses jambes fussent très belles et parfaitement proportionnées. Sa physionomie était désagréable, à cause de la mâchoire inférieure qui emboîtait sur la supérieure (1) ».

Son caractère n'était point facile à manier, lisonsnous ailleurs : ennemi de toute résistance, fougueux, emporté, on dit qu'il allait jusqu'à briser ses pen-

20 avril 1690; *Mémoires du marquis de Sourches*, t. III, pp. 228-9; le *Mercure* d'avril 1690, cités par H. DRUON, *op. cit.*

(1) Cf. JACOBY, *op. cit.*

dules, lorsqu'elles sonnaient l'heure de l'étude ; il lui arrivait même de blasphémer contre la pluie quand elle dérangeait ses promenades.

Il aimait avec ardeur les plaisirs, et se défendait mal contre ses passions. L'auteur de *Télémaque* parvint à triompher de ces défauts par beaucoup de douceur unie à d'innocents artifices. Le duc de Bourgogne devint charitable, aimable, spirituel et brave.

On le maria de bonne heure, le 7 décembre 1697, à Marie-Adélaïde de Savoie, princesse gracieuse, vive, aimable et d'un esprit enjoué (1).

Le second Dauphin suivit son père de près dans la tombe : le 18 février 1712, il succombait, six jours après la duchesse sa femme, Marie-Adélaïde de Savoie, âgée de 12 ans (2) quand il l'avait épousée.

(1) Vatout, *le Château de Compiègne*, pp. 426-7.

(2) Les mariages précoces n'étaient pas exceptionnels au temps jadis. Nous ajouterons aux exemples historiques déjà connus les suivants, que nous empruntons au docteur Fois- sac (*la Longévité humaine*, p. 493) :

« Louis XI obtint de l'évêque de Tours la permission d'habiter avant l'âge de quatorze ans avec Marguerite d'Écosse, qui n'en avait pas encore douze : elle avait été mariée au Dauphin dès l'âge de quatre ans. Quelle fut l'influence de cet épuisement des forces naissantes sur le caractère dissimulé et cruel de ce prince, qui mourut consumé d'ennuis, de remords et de terreurs, à l'âge de cinquante et un ans ? Jeune, il n'eut pas d'enfant ; c'est à l'âge de trente-neuf ans seulement qu'il eut Anne de Beaujeu, et à celui de quarante-sept ans que naquit Charles VIII. » Suivant Prideaux (Humphrey), Mahomet épousa Cadisja à cinq ans et l'admit dans son lit à huit... », etc., etc.

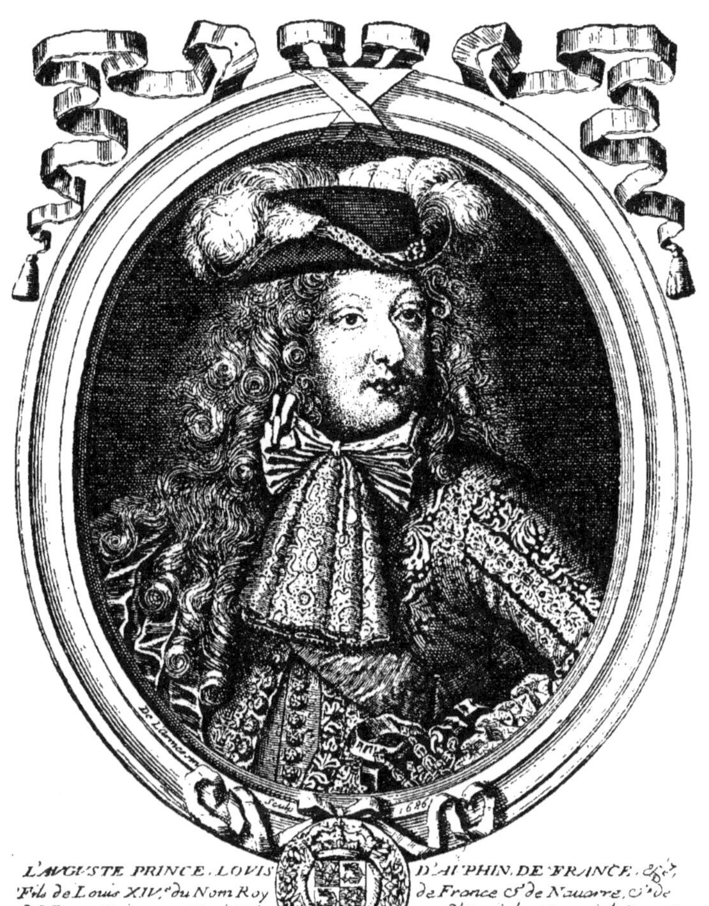

LE GRAND DAUPHIN.

Ces deux morts survenant coup sur coup, alors que le souvenir de la fin brusque du Grand Dauphin n'était pas encore effacé, causèrent la plus vive émotion et de sombres rumeurs circulèrent à ce propos.

A nouveau coururent des bruits d'empoisonnement et les accusations contre le duc d'Orléans se précisèrent avec une implacable rigueur.

Cette fois encore l'opinion s'égarait : le dauphin, de même que la dauphine, étaient les victimes d'une sorte de *rougeole* épidémique, peut-être d'une fièvre pernicieuse à forme pétéchiale (1), en tout cas d'une fièvre infectieuse, éruptive, à marche rapide, qui avait donné le change pour un empoisonnement aigu.

Deux des enfants du second Dauphin, sur trois (le troisième fut Louis XV, qui ne survécut que grâce à des soins et des précautions de tous les instants), eurent une fin brusque.

Le premier, dont l'histoire n'a pas conservé le nom, n'avait pas encore dix mois quand la mort le prit (2).

Le second, *Louis*, duc de Bretagne, mourut, âgé de 5 ans (3), de la rougeole et, par surcroît, de neuf médecins (4).

---

(1) Telle est l'opinion, que nous partageons, du docteur Corlieu, *op. cit.*, 2ᵉ éd., p. 337.

(2) Né le 25 juin 1704, mort le 11 mars 1705.

(3) Né le 8 janvier 1707, mort le 8 mars 1712.

(4) Le jeune duc d'Anjou, le futur Louis XV, faillit être, lui

B. — Le second fils du Grand Dauphin, *Philippe*, duc d'Anjou, fut appelé à la couronne d'Espagne, le 2 octobre 1700, et devint Philippe V.

C. — La Dauphine accoucha, à Versailles, le 31 août 1686, d'un troisième prince, qui reçut du roi le nom de duc de Berry.

Charles, duc de Berry, fut marié, le 6 juillet 1710, à Marie-Louise-Elisabeth d'Orléans, fille de Philippe d'Orléans, qui fut depuis régent.

Il naquit de ce mariage deux enfants, qui vécurent très peu de temps.

Un jour que ce prince était à la chasse, écrit Narbonne (1), il eut le malheur, en tirant sur un lièvre, d'envoyer un grain de plomb dans l'œil de M. le duc de Bourbon et de le lui crever.

Étant encore à la chasse, en 1714, dans la forêt de Màrly, il tomba de cheval, et cacha cette chute au Roi pour ne pas l'alarmer.

Quelque temps après, le 1ᵉʳ mai, il ressentit quelques douleurs, dont il se plaignit. Mais comme ce prince mangeait beaucoup, et que souvent après le souper du Roi, il faisait des parties secrètes avec la princesse sa femme, le duc d'Orléans, son beau-père, et la demoiselle Devienne, fille pu-

aussi, la victime de ces ignares : ils avaient prescrit une saignée à l'enfant, atteint de rougeole, et ce fut sa gouvernante Mme de Ventadour, qui, en s'opposant à ce qu'on la pratiquât, sauva le petit être d'une mort certaine.

(1) *Journal de Narbonne,* éd. cit., pp. 23-4.

blique, que le Roi fit exiler plus tard, les médecins appelés attribuèrent son mal à une indigestion.

Ils le firent saigner, lui donnèrent de l'émétique, sans connaître la véritable cause de sa maladie, et le prince succomba, à Marly, trois jours après, à l'âge de vingt-huit ans (1).

On fit l'épitaphe suivante contre les médecins :

> Cy-gisent les nobles mânes
> De Charles, duc de Berry.
> Par le cheval a-t-il péri ?
> Non ! c'est par quatre ânes.

C'est qu'en effet, il est inconcevable combien de princes et de princesses périssent par l'ignorance de leurs médecins.

Plaidons, pour cette fois, les circonstances atténuantes ; les médecins étaient dans une certaine mesure excusables.

Le duc de Berry avait, en effet, tenu cachées les circonstances de l'accident dont il fut la victime. Dans sa chute, le creux de l'estomac avait violemment porté contre le pommeau de la selle de son cheval : il en était résulté des hémoptysies, dont les médecins n'avaient pu s'expliquer la cause.

Mais il y avait autre chose : le duc de Berry avait une constitution épuisée par des excès de tout genre. Et si cette explication ne suffit point, qu'on songe encore à la mauvaise santé de tous ces enfants de

(1) Pour les détails, v. aux *Pièces justificatives*.

Louis XIV, à leur constitution affligée d'infirmités
précoces.

Monseigneur était lourd et chargé d'humeurs; le
duc de Bourgogne (1) et le duc de Berry contrefaits,

(1) « Ce prince a été fort droit et de belle taille jusqu'à l'âge
de huit à neuf ans. Dans ce temps-là on commença à s'appercevoir qu'il cherchoit à s'appuyer, et qu'il se penchoit d'un
côté pour se soutenir sur le bras de son fauteuil ; on examina
l'épine, et on trouva qu'elle se courboit du côté doit, prenant la
figure d'un croissant : on reconnut qu'étant d'un tempérament
très délicat, c'étoit la foiblesse de l'épine et de ses ligamens,
qui n'étant pas capables de soutenir la pesanteur des parties du
corps qui sont depuis la ceinture jusqu'au haut, ployoit sous
le faix. On lui fit des petits corsets de baleine pour affermir
l'épine, et un fauteuil commode pour appuyer cette partie de
toute sa longueur. A ce fauteuil il y avoit des cordons qui, passant par dessous les aisselles, supportoient toute la charge du
corps, et soulageoient les vertèbres du poids des parties supé-
rieures. Mais quelque précaution qu'on ait prise, et quelqu'invention qu'on ait mise en usage pendant plusieurs années, on
n'a pas pu éviter que la taille ne se soit gâtée; toutefois le
cœur et les poumons n'en étoient point pressez, ni les fonctions
vitales incommodées, mais la nature, foible sur cet article, avoit
compensé le défaut par mille bonnes qualitez de l'esprit, par
un génie supérieur, par un courage et une sagesse qui ne se
rencontrent point ailleurs. » (DIONIS, *Cours d'opérations de chirurgie*, MDCCXL, p. 468-469.) L'enfant s'était toujours bien porté
quand on s'aperçut qu'il boitait : il avait fait une chute en jouant,
et n'avait pas voulu en parler, pour ne point nuire à celui qui
l'avait fait tomber par imprudence. D'autres ont dit que le
prince avait été poussé un peu violemment par un de ses compagnons de jeu. Quelques-uns ont prétendu que c'est M. de
La-Haye, gentilhomme de la manche, qui, en voulant le placer
sur un grand cheval de carton, l'avait laissé tomber. Le

le duc du Maine boiteux, la duchesse de Bourgogne,
malingre et chétive.

Qu'on relise ce document précieux entre tous, le
Journal de la santé de Louis XIV, qui nous révèle
sans ménagement toutes les tares morbides du Grand
Roi. Qu'on se remémore enfin la réponse un peu bru-
tale, mais terriblement significative, d'un médecin
à Madame. Comme on demandait à celui-ci pourquoi
les enfants de la Reine n'étaient pas sains comme les
enfants le sont ordinairement : « C'est que, répliqua
l'Esculape, le roi n'apporte que la rinçure de ses
verres à la reine. »

Qu'est-il, après cela, besoin d'évoquer les breu-
vages de Locuste ou de Canidie ? La dégénérescence,
voilà l'agent destructeur, l'unique poison qui préci-
pita successivement vers la tombe la descendance
de celui que, seule, l'hérédité morbide devait plier à
ses inexorables lois.

silence qu'il garda sur cet accident eut les plus graves conséquences ; car il est à présumer que des soins donnés à temps
auraient été sans doute efficaces. Il souffrait, et ne l'avoua que
lorsque son état de souffrance fut évident à tous les yeux. Un
abcès intérieur s'était formé à la hanche ; une opération fut
jugée nécessaire ; il la supporta, quoique fort douloureuse,
avec une grande fermeté. Pendant quelque temps on crut à la
guérison prochaine ; lui-même demandait à reprendre ses
études : « J'ai grand'peur d'oublier, disait-il, et grande envie
d'apprendre ». Mais le mal reparut et fit de rapides progrès.

PIÈCES JUSTIFICATIVES

LES DERNIERS JOURS DU DUC DE BERRY

Le récit de la dernière maladie du duc de Berry se trouve, très circonstancié, dans ces deux lettres, que la Palatine adressait à sa tante Sophie, princesse électrice de Hanovre (1).

Marly, 3 mai 1714.

... Nous avons ici notre duc de Berry dangereusement malade. Dans la nuit de dimanche au lundi matin, avant quatre heures, il eut un accès de fièvre avec frissons; il cacha la chose, se leva, s'habilla et voulut aller trouver le médecin du roi; mais le frisson l'ayant repris de nouveau, il ne put plus le cacher, et comme il avait un très violent mal de tête, il dut se mettre au lit. La fièvre a toujours été en augmentant, accompagnée de forts vomissements. D'abord, il rendit une matière toute verte, et ensuite noire comme du charbon. Mais hier, en examinant les matières noires, on s'aperçut que c'était du sang caillé. Il en rendait par le haut et par le bas. Les docteurs étaient très contents et ils croyaient M. le duc de Berry hors de danger, parce qu'ils espéraient arrêter le sang. Nous allâmes tous à Versailles pour nous réjouir avec Mme de Berry de ce que son mari était hors de danger; mais cette nuit, il lui a pris un vomis-

(1. D'après la traduction, par M. Abraham-Auguste Rolland, de l'ouvrage intitulé : *Lettres nouvelles et inédites de la princesse Palatine*. Paris, Hetzel (s. d.).

sement si affreux qu'il ne peut rien garder dans le corps; il
est donc très dangereusement malade, bien qu'il n'ait presque plus de fièvre et que les redoublements aient cessé. On
vient à l'instant même de le saigner pour la cinquième fois;
je suis persuadée que la forte dose d'émétique qu'on lui a
donnée est cause de son mal, car on lui en a fait prendre
neuf grains; cela peut bien avoir rompu une veine. D'autres
disent qu'il y a huit jours, étant à la chasse, il a voulu faire
un effort pour retenir son cheval qui avait fortement butté,
et qu'il s'est rompu une veine; qu'il s'est aussitôt trouvé
mal, mais qu'il a caché cet accident. Vendredi il a eu la diarrhée: il était abattu et sans appétit; dimanche soir il a commencé à vomir. Je sors de sa chambre à l'instant; on vient
de le saigner pour la huitième fois; il est affreusement dé-
fait; il a mangé une pleine assiette de gelée que, sauf votre
respect, il n'a pas rendue. Il a très peu de fièvre, mais ce
sang caillé me fait trembler, et je crains bien que cela ne
tourne mal. Ce serait affreux! Dieu veuille nous assister,
car nous en avons grand besoin !

Marly, le 6 mai 1714.

Je ne prévoyais, hélas ! que trop juste lorsque je vous
disais jeudi dernier que le pauvre duc de Berry n'en revien-
drait pas. Le malheureux prince a expiré, en effet, vendredi
dernier, à 4 heures du matin. Il parlait encore trois quarts
d'heure avant d'expirer, et il est mort avec une grande fermeté.
Il a témoigné jusqu'à la fin une grande considération pour le
roi, son grand-père, car comme on lui demandait s'il ne
voulait pas recevoir le viatique et l'extrème-onction, il répondit : « Ouy, très volontiers ; mais que ce ne soit qu'après
le couché du roy, pour luy espargner ce triste spectacle qui
pourrait le trop toucher. » Cependant, se sentant mal, il dit :

8

« Non, ne recullons rien, je vois que cela presse (1). » Le roi a été lui-même chercher le Saint-Sacrement ; nous assistions tous à cette triste cérémonie qui a duré trois quarts d'heure ; on ne peut rien imaginer de plus navrant ; c'était à vous fendre le cœur. Une heure et demie auparavant, nous avions été, Mme d'Orléans et moi, auprès du pauvre malade. Il croyait être hors de danger et me disait en riant : « Pour asteur (à cette heure), Madame, je crois pouvoir vous dire que je suis sauvé : je n'ay plus de fievre et ne sens plus de mal. » Il cria d'une voix forte : « Donnes une chaisse à Madame et un siège à Mme d'Orléans, caussons-là. » Je répondis : « Non, de parler pouroit vous ramener la fièvre, ne parles pas tant (2). » Tout en causant, il fut pris d'un violent hoquet, et il parlait péniblement, car il ne pouvait presque pas respirer. Mme d'Orléans, qui pensait qu'il était effectivement hors de danger, fut tout étonnée de me voir, en sortant, les larmes aux yeux : « Eh ! mon Dieu, Madame, ne voyes vous pas à la respiration, à la parolle et ce hoquet que ce prince se meurt ? » Elle ne voulut pas le croire, mais elle vit ensuite que je n'avais dit que trop vrai.

Un peu avant sa mort, le pauvre duc de Berry a avoué que c'était lui-même qui en était cause, car le jeudi précédent, c'est-à-dire huit jours auparavant, comme il chassait au bois, dont une petite pluie avait rendu le terrain humide, son cheval glissa des pieds de devant. Il le retint avec force, et le cheval se releva si brusquement que le pommeau de la selle atteignit le duc de Berry entre la poitrine et l'estomac. Il ressentit sur le coup une vive douleur, mais il ne dit rien. Le même soir il fit du sang et défendit à son valet de

(1) En français dans l'orignal.
(2) Toute cette conversation est en français dans l'original, ainsi que les paroles de Madame à la duchesse d'Orléans.

chambre d'en parler. Il pensait avoir la dyssenterie et ne voulut rien en dire de peur qu'on ne lui fit avaler un tas de remèdes. Il espérait que cela se passerait tout seul. Vendredi, il commença à se sentir mal à l'aise, mais il dit que ce n'était qu'un peu de diarrhée, et le samedi il alla à la chasse. Ce même jour, un paysan, qui avait vu le coup que le prince avait reçu, demanda à un des gens du roi : « Comment se porte M. le duc de Berry ? » — « Fort bien, répondit l'autre, car il court le loup aujourd'hui. » — « Si cela est qu'il se porte bien, dit le paysan, il faut que les princes aient les os plus durs que nous autres paissants, car je luy vis recevoir un coup jeudy à la chasse, en relevant son cheval, dont trois paissants en seroit crevé (1). »

S'il eût dit un seul mot de cela, on ne lui aurait pas donné d'émétique; mais il sait lui-même qu'il rend du sang caillé et il prend de l'émétique. Cela prouve bien que quand un malheur doit arriver, tout y concourt. Sa maladie avait toutes les apparences d'une fièvre vénéneuse : saignement du nez, somnolence, vomissements accompagnés d'une fièvre épouvantable qui l'a pris lundi, à quatre heures du matin. Il voulait encore ce jour-là aller à la chasse. M. Fagon, qui est venu me voir tout à l'heure, m'a dit que du moment où le duc de Berry avait rendu ces caillots de sang noir, il n'y avait plus de remède, car il avait déjà la gangrène dans le corps. Mesdames, qui ont vu le pauvre prince huit heures avant sa mort, disent qu'il était si affreusement changé que per-- sonne n'aurait été capable de le reconnaître. Je ne l'ai pas vu, je suis bien assez affligée. On a immédiatement conduit le corps *au thuillerie (sic)* où toutes les cérémonies doivent avoir lieu. Le vendredi même, j'ai été à Versailles trouver la pauvre duchesse de Berry. Elle est bien à plaindre, car

(1) En français dans l'original.

elle a assez d'esprit pour comprendre toute l'étendue de son malheur et de la perte qu'elle vient de faire. Elle m'a fait pleurer à chaudes larmes, car j'ai grandement pitié d'elle. De la femme la plus heureuse du monde elle va devenir la plus malheureuse si elle n'a pas un fils. Elle croit fermement qu'elle n'aura qu'une fille.

Par l'abondance et la précision des détails, ces lettres constituent le document le plus complet qui soit sur les derniers moments du duc de Berry, et nous savons gré à M. le Dr Paul FABRE (de Commentry) de nous les avoir révélées.

LOUIS XV

Mort, le 10 mai 1774, de la *variole*.

L'arrière-petit-fils de Louis XIV avait succédé à son bisaïeul le 1ᵉʳ septembre 1715. Comme il était mineur, n'étant âgé que de cinq ans, il fut assisté d'un conseil de régence.

Il nous semble superflu de rappeler les maladies dont fut affligé Louis XV pendant son existence relativement longue. Outre que ce serait nous répéter sans profit (1), nous ferions besogne vaine, la maladie à laquelle succomba Louis XV ayant été purement accidentelle, et nullement liée à sa constitution ou à son état de santé antérieur.

Nous rappellerons seulement que Louis XV s'était alité le 28 avril 1774 à Versailles ; depuis huit jours au moins, il éprouvait des malaises.

(1) Cf. *le Cabinet secret de l'Histoire*, 1ʳᵉ série, dernier tirage, et la *Chronique médicale*, 1897, pp. 599 et 623.

Le lendemain, vers les dix heures et demie du soir, les médecins, en lui donnant à boire, aperçurent les premières rougeurs sur son corps. C'est alors qu'examinant plus attentivement le malade, ils constatèrent qu'il était atteint de la variole.

L'événement avait de quoi surprendre, le roi ayant été, prétendait-on (1), atteint de cette même maladie en 1728. Ce qui augmentait l'étonnement, c'est que l'inoculation commençait à se répandre et qu'on la regardait comme une mesure de prophylaxie donnant toute sécurité.

Hors la maison de Bourbon, toutes les maisons royales de l'Europe s'étaient mises au-dessus de toute inquiétude par l'inoculation ; aussi ne manquait-

(1) C'est ce que nous avons dit nous-même (cf. *le Cabinet secret*, 1ʳᵉ série) et ce dont nous sommes moins assuré aujourd'hui, après avoir pris connaissance de nouveaux documents. Dans la relation du maréchal duc de Croÿ, nous lisons ce passage, assez significatif pour nous inspirer tout au moins des doutes sur l'existence, chez Louis XV, d'une récidive de la variole : « Il faut encore observer que le Roi croyait fermement avoir eu la petite vérole (ce qui aida à le tromper) en octobre 1728, à Fontainebleau, comme il avait dix-huit ans. Le prince de Soubise me dit qu'il avait toujours cru, lui aussi, que le roi l'avait eue, *mais des anciens se ressouvenaient que les médecins avaient dit en confidence après, qu'ils croyaient que ce n'était que la petite vérole volante*, et que, pour rassurer Sa Majesté sur l'avenir, ils disaient la véritable. » N'est-ce pas plutôt que les médecins, voulant se donner les gants d'avoir tiré leur auguste client d'un mauvais pas, avaient habilement répandu le bruit que le roi venait de réchapper de la variole ?

on pas de se récrier, dans l'entourage du roi, contre
cette méthode qui, disait-on, « répandait le germe de
la maladie dans l'air (1) ».

Le malade se fit illusion les premiers jours, persuadé qu'il avait eu déjà la variole et qu'on ne pouvait avoir deux atteintes de cette affection. « Si je
n'avais pas eu la petite vérole jadis, disait-il à ceux
qui l'approchaient, je croirais l'avoir présentement. »
Et quand il n'y eut plus le moindre doute à conserver : « Mais c'est la petite vérole ! » s'écria-t-il en
fixant ses boutons. Comme personne ne lui répon-
dait, il se mit à dire : « Pour cela, cela est éton-
nant ! »

Le mardi 10 mai, onzième jour de la maladie, à
une heure l'agonie commença : elle dura deux heures
et demie. Enfin, à près de trois heures un quart,
le roi expirait.

Une semaine plus tard, le 18 mai, la petite vérole
se déclarait chez une des filles du roi, qui l'avaient
soigné pendant sa maladie : après Mme Adélaïde, ce
fut le tour de Mme Sophie. Une véritable épidémie
régnait, du reste, à ce moment, et la mortalité fut considérable (2).

(1) *Nouvelle Revue rétrospective*, 10 mars 1896 (Relation du
maréchal duc de Croÿ, publiée par le vicomte de GROUCHY).

(2) « La petite vérole a emporté en cinq ou six jours le prince
de Soubise et sa femme ; c'était le plus bel homme de la cour,
fils du prince de Rohan, et qui était fort aimé. Sa femme, qui
l'a gardé, est morte quelques jours après lui ; ils laissent plu-

Nous avons discuté ailleurs (1) l'étiologie du mal auquel succomba le roi ; nous n'avons rien à modifier à cet égard.

C'est bien de la variole classique qu'est mort Louis XV, et nous avons tout lieu de penser qu'il n'avait eu antérieurement que la *varicelle*, et non la petite vérole, bien que les cas de récidive de variole ne soient pas absolument exceptionnels.

Nous avons dit plus haut que la dernière maladie du roi n'a aucun rapport avec celles qui l'avaient précédée. Nous ne devons pas omettre tout au moins d'en faire mention, si rapide celle-ci soit-elle.

L'enfance du roi avait été débile, mais il n'eut une maladie bien caractérisée qu'au mois d'août 1721 — il avait onze ans (2).

---

sieurs enfans... Le duc d'Aumont fils a pris la petite vérole de sa mère et en est mort, en quatre jours, le 6 de ce mois. Ainsi, le père, la mère, la bru et le fils ont été emportés en six mois de temps. Ce jeune duc disoit à son médecin : « Docteur, irai-je « faire la partie carrée à Saint-Gervais ? Ce serait là un vilain « quadrille. » Mais la mort n'entend pas raillerie et l'a enlevé, à trente-deux ans et au milieu de la fortune la plus brillante. » *Journal de Mathieu Marais*, t. III, *loc. cit.*

(1) Cf. *le Cabinet secret*, 1re série.

(2) A l'âge de deux ans, il avait eu la rougeole, à laquelle devaient succomber le premier Dauphin, Louis, duc de Bourgogne, à l'âge de 31 ans, et six jours avant lui, sa femme, Marie-Adélaïde de Savoie, qui venait d'atteindre à peine sa vingt-sixième année. Le second Dauphin, Louis, duc de Bretagne, succomba à la même

Mercredi 4. a 8 heures du Matin

Il y a eu une legere augmentation de fièvre a
minuit qui a fini vers 4 h.res du Matin par une
sueur Moetteuse. Sa Majesté a peu dormi, mais
il a été sans ardeur et sans agitation. Les
boutons du visage et du Col sont en suppuration
les premiers couleurs en Grande abondance et
bonne qualité. Les vesicatoires continuent
faire le plus grand effet

Il était à la messe lorsqu'il fut pris de malaise.
On le coucha ; la fièvre, le frisson le saisirent : ce
ne fut qu'un léger mal de gorge, qui ne dura que cinq
jours, grâce à une saignée au bras, une saignée au
pied (1) et deux fois de l'émétique.

Bien que la maladie ait été de courte durée, elle
ne laissa pas de causer les plus vives alarmes. Les
ennemis du Régent ne manquèrent pas de saisir cette
occasion pour rééditer les bruits calomnieux qu'ils
avaient fait courir à la mort des petits-fils de
Louis XIV. On parla de poison, et si le rétablissement du jeune roi eût été moins prompt (2), le duc

affection, quelques jours plus tard ; enfin Louis, duc d'Anjou,
troisième Dauphin, qui devait être le roi Louis XV, n'échappa
que par miracle au fléau.

(1) Cette saignée du pied avait été conseillée par Helvétius,
dont elle fit la fortune. Pour la relation de cette maladie de 1721,
il faut lire Dodart, qui y déploie toute sa verve courtisanesque.

(2) « Le 31 juillet 1721, Louis XV tomba malade aux Tuileries.
On craignit beaucoup pour les jours de ce prince, si cher à la
France ; aussi, lorsque sa santé fut rétablie, l'on s'empressa de
chanter partout des *Te Deum*. A Paris, et dans les principales
villes du royaume, l'on fit des feux de joie et des illuminations
qui durèrent trois jours. A Versailles, un grand nombre de
jeunes gens des meilleures familles formèrent une très belle
compagnie ; ils s'armèrent de fusils, puis allèrent au château,
et lorsqu'ils furent devant l'appartement de M. Blouin, alors
gouverneur de Versailles, ils firent trois décharges de mous-
queterie. Le début de cette maladie fut si rapide, que les bruits
de poison se répandirent dans le public. Boudin, son premier
médecin, parut d'abord le craindre, et en écrivit dans ce sens
à M. Blouin. » *Journal de Narbonne*, éd. Le Roi, août 1721.

d'Orléans n'aurait pas cette fois échappé à la vindicte publique.

Le 4 février 1723, Sa Majesté se trouve mal. On craint la petite vérole, on saigne le malade : le lendemain il jouait aux cartes avec ses favoris (1).

Deux ans plus tard, le roi est victime à la chasse d'un léger accident, auquel il est fait, en ces termes, allusion dans les chroniques du temps :

20-21 *février* 1725. — Il y a une grande alarme. Le Roi est tombé malade d'une grosse fièvre ; on l'a saigné du bras et du pied le même jour ; le lendemain 21, il s'est trouvé sans fièvre, et le troisième jour, tout à fait bien. C'étoit un effort qu'il s'étoit donné en rompant un arbre à la chasse (2).

Il se livre avec tant d'ardeur à cet exercice que son appétit augmente, et pour calmer sa faim, il se donne de fréquentes indigestions.

Le lundi 22 janvier 1726, écrit NARBONNE (3), après avoir bien dîné, il alla à la Meute au bois de Boulogne. Il y mangea beaucoup de figues, d'abricots, de lait, un levraut et une grande omelette au lard qu'il fit lui-même. Il revint ensuite à Versailles et soupa comme à l'ordinaire. Le lendemain il eut une indigestion et se trouva mal à la messe.

(1) *Union médicale*, 6 août 1872 (*les Premiers Médecins de Louis XV*).

(2) *Journal de Mathieu Marais*, t. III, p. 153 (éd. M. de Lescure).

(3) *Journal de Narbonne*, pp. 513 et suiv.

Le mercredi 24, il voulut encore aller à la chasse à Rambouillet et s'y trouva mal de nouveau. On le saigna aussitôt du bras et il revint à Versailles, où le soir on le saigna du pied (1).

Le jeudi, il se trouva un peu mieux et on lui donna de l'émétique.

Le vendredi 25, sur les neuf heures du soir, on le saigna une seconde fois du pied, ce qui fit diminuer un peu le mal de tête et la fièvre qui accompagnaient l'indigestion.

Le samedi 27, la fièvre diminua un peu.

Le dimanche 28, la fièvre ayant redoublé, Dodart, premier médecin, Lapeyronie, chirurgien, et une partie de la Faculté se réunirent chez le Roi. On fut d'avis de saigner Sa Majesté une troisième fois du pied. Mareschal, le premier chirurgien, s'y opposa, et ayant énergiquement annoncé que, si on sai-

---

(1) « 25 *juillet* 1726... On est dans la douleur. Le Roi se trouva mal avant-hier ; cela ne parut rien, et il alla à Rambouillet l'après-dînée ; mais la fièvre le prit ; il fut saigné hier à Rambouillet et ramené le soir à Versailles avec la fièvre. Je ne sais point de nouvelles d'aujourd'hui encore ; nous avons bon besoin que Dieu nous le conserve. »

« 26 *juillet* 1726 (lettre XXII). — Voici des nouvelles du Roi ; il est arrivé de Rambouillet à quatre heures; il a été saigné du pied à deux heures du soir, aujourd'hui tout le jour il a été mieux, avec un peu de fièvre, mais sans redoublement ; il n'y a point de venin. » *Journal de Mathieu Marais*, t. III, pp. 436-7.

« 31 *août* 1726. — Le jeune roi. fidèle aux habitudes de son bisaïeul, s'est bourré de figues, de cerneaux, de lait, d'abricots ; il a englouti, dans sa vaste panse, un levreau et une grande omelette au lard qu'il a tenue lui-même sur le feu par la queue de la poêle ; car « il mange à étonner ». De là, une indigestion. Résultat : deux saignées du pied. Sans Maréchal, son chirurgien, on en faisait une troisième. » *Union méd.*, *loc. cit.*

gnait le Roi du pied, il se retirerait, son opinion prévalut, et le Roi ne fut pas saigné.

Le lundi 29, le roi se trouva sans fièvre ; le 30, de même, et le Roi dormit huit heures de suite pendant la nuit.

Le 31, Sa Majesté se portant beaucoup mieux, M. le duc de Gesvres fit tirer quelques fusées volantes sur les neuf heures du soir.

Déjà, le 30, le Parlement ayant appris le rétablissement du Roi, avait fait chanter un *Te Deum*.

Un an après (2 novembre 1727), le Roi est tombé de son lit en rêvant qu'on lui coupoit un bras ; il s'est fait mal aux genoux, il a été saigné et garde le lit pour quelques jours (1).

Jusqu'en 1745, le roi paraît avoir joui d'une santé relative (2). C'est au mois d'août de cette année 1744 qu'il fut frappé, étant à Metz, d'un mal soudain qui le mit à deux doigts de sa perte. Les médecins se fi-

(1) *Journal de Mathieu Marais*, t. III, p. 497.

(2) A relever, cependant, dans son casier sanitaire, les *oreillons*, en novembre 1732 ; une *bronchite*, accompagnée de fièvre, en décembre 1737. Au mois de février de l'année suivante, « suivant les bruits revenus de la ville, il ne paraît plus douteux que le roi n'ait attrapé une *galanterie*. L'on croit qu'elle lui a été donnée par la fille d'un boucher de Poissy ou de Versailles, que le roi a trouvé fort jolie et qu'il s'est fait amener par Bachelier, son valet de chambre. On dit qu'un garde du corps avait gagné pareille chose de ladite bouchère et que, voyant le roi maigrir, sachant, d'ailleurs, que la petite fille avait rôdé autour des petits appartements, il alla trouver le cardinal de Fleury et lui avoua qu'il avait encore le *souvenir* de la petite créature, et que si le roi avait vu celle-ci, il pourrait en avoir autant ».

rent gloire bruyamment de cette guérison ; c'est à qui en revendiquerait l'honneur.

D'après une relation assez ignorée (1), il semble que le roi ait eu tout simplement une insolation. Des saignées et des purgatifs (2), toute la thérapeutique de l'époque, eurent vite remis sur pied l'imprudent monarque (3).

Ce n'est que trente ans plus tard que le roi devait être à nouveau visité par la maladie (4) ; ce fut cette fois sans rémission et, en dépit du pronostic favorable des médecins (5), le mal s'aggrava rapidement

(1) *Jugements sur quelques ouvrages nouveaux*, t. VIII, pp. 10-14.

(2) On lui administra, en outre, deux remèdes considérés en ce temps-là comme des panacées : des *gouttes du général de la Motte* et du *lys de Paracelse*.

(3) Pour le détail, cf. le *Cabinet secret*, 1re série, dernier tirage.

(4) On ne signale, avant cette époque, qu'une angine sans gravité, en novembre 1745, et dont une saignée suffit à le guérir et, en 1759, « des dartres sur tout le corps et surtout aux parties ». Le chroniqueur Barbier, qui mentionne cette particularité morbide, ajoute que ces dartres lui causent des démangeaisons.

On conseille au malade des remèdes, des eaux, des purgations ; on lui défend le café, qu'il aime beaucoup, qu'il prend très fort, et qu'il prépare lui-même. « Mais le sire a beaucoup de peine à observer le régime qu'on lui prescrit, et comme il sait bien dire qu'il ne veut pas et qu'il est le maître, la fonction des médecins et chirurgiens est critique ».

(5) *Correspondance inédite du prince François-Xavier de Saxe*, par THÉVENOT, pp. 19 et suiv.

et le dénouement prévu survint au bout de peu de jours (1).

(1) Cf. sur la mort de Louis XV, outre les sources indiquées au cours de ce chapitre, les *Souvenirs de Job-Nicolas Moreau*, 1898; Flammermont, *les Correspondances des agents diplomatiques étrangers en France*; comte Fleury, *Louis XV et les Petites-Maîtresses*; *Georges Mareschal, seigneur de Bièvre*, par le comte Mareschal de Bièvre, Paris, 1906; enfin, la *Chronique médicale*, 15 avril et 1er mai 1908.

Quoique l'état DU ROI n'ait empiré en rien, SA MAJESTÉ, de son propre mouvement, a demandé à recevoir ses Sacremens, & les a reçus à sept heures.

BULLETIN DE LA MALADIE DU ROI.

De Versailles le 7 Mai, à 8 heures & demie du matin.

LE redoublement de la nuit a été moins fort & moins long que celui de la nuit précédente. Il y a eu quelques intervalles de bon sommeil. La suppuration étend ses progrès sur tout le corps, tandis que les pustules du visage continuent à se dessécher. Les urines sont bonnes. Les vésicatoires vont toujours bien.

Signé LE MONNIER, LASSONE, LORRY, BORDEU, DE LASSAIGNE, LA MARTINIERE, ANDOUILLÉ, BOISCAILLAUD, LAMARQUE, COLON.

LA DESCENDANCE DE LOUIS XV

Marié, le 15 août 1725, à Marie Leczinska (1),
Louis XV eut de cette union :

A. — *Louis*, de France, Dauphin, né le 4 septembre 1729 ; marié, en premières noces, le 25 février 1745, à l'infante d'Espagne, Marie-Thérèse,
fille du second lit du roi Philippe V, morte à l'âge de
20 ans, de suites de couches, le 22 juillet 1746; en
secondes noces, le 9 février 1747, à Marie-Josèphe
de Saxe, fille de l'électeur Frédéric-Auguste II,
morte, le 13 mars 1767, âgée de 36 ans (2).

(1) Sur le mariage de Louis XV, v. le *Cabinet secret de l'Histoire*, 1ʳᵉ série, dernière édition.

(2) Cf. la *Correspondance inédite du général major de Martanges*,
par C. BRÉARD, p. 392, et surtout la *Lettre de Tronchin, sa déclaration sur la maladie de Madame la Dauphine*, etc. (mars 1767),
in-8 de 23 pages. Cette *Lettre de Tronchin* (on devrait plutôt
dire : cette lettre contre Tronchin) a été tour à tour attribuée
à Maloët, premier médecin des Dames de France, à Vernage, à
Bouvart, et à Sénac. Nous ne nous prononcerons pas, n'ayant
aucun élément qui nous permette de conclure. Il ressort, en

Le Dauphin mourut, le 20 décembre 1765, d'un « rhume négligé », bronchite chronique, dirions-nous aujourd'hui, probablement de nature tuberculeuse. Il passa pour avoir succombé au poison (1), mais rien ne vient à l'appui d'une pareille allégation.

En 1752, il avait eu la petite vérole (2). Le mal n'était pas dépourvu de gravité, mais le prince se rétablit assez promptement. La convalescence fut pourtant troublée par quelques incidents d'ordre pathologique.

Et d'abord, il lui survint une dartre au-dessous du nez : ulcération ou simple bobo (3), à moins que ce

tout cas, de la lecture de cette pièce, et surtout du procès-verbal d'autopsie, que la Dauphine a succombé à une *tuberculose pulmonaire*, tuberculose qui a évolué d'autant plus rapidement qu'elle a été méconnue par les médecins, notamment par Tronchin, qui soignait la malade par la rhubarbe torréfiée, les lapins au gratin et les pigeons au gril ! Aussi ce médecin ne craignit-il pas, pour couvrir son impéritie, de répandre le bruit que la Dauphine était morte empoisonnée.

(1) V. la note A, aux *Pièces justificatives*.

(2) V. la note B.

(3) Le docteur G. BASCHET, dans l'étude qu'il a consacrée à la maladie de ce prince, était resté indécis sur la nature du « bobo » que le Dauphin avait eu à la lèvre. M. le docteur BALZER, membre de l'Académie de médecine, médecin à l'hôpital Saint-Louis, si compétent dans toutes les questions qui touchent à la dermatologie, a bien voulu nous faire part de son opinion dans la lettre qui suit :

18 avril 1901.

« MON CHER CABANÈS,

« Je pense que le bobo dont fut atteint le Dauphin, et dont

ne fût le premier symptôme d'une tuberculose cutanée, d'un lupus tuberculeux, par exemple (1). Cette dernière hypothèse est la plus probable puisque, la « dartre » disparue, l'humeur se jeta sur la poitrine.

Un peu plus tard, le Dauphin prenait froid à la suite d'une revue, à l'époque des fortes chaleurs. Alors se déclare un gros rhume, qu'il ne soigne pas et qui prend en quelques semaines une tournure des plus graves. A l'ouverture du corps, on constatait un ulcère au poumon, le diagnostic se trouve, par là-même, confirmé.

Une observation doit être ici consignée : la variole prédispose à la tuberculose. Qui pourrait dire que ce n'est pas cette maladie infectieuse qui a préparé le terrain propice à l'évolution de la phtisie ? Rien ne le prouve, mais tout permet de le supposer.

De son premier mariage, le Dauphin avait eu une enfant unique, une fille : *Marie-Thérèse*, de France, dite *Madame* (1746-1748), morte en bas âge.

De son second mariage lui étaient nés :

parle le docteur Baschet dans son article, devait être un *sycosis* de la lèvre supérieure. Cet accident n'est pas rare chez les candidats à la tuberculose et il n'est pas toujours rebelle, surtout quand il succède à une infection aiguë. »

« A vous cordialement.
« Docteur BALZER. »

(1) V. l'article du docteur G. Baschet (*Chronique médicale*, 15 avril 1901, pp. 241 et suiv.).

a — Louis-Joseph-Xavier, de France, duc de Bourgogne (1751-1761), mort tuberculeux (1), à l'âge de dix ans ;

b — Xavier-Marie-Joseph, de France, duc d'Aquitaine (1753-1754) ;

c — Louis-Auguste, duc de Berry, qui devint Louis XVI (2) ;

d — Louis-Stanislas-Xavier, de France, comte de Provence, le futur Louis XVIII ;

e — Charles-Philippe, de France, comte d'Artois, qui sera Charles X ;

f — Marie-Zéphirine, de France, dite *Madame* (1750-1755) ;

g — Marie-Adélaïde-Clotide-Xavière, de France, née (3) le 23 septembre 1759, mariée, en 1775, à Charles-Emmanuel, prince de Piémont, morte en 1802 ;

h — Philippine-Marie-Hélène-Élisabeth, de France, plus connue sous le nom de *Madame Élisabeth*,

---

(1) V. note C, aux *Pièces justificatives*.

(2) Sur Louis XVI, v. aux *Pièces justificatives*, la note D.

(3) Voici en quels termes le Dauphin, époux de Marie-Josèphe de Saxe, faisait part à son frère de la naissance de sa deuxième fille :

« Versailles, 23 septembre 1759.

« Votre sœur, mon cher frère, vient d'accoucher le plus heureusement du monde, en un quart d'heure, d'une petite fille. Elle se porte à merveille, excepté les tranchées dont elle souffre beaucoup, mais qu'elle a toujours.

« Personne n'a eu le temps d'y arriver. On ne m'a réveillé

une des plus touchantes victimes de la Révolution (1764-1794).

B. — Le 30 août 1730, la famille royale s'accroissait d'un nouveau prince, *Philippe*, duc d'Anjou. Celui-ci mourait en bas âge, le 8 avril 1733. On rapporte (1) que, pour le guérir d'une incommodité, des serviteurs lui avaient fait avaler de la terre prise au tombeau du diacre Pâris, et que c'est là ce qui amena sa mort. Si le remède a été vraiment administré, cela prouve qu'à la Cour les superstitions les plus grossières avaient libre accès ; ce qui n'a pas lieu de nous étonner, au moins de la part de Marie Leczinska.

Marie Leczinska donna encore à Louis XV, après le duc d'Anjou, cinq autres enfants, cinq filles :

C. — *Louise-Élisabeth*, de France, née en 1727, mariée, à l'âge de douze ans, à l'infant d'Espagne, don Philippe ; morte à Versailles en 1759.

Le 14 août 1727, sur les 11 heures du matin, était née :

D. — *Anne-Henriette*, de France, sœur jumelle

qu'au moment où elle est accouchée à 5 heures et demie du matin. Adieu, mon cher frère, je vous aime de tout mon cœur.

« Louis. »

(*Correspondance inédite du prince François-Xaxier de Saxe*, par Thévenot, pp. 106-107.)

(1) *Vie de Marie Leczinska*, par l'abbé Proyart, p. 285 ; cf. *la Cour et Paris en* 1732-33. (Revue rétrospective, de Taschereau.

de la précédente, morte à Versailles le 10 février 1752.

Pérard, accoucheur de la reine, était depuis six semaines à Versailles, attendant le moment où la reine aurait besoin de son secours.

Lorsque les premières douleurs se firent sentir, il venait de quitter le château, étant allé rendre une visite à la veuve de Lalande. On le fit chercher partout et comme on ne savait où il était allé et qu'on ne pouvait le trouver, on eut l'idée de faire battre la caisse par toute la ville, afin de lui faire savoir qu'on réclamait ses soins au château. Tout cela fut inutile et l'on ne put pas le découvrir.

Des médecins et chirurgiens avaient assuré que ce serait d'un fils que la reine accoucherait et l'on avait, en conséquence, fait des préparatifs de réjouissances ; aussi, dès que la Reine fut délivrée, tout le monde paraissait dans la consternation (1). Seul, le roi était enchanté, ou faisait semblant de l'être. Il montrait ses filles à tout le monde et dit à Dodart, son premier médecin : « Ils croyaient que je ne pourrais faire d'enfants et j'en ai fait deux d'un coup (2) ! »

La reine fut quelque temps sans coucher avec le roi, sur les prescriptions de l'accoucheur, qui avait déclaré qu'ayant porté deux enfants, il s'était fait un grand relâchement par ce poids; qu'elle pourrait avoir une fausse couche, et peut-être n'avoir plus

(1) *Journal de Narbonne*, éd. Le Roi.

(2) *Journal de Mathieu Marais*, éd. M. de Lescure.

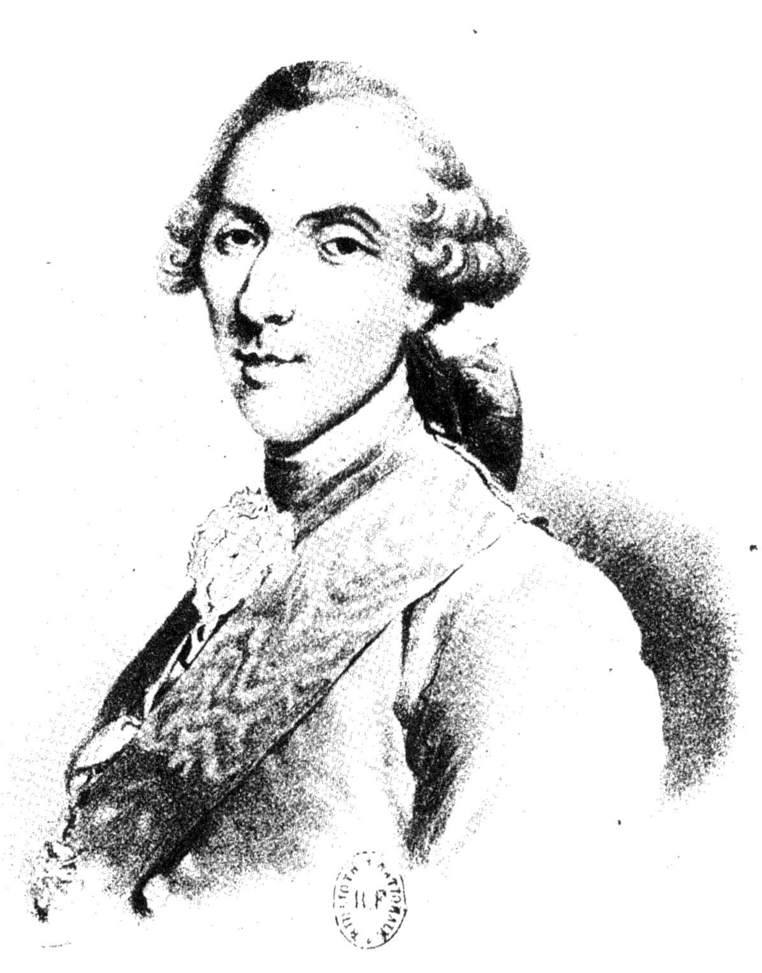

LE DAUPHIN, PÈRE DE LOUIS XVI,

(Collection de l'auteur.)

d'enfants après; et qu'il fallait attendre une plus grande consolidation.

E. — *Louise-Marie*, de France (1728-1733).

F. — *Marie-Adélaïde*, de France, née en 1732, « épileptique, bizarre, violente, incestueuse, morte sans alliance (1) » ;

G. — *Marie-Louise-Thérèse-Victoire*, de France, née en 1733, morte à Trieste, sans alliance, en 1799 ;

H. — *Sophie-Philippine-Élisabeth-Justine*, de France (1734-1782), « scrofuleuse, maladive, morte sans alliance » ;

I. — *Thérèse-Félicité*, de France (1736-1744) ;

J. — *Louise-Marie*, de France (1737-1787), entrée en religion en 1771, morte par conséquent sans alliance.

Ainsi, des dix enfants de Marie Leczinska (2) et de Louis XV, trois moururent âgés de moins de dix ans; les autres étaient ou scrofuleux, ou herpétiques, ou tuberculeux. Le seul qui ait fait souche, le Grand Dauphin, étant, comme nous l'avons vu, atteint de tuberculose, ne pouvait donner naissance qu'à des produits plus ou moins dégénérés, et c'est ainsi que Louis XVI sera adipeux, peut-être stru-

(1) Jacoby, *op. cit.*, p. 407.

(2) Marie Leczinska mourut en 1768 : ses obsèques eurent lieu, le 26 juin (V. une relation inédite de celles-ci, dans la *Mosaïque* 1874, p. 158).

meux ; Louis XVIII, goutteux ; Charles X, adénoïdien.

Des deux fils de Charles X, l'un, le duc d'Angoulême, mourra sans descendance légitime ; l'autre, le
duc de Berry, aura un fils, le comte de Chambord,
obèse, mort d'une affection chronique de l'estomac,
sans postérité.

Ainsi se trouvera une fois de plus vérifiée, comme
le fait observer très justement notre confrère le
docteur R. Larger, cette loi de l'hérédité en vertu de
laquelle les races dégénérées s'éteignent dans la sté-
rilité et dans l'impuissance (1).

(1) *Revue scientifique*, 1900, p. 367 (n° du 22 septembre).

PIÈCES JUSTIFICATIVES

A

LA DERNIÈRE MALADIE ET LA MORT DU DAUPHIN, PÈRE DE LOUIS XVI (1)

Le dégoût de la vie s'empara de lui et contribua peut-être à abréger ses jours. J'entrerai dans quelques détails sur sa mort, parce qu'une partie de l'Europe a été persuadée qu'il avoit été empoisonné.

Le Dauphin, triste, ennuyé et n'ayant pas la force de chercher à se distraire, étoit tombé dans une mélancolie qui altéroit sa santé. Dans le même temps, une dartre lui survint au-dessous du nez, et voulant la faire disparaître, il usa discrètement d'une drogue de charlatan. La Dauphine en fut instruite; et comme elle en connoissoit le danger, elle s'empara de la drogue, et la jeta. Le Dauphin se fâcha, se fit rapporter de la même drogue, et continua de s'en servir. La dartre disparut, mais l'humeur passa dans le sang, et se jeta sur la poitrine.

Bientôt après, le Dauphin commença à tousser et sa

(1) Extrait des *Mélanges d'Histoire, de Littérature*, etc. (1809), pp. 272 et suiv. (Cf. l'article du docteur G. BASCHET, in *Chronique médicale*, 15 avril 1901.)

mélancolie lui fit rejeter tout conseil. Il partit pour Compiègne dans cet état, en juillet 1765. Le régiment Dauphin-Dragons y vint, et le Dauphin s'empressa de le faire manœuvrer tant à pied qu'à cheval. Un jour qu'après s'être échauffé, il assistoit à une manœuvre à pied dans un pré très humide, il se mouilla les pieds ; et comme l'heure du conseil le pressoit, il s'y rendit en voiture sans prendre le temps de changer de linge et de chaussure. Le lendemain, il eut un gros rhume, ne voulut rien faire pour le guérir, et continua à se livrer avec excès à la fatigue, au chaud et au froid, tout le temps que son régiment resta à Compiègne.

Revenu à Versailles, sa poitrine parut attaquée ; le roi chargea son premier médecin Sénac (1), pour qui le Dauphin avoit de l'amitié, de le voir et de lui parler de son état et de la nécessité d'un régime suivi. Le Dauphin lui dit : « Je serai toujours fort aise de vous voir, pour causer de littérature et d'histoire avec vous ; mais mon appartement vous sera fermé, si vous me parlez de ma santé. »

Il insista, et le Dauphin lui dit avec vivacité de s'en aller. L'humeur dartreuse rentrée, le rhume négligé altérèrent de plus en plus sa poitrine. Le roi, alarmé, fit encore parler à son fils par son médecin, qui, se rappelant les ordres de M. le Dauphin,

(1) Père de M. Meilhan.

fit semblant de s'adresser à un personnage de la tapisserie, et se mit à lui prédire tout ce qu'il arrivoit d'un mal de poitrine négligé. Le Dauphin lui dit : « Je vous ai défendu de me parler de ma santé. » — « C'est à Alexandre que je parle, dit Sénac. »

Le Dauphin rit de ce détour inspiré par l'attachement, et Sénac finit en disant qu'il ne seroit plus temps dans deux mois, et qu'Alexandre mourroit.

La cour alla à Fontainebleau au mois d'octobre 1765, et la maladie avoit fait de si grands progrès qu'il n'y eut bientôt plus d'espoir. Le Dauphin alors voyant la mort s'approcher, se soumit à tous les remèdes qu'on lui proposoit ; mais il étoit trop tard, et le 20 décembre, il mourut comme tous ceux qui ont le même genre de maladie, et par les mêmes gradations. Enfin l'ouverture de son corps prouva incontestablement qu'il étoit mort d'un ulcère au poumon.

Une personne digne de foi, qui étoit à portée de voir ces détails de près, m'a assuré qu'elle avoit *vu souvent ce Prince pendant qu'il étoit malade ; quelle avoit entendu les conjectures des médecins : qu'elle avoit vu tous les progrès du mal et qu'il n'étoit pas de calomnie, je ne dirai pas seulement plus fausse, mais plus absurde que l'imputation faite au duc de Choiseul de l'avoir fait empoisonner.* Elle a été fort répandue cependant, et on prétend même que cette fâcheuse idée fut la cause de l'éloignement de Louis XVI pour ce ministre, éloignement qui n'avoit d'autre principe qu'une discussion dans laquelle il manqua de respect au Dauphin. Louis XVI dit un jour, en parlant de M. de Choiseul : *Je dois à la mémoire de mon père de ne jamais laisser approcher de ma personne un homme qui lui avoit manqué, et qui s'étoit déclaré insolemment l'ennemi du fils de son Souverain.*

B

BULLETIN DE LA MALADIE DU DAUPHIN EN 1752 (1)

M. le Dauphin indisposé dès le lundy 31 juillet (1752) eut la fièvre la nuit du mardy premier aoust au mercredy qu'il fut saigné deux fois au bras dans la journée. Les médecins de la Cour voyant la continuation de la fièvre avec encore plus de force jeudi matin, songèrent à une saignée du pied et voulant être appuyés, demandèrent des médecins de Paris. M. Dumoulin et moi fûmes appellés ; nous arrivâmes à deux heures et un quart après midy et la saignée fut faite aussitôt. Sur le soir comme nous délibérions sur une seconde saignée du pied, nous fûmes arrêtés en observation par l'éruption de quelques boutons au menton ; mais la fièvre redoublant et la

(1) Document inédit communiqué par Mme veuve Eugène Charavay.

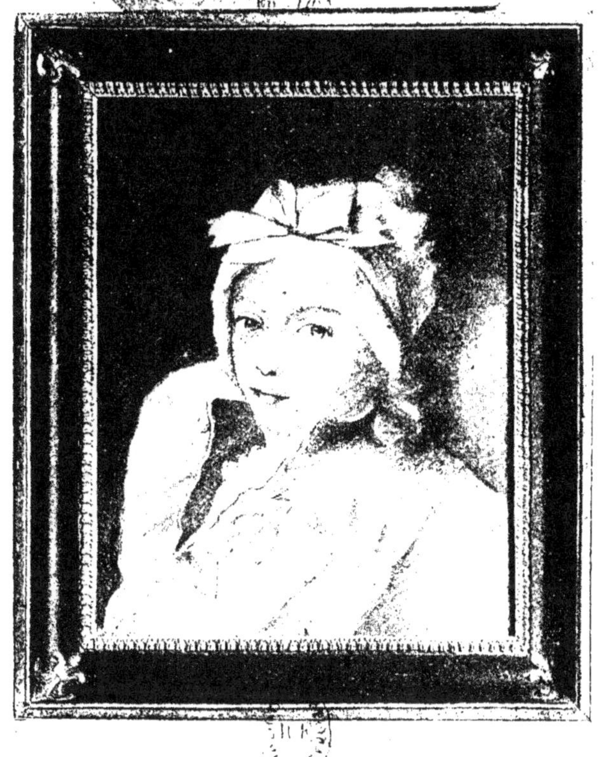

LE DUC DE BOURGOGNE, FRÈRE AÎNÉ DE LOUIS XVI.

(Collection de Sinéty.)

tête commençant à s'embarrasser, on fit sans balancer cette seconde saignée à deux heures après minuit ; la rémission qui succéda nous donna lieu de songer à vuider un corps excessivement plein d'humeurs et dès trois heures dans la nuit du jeudy au vendredi on donna une potion émétisée et purgative. MM. Pousse et Vernage arrivèrent vendredy matin sur les cinq heures dans les commencemens de l'opération et furent d'avis conjointement avec tous les autres de continuer le même remède, ce qui a été fait chaque jour aux heures les plus convenables jusqu'au dimanche suivant inclusivement, vu le salutaire effet que le remède produisait (*quantum enim ventri tantum febri detrahebatur*), d'autant plus que l'éruption des boutons se faisoit à vue d'œil à proportion des évacuations.

Dans l'intervalle du vendredi au dimanche, comme on appréhendoit pour la suite l'embarras de la tête, quoiqu'à peu de chose près elle fut libre depuis les commencements de l'évacuation, M. Vernage proposa les vésicatoires, auxquels M. le premier médecin avoit déjà pensé et l'application de ce remède fut unanimement adoptée (1).

---

(1) *Variante :* « C'est ainsi que le remède, indiqué de la manière la plus manifeste et la moins équivoque, a déterminé sans aucune incertitude les médecins à l'employer, et que bien loin de (*mot illisible*) le malade dans aucun danger, il a été suivi d'un succès légitimement attendu. »

La suppuration commença du mardy 8 du mois
au mercredy ; la fièvre qui augmenta dans le fort de
cette suppuration n'étoit que dans les règles ; mais
comme la suppuration presque finie, la fièvre quoique
diminuée subsistoit, nous purgeâmes lundy 14 du
mois et douzième de l'éruption jugeant que ce ne
pouvoit être qu'un reste de cette matière étrangère
qui avoit causé les premiers accidens. Le succès
nous invita à repurger le mercredy suivant et nous
eûmes la satisfaction de ne plus trouver dans le
poulx qu'un reste d'ébranlement et d'avoir procuré
dès lundy au soir des reprises d'un sommeil tranquille de cinq à six heures de suite sans interrup-
tion. Jeudy 17 aoust les quatre médecins de Paris
furent congédiés et ramenés dans un carosse à huit
chevaux de M. le Dauphin ; ils se contentent de
n'avoir été que les coopérateurs de ceux de la cour ;
ils auroient tort de s'attribuer rien de plus ; tous,
sous la vue de M. le premier médecin qui s'est com-
porté avec la prudence la plus éclairée, ont cons-
piré unanimement à la même fin et jamais concorde
n'a été plus parfaite.

Il faut avouer en même temps que jamais malade
dans tout ce qui dépend de lui, n'a plus contribué à
sa propre guérison, docilité merveilleuse, patience
supérieure à toutes les souffrances attachées à cette
cruelle maladie. Aussy M. le Dauphin joint à un
esprit juste, fin, riant, d'ailleurs parfaitement cul-

tivé, une douceur, une bonté qui font les délices de
tous ceux qui ont l'honneur de l'approcher. Tout ce
qu'a fait Mme la Dauphine, digne épouse d'un tel
prince, surpasse les témoignages qu'une femme
animée de la plus vive tendresse pour son mary peut
lui donner en pareille occasion.

Signé : FALCONET.

C

MALADIE DU DUC DE BOURGOGNE, FILS DU DAUPHIN,
MORT LE 22 MARS 1761

(Lettre du général de Fontenoy au prince Xavier de Saxe (1).)

22 avril 1760.

« Monseigneur,

« Je suis bien mortifié de n'avoir que de mauvaises nouvelles à vous mander de la santé d'un
neveu qui vous est bien cher ; son état de jour en
jour devient plus fâcheux, il s'affoiblit, sa plaie est
d'une couleur qui inquiète et le pus d'une très mauvaise qualité. On l'a mis depuis peu au lait de chèvre
pour toute nourriture. Les rapports des médecins
confirment Monseigneur le Dauphin et Mme la Dauphine dans l'espérance de son rétablissement ; mais

____

(1) *Correspondance inédite du prince X. de Saxe.* par THÉVENOT,
pp. 181 et suiv.

les plus habiles chirurgiens pensent bien différemment. | On ne sait comment préparer cet Auguste Couple à un événement qui lui perceroit le
« La générale la Motte vient d'envoïer chés moi, cœur.

et m'a fait dire que si il n'y avoit plus d'espérance on donnat de ses gouttes au malade, et qu'elle répondoit qu'elles le tireroient d'affaire. Qui osera hasarder une pareille proposition ? Si c'étoit un enfant du commun, on risqueroit de les lui donner, et elles réussiroient peut-être. Les princes dans une maladie sérieuse sont bien plus à plaindre que les particuliers ; ceux-cy n'ont pas le malheur d'avoir vingt médecins entêtés de leurs opinions et qui ne peuvent s'accorder. La princesse de Condé en a été la victime ; Dieu veuille que Monseigneur de Bourgogne ne soit pas la seconde ! »

19 *novembre* 1761. — État toujours inquiétant du duc de Bourgogne ; accablement du Dauphin et de la Dauphine.

Le duc de Bourgogne a eu de nouveau le dévoiement ; il avoit diminué hier, mais médecins et chirurgiens de réputation n'en ont pas plus d'espérance.

J'étois avant-hier au soir dans l'appartement de la reine quand elle en sortit pour aller chercher ce prince, elle me fit l'honneur de me parler, depuis sa

chambre jusqu'à ce qu'Elle fût dans sa chaise à porteurs, et me témoigna être sensiblement touchée de
toutes les tribulations que Mme la Dauphine avoit à
soutenir; et en me citant l'état fâcheux de son petit-
fils Elle me dit qu'Elle ne concevoit la sécurité dans
laquelle le Dauphin et la Dauphine étoient sur cet
article; qu'au reste, elle aimoit mieux qu'ils pussent
se flatter plus tôt que de les voir d'avance en proie à
leur douleur. L'abattement dans lequel je vis hier
Mgr le Dauphin me feroit juger qu'il est mieux instruit de l'état de ce cher fils...

D

LA MORT DE LOUIS XVI (1).

Les historiens, qui ont, pour la plupart, puisé leur
inspiration dans les journaux du temps, nous ont
fait un récit de la mort de Louis XVI qui n'est
qu'un reportage sec et sans couleur (2).

(1) Cf. avec la relation que nous donnons, le récit paru dans
le *Times*, portant la date du 29 janvier 1793 et que le *Figaro* a
publié dans son numéro du 7 novembre 1875.

(2) Croirait-on que l'exécution de Louis XVI, faite cependant
avec une publicité inaccoutumée, ait été mise en doute ? Cela
nous justifierait, s'il en était besoin, de lui avoir réservé un
chapitre dans un ouvrage qui traite des morts *mystérieuses* de
l'histoire. Voici, en effet, ce qu'écrit M. de la Sicotière,
dans un article où il cherchait à élucider la question si contro-

A part la relation de Sanson, l'exécuteur des hautes
œuvres, et de l'abbé Edgeworth de Firmont, qui
avait accompagné le roi jusque sur les marches de
l'échafaud, nous retrouvons partout la même note.
L'exécution d'un monarque passe presque aussi inaperçue que celle d'un criminel de droit commun : à
peine lui consacre-t-on quelques lignes, tout comme
à un fait-divers de minime importance (1).

Le document que nous publions plus loin a une
toute autre valeur. C'est un témoin oculaire qui parle
et qui consigne ses impressions quelques instants
après l'exécution à laquelle il vient d'assister. L'auteur
est, de plus, un médecin, c'est-à-dire un homme que
sa situation met à même de bien observer et surtout
d'équitablement juger:

Philippe Pinel assistait à l'exécution de Louis XVI,

versée de la mort de Louis XVII et des prétendants qui se
réclamaient de la qualité de Dauphin de France.

« La mort elle-même de Louis XVI, décapité sous les yeux
d'un peuple entier, *trouvait des incrédules*, et, faut-il le dire,
parmi les gens d'esprit. Louis XVI, disaient-ils, ne peut et ne
doit point être mort ; il y a eu un enlèvement, une fuite, que
sais-je ? Rien encore sur les moyens, mais j'ai la certitude, par-
tagée par les gens sensés d'ici, que nous le verrons bientôt à
la tête des armées de la coalition. » *Revue des questions historiques*, t. XXXII, p. 151.

(1) Depuis que ces lignes ont été écrites, a paru l'ouvrage de
M. Pierre de VAISSIÈRE, *la Mort du Roi* (21 janvier 1793), consacré entièrement à l'exécution de Louis XVI, « récit sans art,
volontairement sans art », de l'aveu même de l'auteur et qui,
selon sa propre expression, est véritablement « résurrectionnel ».

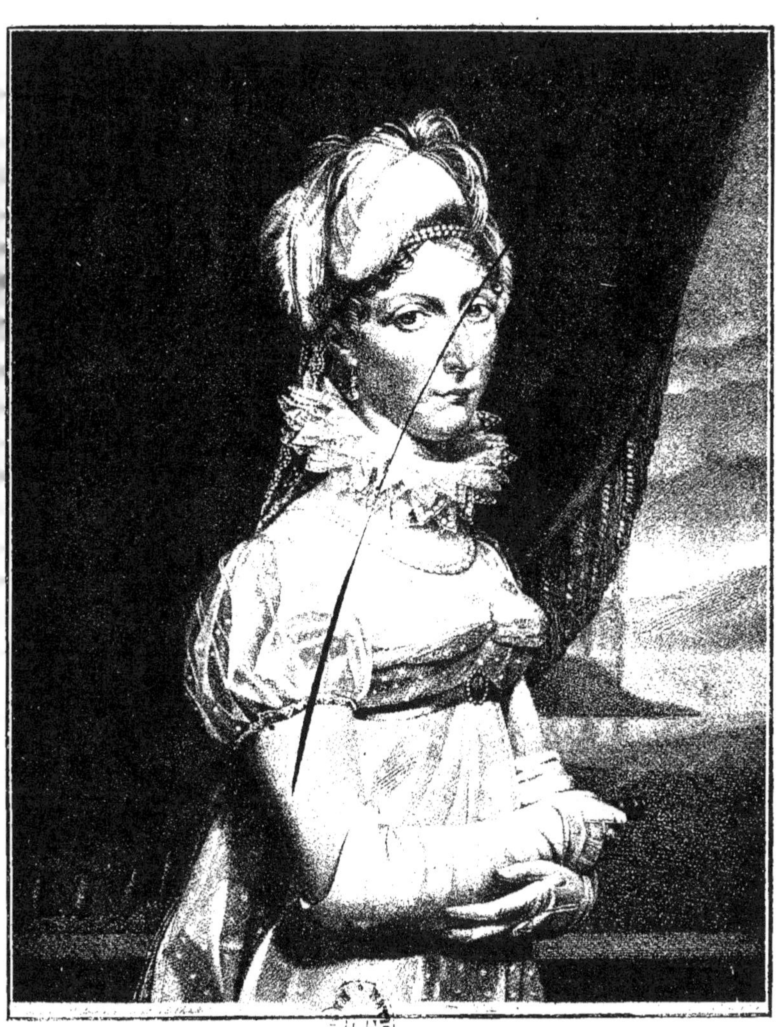

LA DUCHESSE D'ANGOULÊME.

(Collection de l'auteur.)

en qualité de garde national. Il ne jouait à l'époque,
quoi qu'on ait dit, aucun rôle politique. Il avait
bien été officier municipal, mais sous la Consti-
tuante, et n'avait gardé ses fonctions que quelques
semaines (1).

La lettre que nous reproduisons a été trouvée dans
les papiers de Pinel (2). Elle fut envoyée, le soir même
de l'exécution, par Philippe Pinel, à son frère, qui
habitait la province.

Le narrateur s'est proposé, avant tout, de dire
la vérité, sans souci d'en tirer effet, puisque sa
lettre est un épanchement intime et que, dans sa
pensée, elle n'était pas destinée à la publicité.

Paris, 21 janvier 1793.

Je ne doute pas que la mort du Roi ne soit racontée diver-
sement, suivant l'esprit de parti, et qu'on ne défigure ce
grand événement soit dans les journaux, soit dans les bruits
publics, de manière à défigurer la vérité. Comme je suis ici
à la source et que, éloigné par principes de tout esprit de
parti, j'ai trop appris le peu de cas qu'il fallait faire de ce
qu'on appelle *aura popularis*, je vais te rappeler fidèlement
ce qui est arrivé. C'est à mon grand regret que j'ai été obligé
d'assister à l'exécution en armes, avec les autres citoyens

(1) Cf. la *Chronique médicale*, 15 février 1898, p. 121.
(2) V. *les Grands Aliénistes français*, par le docteur René
Semelaigne, t. I, pp. 111 et suiv. ; Paris, 1894. La lettre de
Ph. Pinel aurait paru, originairement, dans la *Libre Parole*,
du 21 janvier 1893, et elle aurait été publiée dans ce journal
par M. E. Johanet (Pierre de Vaissière, *op. cit.*, p. 87, note 1).

de ma section et je t'écris, le cœur pénétré de douleur et dans la stupeur d'une profonde consternation.

Louis, qui a paru extrêmement résigné à la mort par des principes de religion, est sorti de sa prison du Temple vers les neuf heures du matin et il a été conduit au lieu du supplice dans la voiture du maire (1), avec son confesseur et deux gendarmes, les portières fermées.

Arrivé près de l'échafaud, il a regardé, avec fermeté, ce même échafaud et dans l'instant, le bourreau a procédé à la cérémonie d'usage, c'est-à-dire qu'il lui a coupé les cheveux, qu'il a mis dans sa poche, et aussitôt Louis est monté sur l'échafaud ; le roulement d'un grand nombre de tambours qui se faisaient entendre et qui semblaient apostés pour empêcher le peuple de demander grâce, a été interrompu d'abord par un geste qu'il a fait lui-même, comme voulant parler au peuple assemblé ; mais à un autre signal qu'a donné l'adjudant du général de la garde nationale, les tambours ont repris leur roulement (2), en sorte que la voix de Louis a été étouffée et qu'on n'a pu entendre que quelques

(1) V. Dans la *Chronique médicale* du 1er janvier 1899, p. 44, la proclamation du maire de Paris, qui était alors le docteur Chambon de Montaux, dont nous avons publié la biographie (*Cabinet secret de l'Histoire*, 4e série).

(2) M. Charles-Maurice Descombes — mort à Paris (sept. 1869), âgé de plus de quatre-vingt-sept ans — a publié, dans l'ouvrage suivant : le *Théâtre-Français, Monuments et Dépendances*, 2e édition, Paris, Garnier frères, in-8, 1860, une petite note, dont la rédaction semble porter en elle comme un cachet de vérité :

« ... 1793. — Dix-neuf jours après..., SANTERRE joue un rôle de toute autre nature, secondé par un subordonné, hélas ! trop docile à son commandement... — Sur un geste de sa main, le nommé PIERRARD, perruquier de son état, et tambour-major dans la milice citoyenne, fait battre le funèbre roulement dont l'écho retentira dans l'histoire. — Le malheureux exécuteur de

mots confus comme : « *Je pardonne à mes ennemis*, etc. »
Mais en même temps, il a fait quelques pas autour de la
fatale planche où il a été attaché, comme par un mouvement
volontaire, ou plutôt par une horreur si naturelle à tout
homme qui voit approcher sa fin dernière, ou bien par l'es
poir que le peuple demanderait grâce, car quel est l'homme
qui n'espère pas jusqu'aux derniers moments ?

L'adjudant du général a donné ordre au bourreau de faire
son devoir, et dans l'instant, Louis a été attaché à la fatale
planche de ce qu'on appelle la guillotine, et la tête lui a été
tranchée, sans qu'il ait eu presque le temps de souffrir (1),
avantage qu'on doit du moins à cette machine meurtrière
qui porte le nom d'un médecin qui l'a inventée (2). Le bourreau a aussitôt retiré la tête du sac où elle s'engage naturellement et l'a montrée au peuple.

Aussitôt qu'il a été exécuté, il s'est fait un changement
subit dans un grand nombre de visages, c'est-à-dire que
d'une sombre consternation on a passé rapidement à des

cet ordre s'en impressionne lui-même à un tel point que, depuis, il ne peut entendre parler de cet événement sans être
saisi d'une attaque nerveuse qui « jette sa tête », inerte et
méconnaissable, sur l'une ou l'autre de ses épaules, et le fait
surnommer *le Trembleux*. » (P. 146.)

Et plus loin : « 1854. — Décès, à l'âge de quatre-vingt-dix
ans, de PIERRARD, le tambour dont nous avons parlé à l'année
1793. — Il était né à Saint-Marcellin (Isère). » *Intermédiaire*, VI
col. 57-8.

(1) On remarque la préoccupation du physiologiste, se demandant si le sentiment survit à la décollation. On sait que cette
question passionna beaucoup le monde médical, au moment de
l'invention de la nouvelle machine à décapiter.

(2) On n'ignore plus aujourd'hui que la guillotine ne porte
pas, à vrai dire, le nom de son inventeur, Guillotin ayant eu
nombre de devanciers. (V. le *Cabinet secret*, 4e série.)

cris de : *Vive la nation;* du moins la cavalerie qui était présente à l'exécution, et qui a mis ses casques au bout de ses sabres. Quelques citoyens ont fait de même, mais un grand nombre s'est retiré, le cœur navré de douleur, en venant répandre des larmes au sein de sa famille. Comme cette exécution ne pouvait se faire sans répandre du sang sur l'échafaud, plusieurs hommes se sont empressés d'y tremper, les uns, l'extrémité de leur mouchoir, d'autres, un morceau de papier, ou toute autre chose, pour conserver le souvenir de cet évènement mémorable, car il ne faut pas se livrer à des interprétations odieuses. Le corps a été transporté dans l'église (*sic*) Sainte-Marguerite (1), après que des commissaires de la municipalité du département et du tribunal criminel ont eu dressé le procès-verbal de l'exécution. Son fils, le ci-devant Dauphin, par un trait de naïveté qui intéresse beaucoup en faveur de cet enfant, demandait avec instances, dans son dernier entretien avec son père, d'aller l'accompagner pour demander sa grâce au peuple.....

Suivent des considérations qui n'ont qu'un intérêt relatif.

Quand il monta sur l'échafaud, Louis XVI était âgé de 38 ans, 4 mois, 28 jours. Il avait régné 19 ans, moins 4 mois (2).

Il avait épousé, le 26 mai 1770, *Marie-Antoinette* (3),

---

(1) C'est, en réalité, au cimetière de la Madeleine, situé sur l'emplacement actuel de la chapelle expiatoire, que le cadavre du roi fut transporté, après l'exécution. Le corps de Louis XVI fut définitivement inhumé à St-Denis, le 21 janvier 1815.

(2) BERTHEVIN, *op. cit.,* pp. 126.

(3) Marie-Antoinette fut guillotinée le 16 octobre 1793. (Cf. la *Chronique médicale,* 15 novembre 1897, pp. 724 et suiv.)

archiduchesse d'Autriche, sœur de l'empereur Joseph II, et fille de Marie-Thérèse, impératrice-reine de Hongrie et de Bohême.

Il naquit de cette union deux filles :

1° *Marie-Thérèse-Charlotte*, de France, dite *Mme Royale*, née le 19 décembre 1778; mariée, le 10 juin 1799, au duc d'Angoulême, fils aîné du comte d'Artois, frère de Louis XVI ; ce mariage consanguin fut stérile.

La duchesse d'Angoulême (1) est morte, d'une *pleuro-pneumonie*, le 19 octobre 1851, à Frohsdorff, âgée de 72 ans et 10 mois. Elle succomba à une *pleuro-pneumonie*, dont les premiers symptômes se manifestèrent le 13 octobre, à la suite d'une « longue promenade à pïed (2). »

(1) Voir son portrait, p. 153.

(2) La lettre, inédite, que nous publions ci-dessous et que nous devons à l'obligeance du libraire-expert A. Voisin, donne des détails circonstanciés sur les derniers moments de la duchesse d'Angoulême. Elle est écrite par un des médecins qui donnèrent leurs soins à la princesse dans sa dernière maladie.

« Frohsdorff, 27 octobre 1851.

« Monsieur le Comte,

« Je viens mettre sous vos yeux quelques détails sur les accidents qui se sont successivement présentés pendant le cours de la maladie de Mme la comtesse de Marne (c'est le nom que la duchesse d'Angoulême avait adopté depuis qu'elle vivait en exil).

« Mme la comtesse jouissait d'une santé parfaite, lorsque,

2° *Sophie-Hélène-Béatrix*, née le 9 juillet 1786, morte moins d'un an après (le 19 juin 1787).)

le 13 de ce mois, à la suite d'une longue promenade à pied, elle fut spontanément atteinte d'une pleuro-pneumonie caractérisée par les symptômes suivants : douleur profonde avec voussure très prononcée dans l'hypocondre droit, son mat à l'auscultation du poumon du même côté, dans une assez grande étendue, respiration difficile, pouls dur et fréquent, langue rouge à sa pointe et soif ardente, froid aux extrémités, urine rare et safranée, nausées et vomissements qui ont été immédiatement favorisés par l'émétique donné en lavage et suivie d'évacuations bilieuses très abondantes qui ont produit une amélioration telle, dans l'état général de la malade, que Mme la comtesse de Marne, les deux jours suivants, a pu être placée, à plusieurs reprises, sur un canapé, à s'occuper, selon son habitude, des demandes de secours qui lui étaient adressées avec la personne chargée de ses œuvres de charité ; lorsque le quatrième jour, une aggravation spontanée vint détruire toutes les espérances : les forces vitales s'affaiblirent tout à coup, des douleurs aiguës se développèrent au cerveau accompagnées, par instants, de troubles dans les idées, la respiration devint plus difficile, les crachats rares et sanguinolents, la peau sèche et brûlante, le pouls variant de quatre-vingt-dix à cent, cent vingt et même cent trente pulsations, et malgré les moyens immédiatement appliqués à chaque indication, tels que sangsues, cataplasmes émolliens sur les points douloureux, sinapismes aux extrémités, vésicatoires et les autres prescriptions consacrées par l'expérience médicale, rien n'a pu empêcher les progrès de la maladie et le 10, à onze heures dix-sept minutes du matin, au moment même où Mme la comtesse de Marne rendait le dernier soupir, une violente contraction a été suivie d'un jet considérable de sang noir qui s'est fait jour par les narines et par la bouche. C'était le dernier effort d'une agonie de vingt-quatre heures, qui a été, chez l'auguste prin-

3° et 4° Deux fils, dont il va être question.

cesse, une longue suite de prières les plus ferventes pour la France et pour Monsieur le comte de Chambord.

« D'après les intentions formelles de Mme la comtesse de Marne, aucune investigation n'a été faite sur ses restes mortels.

« Monsieur le comte de Chambord, sur mon invitation, a fait appeler en consultation le premier Médecin de l'Empereur; et cet honorable confrère a joint ses soins aux miens, près de la princesse, dans cette courte et déplorable maladie.

« Recevez, je vous prie, Monsieur le Comte, la nouvelle assurance de mon profond et respectueux dévouement.

« Baron Thévenot de Saint-Blaise. »

LES FILS DE LOUIS XVI

A. — *Louis-Joseph-Xavier-François* (1781-1789).

Le 23 octobre 1781, le peuple de Versailles et de Paris était en liesse : la reine Marie-Antoinette avait, après mille alternatives de tourments et d'espoir, donné naissance à un Dauphin.

On se souvenait encore de la révolution qui s'était opérée dans la santé de la jeune mère, lors de son premier accouchement : la foule avait envahi la chambre où elle reposait, et il en était résulté un si grand ébranlement qu'elle fut plusieurs jours à se remettre. Pour ne pas voir se produire, au second accouchement, les accidents qui avaient signalé le premier, on prit la sage précaution de limiter le nombre des personnes qui pourraient approcher Sa Majesté.

Le silence observé par les assistants avait laissé la reine incertaine sur le sexe de l'enfant qu'elle venait de mettre au monde, jusqu'au moment où le roi lui dit, les larmes aux yeux : « Madame, les espérances de la nation et les miennes sont remplies ; vous êtes mère d'un Dauphin (1). »

Ce fut une joie générale : on n'entendit à cette occasion qu'une note discordante, qui vint des tantes du roi. Comme la reine leur faisait part de sa joie d'avoir donné un Dauphin à la France : « Nous nous bornerons, répliquèrent-elles aigrement, à répéter un mot de notre père sur ce sujet. Une d'entre nous se plaignait à Louis XV que son époux, imitant à son égard la continence du Dauphin vis-à-vis de vous, elle ne pouvait, bien que mariée depuis long-temps, se vanter d'être femme ni espérer d'être mère. — « Une princesse prudente, repartit le roi, ne manque jamais d'héritiers. »

Mais le sentiment des deux vieilles filles n'était pas partagé par l'immense majorité de la nation, dont l'ivresse semblait réellement tenir du vertige.

C'était à qui donnerait aux souverains la marque la plus manifeste de son dévouement. La princesse de Lamballe en a rapporté un exemple touchant, dans le journal rédigé par une dame attachée à son service (2). Le roi allait à Marly ; la princesse reve-

(1) *Mémoires relatifs à la famille royale de France pendant la Révolution*, par CATHERINE HYDE ; Paris, 1826, t. I, p. 251.

(2) Mme Catherine Hyde, marquise de Govion-Broglio-Solari, auteur des *Mémoires relatifs à la famille royale de France*, pré-cités.

nait de Rambouillet. Leurs voitures se rencontrèrent. Les deux postillons sautèrent de cheval, se jetèrent à genoux sur la grande route, malgré la boue dont elle était couverte, et ne cessèrent de bénir Sa Majesté, toujours dans la même position, qu'après avoir perdu de vue le carrosse du roi (1).

Le jour de la naissance du Dauphin, un feu d'artifice fut tiré sur la place d'Armes de Versailles. Les discours, les vers, plurent de toutes parts. Les différents corps de métiers de la ville furent, à cette occasion, présentés au roi. Les ouvriers, qui connaissaient le goût du monarque pour leur art, lui offrirent un service. qu'il se pressa d'examiner : en cherchant à l'ouvrir, il poussa un ressort, qui fit sortir un Dauphin en acier. Le roi, très satisfait de ce travail, leur fit donner trente louis, en plus de la participation accordée aux autres corps de métiers (2).

Les premières années du Dauphin se passèrent sans incidents notables. Il s'annonçait au début, comme un fort bel enfant, jouissant d'une santé florissante et ne laissant en aucune façon prévoir la triste destinée qui l'attendait.

On lui avait choisi une nourrice (3), âgée de 31 ans,

(1) *Mémoires de Cath. Hyde*, p. 253.
(2) *Histoire de Versailles*, par J.-A. Le Roi. t. II. Versailles, s. d.
(3) Nous ne parlons pas de la première nourrice, qui n'était

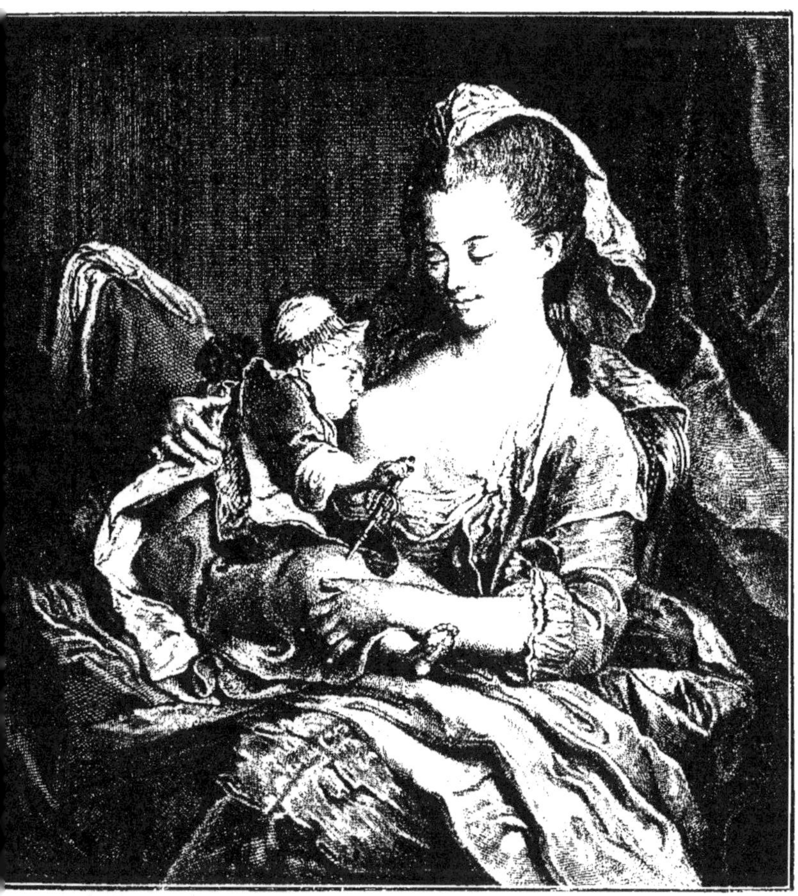

MADAME POITRINE

Nourrice du premier Dauphin, fils de Marie-Antoinette.

(Communiqué par M. Louis Delteil.)

qui portait un nom prédestiné. Geneviève Barbier,
femme *Poitrine*, était une femme originale, dont les
allures campagnardes tranchaient sur l'urbanité
obséquieuse des gens attachés à la cour (1).

Elle était bien nommée, dit madame de Bombelles, car
elle a une poitrine énorme et un lait excellent, à ce que
disent les médecins.

C'est une franche paysanne, femme d'un jardinier de
Sceaux ; elle a le ton d'un grenadier, jure avec une grande
facilité..., ne s'étonne et ne s'émeut de rien. Les dentelles,
le linge qu'on lui a donné ne l'ont pas surprise : elle a
trouvé cela tout simple, et a seulement demandé qu'on ne
lui fit pas mettre de poudre, parce qu'elle ne s'en était
jamais servie. Elle voulait mettre son bonnet de six cents
livres sur ses cheveux, comme les autres cornettes. Son ton
amuse tout le monde, parce qu'elle dit quelquefois des
choses fort plaisantes.

En 1783, elle accompagna le Dauphin à Trianon
pour la dernière fois (2).

Conformément aux usages de la cour, l'enfant

restée en charge que pendant six semaines seulement. On
avait remarqué une éruption suspecte, « quelque indiscret
bouton », qui la fit renvoyer (Cf. la *Correspondance secrète inédite sur Louis XVI, Marie-Antoinette*, etc., par M. DE LESCURE ;
Paris, 1866, t. I, p. 447).

(1) *Le Petit-Trianon, histoire et description*, par G. DESJARDINS,
p. 247.

(2) On lui donna sa retraite avec une pension de 6.000 livres.
dont 500 livres reversibles sur la tête de chacune de ses deux
filles, et 800 sur celle de son fils (G. D.).

royal fut d'abord confié à des gouvernantes. Mme de Guéménée fut chargée de l'éducation du jeune prince, jusqu'au jour où le scandale financier, auquel son mari se trouva mêlé, la contraignit à offrir sa démission.

En 1785, on parla de lui donner M. de Montmorin pour gouverneur; le duc d'Harcourt, lieutenant général du gouvernement de Normandie, membre de l'Académie française, devait être choisi.

En octobre 1786, le duc d'Harcourt prenait possession de son poste.

L'enfant dont sa mère disait, peu auparavant, avec orgueil, qu'il était « un vrai enfant de paysan, grand, frais et gros (1) », se ressentait encore des suites d'une opération qui lui avait été pratiquée l'année précédente.

Dans la première quinzaine de mars 1785, la reine était allée s'établir à Saint-Cloud, où le Dauphin devait être inoculé. C'était toute une affaire que l'inoculation et il fallait s'y préparer par un régime approprié, dont les médecins exagéraient à plaisir l'importance (2).

L'opération parut avoir réussi, mais les suites ne s'en révélèrent qu'un peu plus tard (3). Peut-être

____

(1) V. aux *Pièces justificatives* la note B.

(2) V. *Hist. de l'Académie royale des sciences*, pp. 849 et suiv.

(3) Le Dauphin fut inoculé à la Muette par Brunier, médecin des Enfants de France. L'éruption fut très abondante, surtout

n'était-ce qu'une coïncidence; toujours est-il que la santé du Dauphin resta profondément altérée depuis l'opération. Aussi, dans le peuple, murmurait-on contre cette pratique, qui n'était pas encore assez sûre pour qu'on l'essayât sur « une tête aussi chère » (1).

L'année suivante (1786), au mois d'avril, le Dauphin a des mouvements fébriles qui inquiètent son entourage; on parle de lui faire quitter Meudon, où il ne séjourne que depuis quelques mois, pour habiter le Petit Trianon, dont l'air est plus salubre, et où il pourrait passer la belle saison (2).

A la suite de l'inoculation sont survenus des boutons suppurants, que les médecins de la cour ont cherché à faire disparaître, parce qu'ils ont remarqué que ces boutons déplaisent à la reine quand elle veut embrasser son enfant (3). Il en est résulté une fièvre continue et un état cachectique qui ne laissent plus de doute sur la nature de la maladie qui mine la constitution du prince.

Ce sont les premiers symptômes de la tuberculose qui se manifestent.

à la figure. La reine vint voir son fils, et le trouvant couvert de boutons, s'écria : Grand Dieu! qu'a-t-on fait à mon fils ! Dès le lendemain de l'opération, les boutons étaient presque tous rentrés. (Cf. *Revue des Provinces*, 1866, t. XI, pp. 492 et suiv.)

(1) *Correspondance secrète*, édit. M. DE LESCURE, t. I, p. 605.
(2) V. aux *Pièces justificatives* la note A.
(3) *Correspondance secrète*, t. II, p. 36.

Une légère amélioration se produit (15 mai 1786), elle ne se maintient pas.

Dans les premiers jours du mois d'octobre suivant (1), on ôtait le Dauphin des mains des femmes, et le duc d'Harcourt recevait de la duchesse de Polignac l'enfant confié à sa garde.

Ce passage du royal enfant des mains des gouvernantes entre celles du gouverneur faisait l'objet d'une cérémonie à laquelle était tenue d'assister la Faculté. Celle-ci constatait, dans son procès-verbal, l'état de santé du jeune prince, le comparait avec celui où il se trouvait au moment de sa naissance, et reconnaissait par là que les accidents survenus dans cet intervalle ne pouvaient être attribués au peu de soins de ses premières maîtresses (2).

Conformément à ces prescriptions, l'enfant fut placé debout, « dans l'état où il était en naissant », sur une grande table, recouverte d'un tapis, et en présence de l'ancien et du nouveau service composant sa maison. Le prince fit plusieurs fois, très lentement, le trajet d'un bout à l'autre de la table; après quoi, il fut reconnu, à l'unanimité, et sans qu'aucune observation eût été faite, que Mme la duchesse de Polignac remettait Mgr le Dauphin en bonne santé entre les mains de M. le duc d'Harcourt.

(1) *Correspondance*, etc., t. II, p. 73.

(2) *Souvenirs d'un page de la cour de Louis XVI*, par FÉLIX comte d'HÉZECQUES; Paris, 1873, p. 23.

Il était pourtant facile de constater dès ce moment
— et des yeux exercés ne s'y étaient pas trompés (1)
— que la démarche de l'enfant était gênée pendant
la promenade qu'on lui avait imposée. Le dedans de
ses mains était tourné « comme pour lui servir d'avi-
ron »; celles-ci ressemblaient, disait-on, « aux mains
des bossus quand ils marchent ». De plus, il n'était
guère de place sur son corps où on ne vit la trace d'un
vésicatoire; les médecins ne le traitaient guère autrement que par ce révulsif.

Au mois de janvier 1787, on adjoignit au duc
d'Harcourt deux sous-gouverneurs, MM. d'Allonville
et du Puget, et deux sous-précepteurs (2). Le choix
des sous-gouverneurs fut généralement approuvé,
tandis que celui des instituteurs était assez fortement
blâmé. L'éducation de l'enfant devait s'en ressentir.

Mais que parlons-nous d'éducation; la santé du
Dauphin est le sujet de bien d'autres soucis.

Il est, depuis quelque temps, consumé par une
fièvre lente, qui fait le désespoir des archiâtres. Dans

(1) Cf. *Revue des Provinces*, *loc. cit.*, 1866. (L'étude à laquelle
nous nous référons a été donnée, comme document inconnu,
presque comme inédit, par M. Otto Friedrichs, dans la *Revue
Louis XVII*, bien que nous l'ayons utilisée, dès 1901, dans notre
première édition des *Morts mystérieuses de l'histoire*. Sur notre
observation, M. Friedrichs l'a, du reste, reconnu très loyale-
ment.

(2) *Correspondance secrète*, *loc. cit.*, p. 101; d'HÉZECQUES, p. 24.

les premiers mois de 1788, sa maladie fait des progrès inquiétants ; on a presque perdu l'espoir de le conserver. Le mal a fait de tels ravages que l'enfant en est réduit à ne pouvoir plus se promener que sur un âne (1).

On dit dans le public qu'il est une victime des vésicatoires et de la médecine mécanique. Il n'était peut-être pas impossible qu'il échappât aux maux d'une enfance délicate ; mais il n'était pas certain qu'il résistât aux « corps de fer » (corsets orthopédiques) et à toutes les « tortures (2) », imaginées pour redresser sa colonne vertébrale.

L'épine dorsale s'était, en effet, courbée depuis quelque temps et la portion dorsale moyenne des vertèbres faisait, au contraire, une saillie assez considérable ; tandis que la colonne vertébrale, dans sa portion lombaire, était très inclinée vers le bas-ventre. Les épaules étaient à peu près dans leur état normal (3).

Le médecin qui visitait tous les jours le Dauphin était le célèbre Petit, qui avait son habitation à Fontenay-aux-Roses, proche Meudon. Petit avait diagnostiqué de bonne heure une *carie vertébrale* :

(1) *Revue des Provinces, loc. cit.*

(2) *Correspondance secrète*, t. II, p. 236.

(3) PORTAL, *Observations sur la nature du rachitisme*, 1797, pp. 85 et suiv.

il avait également reconnu que le traitement par les vésicatoires était inutile et qu'il ne pouvait que prolonger les souffrances de l'enfant.

« Je vous déclare, disait-il un jour au duc d'Harcourt, qui l'interrogeait sur l'état de son pupille, qu'à partir de la première vertèbre de l'épine, il y en a déjà trois ou quatre qui sont gangrénées, vermoulues et noires, et qu'il est impossible que le prince puisse vivre encore longtemps. Les autres vertèbres vont se gangréner plus rapidement que n'ont fait les trois ou quatre premières, et Monseigneur le Dauphin succombera nécessairement quand la dixième ou onzième vertèbre sera attaquée. » Ce pronostic était trop exact. Le château de Meudon, où on allait transporter le petit malade, allait de nouveau mériter de s'appeler le tombeau des dauphins de France (1).

La reine se faisait encore illusion ; son cœur maternel répugnait à l'idée que son enfant fût irrémédiablement perdu.

Mon fils aîné, écrivait-elle à son frère, l'empereur Joseph II, me donne bien de l'inquiétude ; quoiqu'il ait été toujours faible et délicat, je ne m'attendais pas à la crise qu'il éprouve. Sa taille s'est dérangée et pour une hanche qui est plus haute que l'autre, et pour le dos dont les vertèbres sont un peu déplacées et en saillie. Depuis quelque temps, il a tous les jours la fièvre et est fort maigri et affaibli... Le

(1) C'était un nom qu'on lui avait donné depuis longtemps (*Correspondance secrète*, t. II, p. 236).

roi a été très faible et maladif pendant son enfance, l'air de Meudon lui a été très salutaire, nous allons y établir mon fils... (1).

Les premiers temps, contrairement à toute espérance, il se trouva un peu mieux; mais son état ne tardait pas à empirer de nouveau : l'épine dorsale continuait à s'infléchir, l'enfant dépérissait de plus en plus.

Au mois de septembre (1788), il peut à peine se soutenir sur ses jambes. Ses souffrances ne lui laissent que de rares intervalles de répit. Il est question de l'envoyer dans le Midi, à Nice ou à Montpellier, l'air de Meudon ayant été reconnu trop vif.

A la fin du mois d'octobre, il paraît tout à fait remis : il dîne en public. On sait que ces rémissions ne sont pas exceptionnelles au cours de la phtisie.

Quelques jours plus tard, goûtant à des pommes de terre qu'il a lui-même plantées, il fait des projets d'avenir : « Je veux, dit-il, l'été prochain, semer du blé, le soigner et le faire moudre ; j'en aimerai davantage les pauvres gens qui nous le procurent (2). »

Malgré cette feinte amélioration, le mal poursuivait sa marche. Dans les premiers mois de 1789, l'état du Dauphin ne laissait plus d'espoir, en dépit des crises salutaires qui se produisaient de temps à autre. C'est alors que fut décidée une

<hr>

(1) P. DE NOLHAC, *la Reine Marie-Antoinette*, 1899, p. 255.
(2) *Correspondance secrète, loc. cit.*

consultation de tous les médecins en renom de l'époque.

On y convoqua Portal, Sabatier, Vicq d'Azyr, Desault ; on joignit à cette consultation Bourdet, dentiste, et tous les médecins et chirurgiens de la cour. La majorité des consultants fut d'avis de prescrire les antiscorbutiques, le quinquina, les exutoires, les bains, le changement d'air, le régime. On fit également usage du sirop mercuriel de Bellet, etc.

A une seconde consultation, on proposa des exutoires locaux, un moxa, un séton, un ou deux cautères sur la colonne vertébrale.

Le docteur Petit exigea qu'on mît deux cautères sur le dos de l'enfant ; mais ce remède, pour le moins tardif, qui eût pu réussir aux premiers symptômes de la maladie, avant que les os de l'épine eussent été affectés, mais en le soutenant de l'usage intérieur des antiscorbutiques, combinés avec les mercuriaux, fut sans succès (1). L'enfant souffrit horriblement, maigrit de plus en plus ; le dévoiement survint, avec des insomnies et des mouvements convulsifs fréquents ; enfin le petit Dauphin succombait, le 4 juin 1789.

Le public fut promptement instruit de l'événement. Les comédiens n'ayant pas reçu d'ordre des ministres, les théâtres de Paris restèrent ouverts, et dans

(1) PORTAL, *op. cit.*

les églises, on continua les prières pour la convalescence du prince. Ce ne fut qu'à six heures du soir
que les ordres arrivèrent. Aussitôt les prières furent
interrompues et les toiles des théâtres baissées (1).

Le surlendemain fut pratiquée l'autopsie.

Les premières vertèbres furent trouvées « noires
comme de l'encre, et, grattées avec l'ongle, tombè-
rent en poussière, « comme quand on gratte un morceau de bois pourri ». La dixième vertèbre « était
déjà gâtée et noire à moitié ». Le prince avait la
cervelle double de l'ordinaire ; la Faculté en resta
saisie d'étonnement (2).

Les médecins n'osèrent pas émettre un avis sur la
cause de la mort. « Pour cela il faudrait plusieurs
feuilles de papier », s'écriait Vicq d'Azyr.

Était-il si malaisé de se prononcer ? A n'en pas
douter, c'est bien à une tuberculose vertébrale, ou
carie osseuse des vertèbres, que le Dauphin a
succombé.

Le procès-verbal, en mentionnant l'état des autres
viscères, n'aurait pu que confirmer la nature d'une
affection dont les symptômes successifs, manifestés
pendant la vie de l'enfant royal, n'avaient, d'ailleurs,
à aucun moment, permis de douter.

(1) *Correspondance secrète*, par M. DE LESCURE, t. II, p. 360.
(2) *Revue des Provinces*, *loc. cit.*

PIÈCES JUSTIFICATIVES

A

Lorsque le premier fils de Louis XVI, Louis-Joseph-Xavier-François, âgé de 9 ans, fut porté mourant à Meudon, on ne se contenta pas, pour le choix à faire d'une résidence, de l'avis des médecins ordinaires de la cour, on voulut s'entourer de toutes les lumières possibles, en dehors même des commensaux du palais, et onze disciples d'Esculape furent appelés pour décider entre Versailles, la Muette et Meudon.

Le docteur Chereau a retrouvé la consultation qu'on va lire (*Arch. gén.*, carton K, 505, pièce n° 15). Elle est intéressante à plus d'un titre.

Chaque médecin exprime son opinion à tour de rôle (1).

Sabatier. — L'appartement occupé par ce prince à Versailles est insalubre pour les principales raisons suivantes: il est au rez-de-chaussée ; il est humide, une portion est au midi, l'autre au couchant ; il domine les bois de Satory et la pièce des Suisses où l'eau est stagnante. Le château de Meudon serait préférable, ou bien encore le château de la Muette.

(1) Cf. *Union médicale*, 9 janvier 1866.

LE MONNIER. — Pendant l'hiver, le Dauphin sera mieux et plus sainement à Versailles que partout ailleurs ; non pas parce que le château de Versailles a un air plus salubre qu'à Meudon, mais parce qu'à Versailles l'habitation est plus commode, les appartements plus vastes et exposés au midi.

BLANQUIÉ. — Je ne pense pas qu'en hiver il y ait une grande différence entre la salubrité de l'air des châteaux de la Muette et de Versailles, et si j'avais à choisir, je préférerais Versailles.

De LASSONE ne croit pas que le séjour de Versailles soit contraire au Dauphin : « Depuis près de quarante ans, dit-il, que j'habite cette ville et que j'y ai pratiqué la médecine, je suis assuré qu'il n'y règne point d'épidémie particulière, dépendante de circonstances qui puissent rendre le sol malsain.

Jean CHAVIGNAT, chirurgien de Marie-Antoinette (1775-1788) : Vingt-deux ans de service, en qualité de premier chirurgien de la reine, m'ont mis dans le cas de faire différents voyages dans les maisons royales de Meudon et de la Muette. J'ai pu en étudier la situation, en apprécier les avantages et en reconnaître les inconvénients... Je pense, en résumé, que des trois maisons royales dont il s'agit, Versailles mérite la préférence et que c'est le lieu le plus salutaire pour y faire passer la saison critique de l'hiver à M. le Dauphin.

VICQ D'AZYR, PORTAL, PETIT, BRUNYER, LOUSTAUNEAU, ANDOUILLÉ, opinent pour Versailles.

DESAULT. — Pour pouvoir résoudre avec évidence la question sur laquelle on me fait l'honneur de me consulter, je crois qu'il convient : premièrement, d'examiner quel est l'état dans lequel se trouve aujourd'hui M. le dauphin, afin d'en déduire les qualités que doit avoir l'habitation qui lui

serait la plus convenable pour y passer l'hiver ; seconde-
ment, développer quel est celui des trois châteaux, de Meudon, de la Muette et de Versailles, qui réunit le plus de ces
qualités ; troisièmement enfin, de considérer, si même dans
la supposition où deux de ces maisons offriraient les mêmes
avantages physiques, le choix de l'une d'elles ne devrait pas
être fixé par des convenances morales capables d'influer sur
l'esprit et le cœur du prince, et, par une suite nécessaire,
sur sa santé.

Monseigneur a éprouvé une maladie qui l'a mis dans un
état de faiblesse et de langueur dont il n'a pu encore se
relever. Sa constitution doit être toujours très délicate, les
solides relachés, les mouvements lents, les fonctions péni-
bles, les sucs mal élaborés, la nutrition imparfaite.

Exposer une organisation aussi frêle à toute la rigueur
d'un air vif, sec et froid, serait faire courir des dangers à
ce prince. Si un pareil air augmente la force et la chaleur
de l'homme sain et bien constitué, il accable l'homme faible,
anéantit les forces vitales, et engourdit celui qui est d'une
santé languissante, il resserre les pores de la peau, la durcit
pour ainsi dire, diminue le calibre des vaisseaux qui vont
à la superficie du corps, rend les humeurs qui les parcou-
rent plus épaisses ; de là, le défaut de transpiration, le refoulement des fluides vers les parties internes, la surcharge de
celles-ci, leur obstruction, les embarras à la poitrine, les
rhumes inflammatoires, etc.

Un air humide et froid ne serait pas moins nuisible ; il
relàcherait de plus en plus les solides qui ne le sont déjà
que trop, et les ferait tomber dans l'inertie : chargé de beaucoup d'humidité, il n'est plus propre à absorber celle qui
doit s'exhaler du corps tant par la transpiration insensible
de la peau que par celle des poumons, ce qui peut donner
lieu à des amas de sérosité dans le tissu cellulaire, à des

épanchements dans les cavités et à tous les maux qui en dérivent. D'ailleurs, cet air n'ayant point assez d'élasticité pour développer le poumon dans la respiration, cette fonction devient laborieuse, il survient des catarrhes et autres engorgements de même espèce.

Ainsi, l'air qui paraît le plus analogue à la faiblesse et à la délicatesse de la constitution de M. le dauphin, est un air tempéré, ni trop sec ni trop humide, qui, sans être continuellement battu et échauffé par les vents froids, tels que ceux du nord, est cependant assez souvent renouvelé pour ne contracter aucune qualité vicieuse, exempt d'ailleurs de miasmes et émanations qui pourraient en altérer la pureté.

Pour toutes ces raisons, Desault préférait Versailles à toute autre habitation. Bien que la majorité des consultants se fût prononcée pour Versailles, c'est Meudon qui fut choisi.

B

Nous avons reproduit ailleurs (1) un portrait du premier Dauphin, fils de Louis XVI, que nous tenions de l'obligeance de M. Otto Friedrichs. M. Friedrichs a bien voulu accompagner ce document iconographique de la lettre suivante, qui précise un point d'histoire intéressant :

Le portrait au physionotrace, que j'ai le plaisir de vous communiquer, représente, bien authentiquement, le dauphin,

(1) Dans notre *Cabinet secret de l'Histoire*, 2ᵉ série.

premier fils de Louis XVI et non pas, comme on le croit généralement, le duc de Normandie, second fils de Louis XVI,
auquel il succéda dans les âmes royalistes, sous le titre de
Louis XVII, à partir du 21 janvier 1793.

Je sais bien que Charles d'Héricault, dans *La Révolution*
(Paris, Dumoulin, 1883, p. 133), a publié ce même portrait
en l'attribuant à Louis XVII et en l'accompagnant de lamen-
tations sur la victime de Simon. Il faut bien, n'est-ce pas,
selon les pures traditions royalistes, induire en erreur le
populaire et maints historiens, en leur montrant Louis XVII
mort des suites des mauvais traitements de Simon, alors que
Simon, en quittant le Temple le 19 janvier 1794, *un an et
demi* avant la date officielle du décès de l'enfant mort à la
place de Louis XVII, remit son royal élève *en bonne santé* ;
alors que le même Simon avait été guillotiné *près d'un an*
avant la prétendue mort de Louis XVII au Temple : absent
et « raccourci », il devenait bien difficile à Simon de continuer, jusqu'à ce que mort s'ensuive, ces « mauvais traitements, » que la légende royaliste, et pour cause, a toujours
fortement exagérés.

Je sais bien aussi que l'impeccable Chantelauze, qui pro-
pagea depuis si consciencieusement la fausse légende du
squelette de Louis XVII reposant au cimetière de Sainte-
Marguerite et dont l'ouvrage fut proclamé « définitif » (?!)
par l'illustre Taine ; je sais aussi, dis-je, que Chantelauze a
publié ce même portrait comme étant celui de Louis XVII
(Voir *l'Illustration* du 22 septembre 1883). Mais ces prétendus
historiens ont tout simplement commis une grossière erreur
(ni la première, ni la dernière !) et j'en ai trouvé la preuve
formelle dans le *Journal de Paris* du 25 juin 1788 — on ne
saurait poursuivre la vérité trop loin. A cette date, en effet,
le *Journal de Paris* parle de la séance accordée par Mgr le
Dauphin au physionotrace. Or, le portrait en question a

été obtenu par le procédé dit « au physionotrace » ; et, en 1788, c'est le premier fils de Louis XVI qui, seul, portait le titre de « Mgr le Dauphin ». Son frère cadet, le futur Louis XVII, n'était alors que duc de Normandie. *Ergo*, ce portrait au physionotrace représente bien le premier fils de Louis XVI. décédé à Meudon, le 4 juin 1789. *Quod erat demonstrandum...*

Au reste, si MM. d'Héricault et Chantelauze avaient tant soit peu connu leur Louis XVII, un simple coup d'œil sur la coupe des cheveux dans le portrait au physionotrace, aurait dû suffire pour faire naître en leur cerveau la vague idée qu'ils faisaient fausse route. Les cheveux de Louis XVII en effet, recouvraient son front et retombaient en boucles sur ses épaules : je ne connais pas de portrait de lui avec le front complètement découvert et les cheveux se terminant plutôt en queue sur le dos comme dans ce portrait au physionotrace. Dans les portraits douteux, et que des personnes inexpérimentées seraient embarrassées d'attribuer à l'un ou à l'autre des deux fils de Louis XVI, pareille disposition de la chevelure autorise *a priori*, sans préjudice, bien entendu, d'une étude plus complète, à pencher en faveur de l'hypo thèse d'un portrait du premier fils de Louis XVI.

Otto FRIEDRICHS.

B. — *Louis-Charles*, dit Louis XVII.

Marie-Antoinette mit au monde son second fils le 27 mars 1785.

Les couches furent peu laborieuses (1). Dès le matin, la reine avait éprouvé les douleurs prémonitoires. « Vers les six heures (du soir), tous les symptômes parurent, et après un travail d'environ une heure, elle accoucha d'un prince bien constitué et très fort (2) ».

L'enfant fut baptisé le jour même de sa naissance : on lui donna le nom de *Louis-Charles*. Le roi lui conféra le titre de duc de Normandie, « titre qui n'avait été porté par aucun fils de France depuis un frère de Louis XI (3) ».

(1) De Beauchesne, *Louis XVII*, édition de 1894, t. I, pp. 487 et suiv. Beauchesne ayant publié l'acte de naissance, nous croyons inutile de le donner à nouveau.

(2) De Lescure, *Correspondance secrète*, t. I, p. 549.

(3) *Corresp. secrète, loc. cit.* Le titre de duc de Normandie n'avait plus été donné aux fils de France, d'après un autre auteur (Eckard, *Mém. hist. sur Louis XVII*, 1818), depuis Charles,

L'enfance du futur héritier du trône — il devint héritier présomptif de la couronne et prit le titre de Dauphin à la mort de son frère, survenue en 1789 — l'enfance du duc de Normandie ne fut traversée par aucun orage sérieux : à peine si nous trouvons signalées, par les nouvellistes, des convulsions infantiles, provoquées vraisemblablement par des vers intestinaux, qui le tourmentèrent à diverses reprises.

Ces convulsions faillirent être la cause du renvoi de sa gouvernante, la duchesse de Polignac.

Un jour, la Faculté avait jugé à propos de faire appliquer à l'enfant, atteint d'une de ses crises nerveuses habituelles, des sangsues derrière les oreilles ; la gouvernante, craignant que cette opération n'affectât trop vivement la sensibilité de la reine, voulut la lui dissimuler. Elle prévint, toutefois, le roi, qui tenait à être témoin de l'application des petites bêtes. Mais la reine, étant survenue presque au même instant, aperçut des traces de sang et en demanda la cause à la duchesse, qui ne put que balbutier une explication. Marie-Antoinette entra dans la plus violente colère, se plaignant qu'on lui eût caché l'état de son fils, et la gouvernante eut beaucoup de peine à lui faire entendre qu'elle n'avait pas eu d'autre but

quatrième fils de Charles VII, successivement duc de Berry, de Normandie et de Guyenne, mort à Bordeaux en 1472. (ECKARD, *op. cit.*, p. 3.)

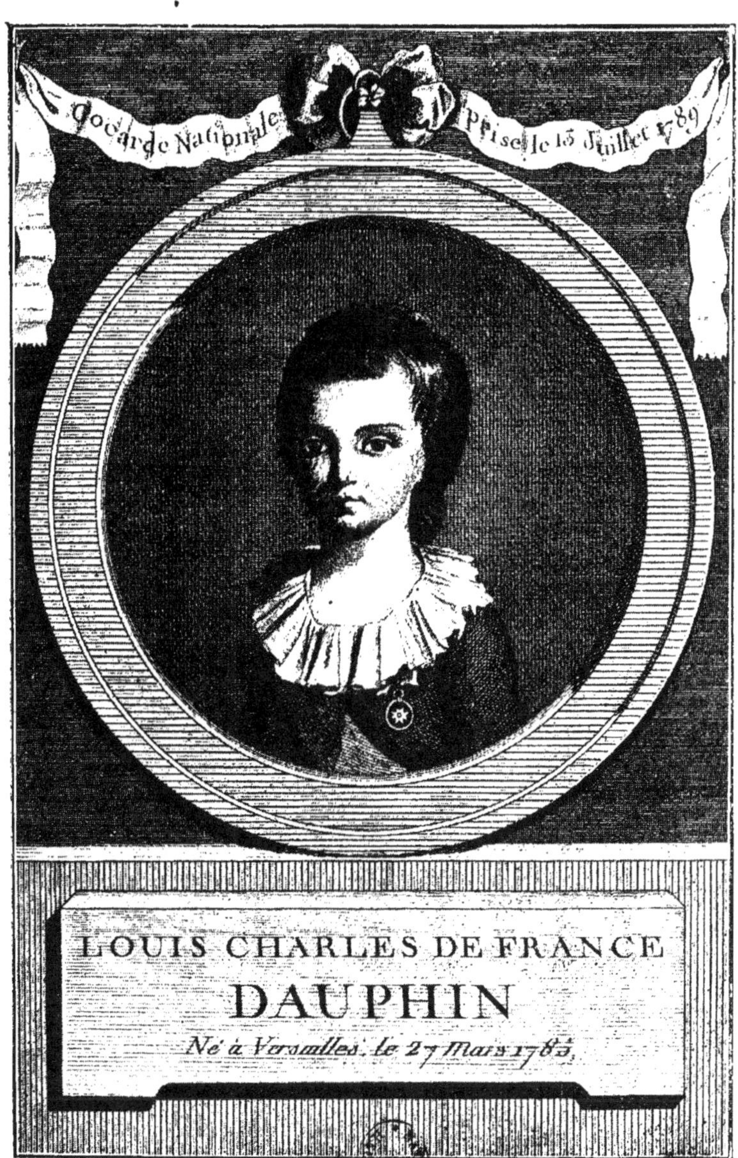

(Collection Otto Friedrichs.)

que celui de ne pas alarmer sa tendresse maternelle (1).

Le second fils de Marie-Antoinette était d'un tout autre tempérament que son frère aîné. A part des affections vermineuses (2), il ne fut atteint que d'indispositions passagères.

Il n'était nullement (3) l'enfant rachitique, scrofuleux, arrivé à la deuxième période de la cachexie strumeuse, que certains historiens nous ont présenté. En 1789, c'était « un très bel enfant », qui donnait de « grandes espérances (4) ». Son système nerveux était seulement très délicat, et le moindre bruit le faisait tressaillir.

L'éruption de ses premières dents avait été tar

(1) De Lescure, *op. cit.*, t. II, p. 84.

(2) Les vers provoquant assez souvent des convulsions, on a pu croire que le dauphin était sujet à des attaques de nerfs ressemblant à de l'épilepsie (Cf. *Corresp. secrète*, t. II, p. 360).

(3) Une femme de province, voyant côte à côte madame Royale et le duc de Normandie, en 1788, ne put retenir cette exclamation : « Mon Dieu! les beaux enfants! » *Correspondance secrète*, t. II, p. 281. Voir aussi, à ce sujet, dans le numéro exceptionnel de la *Plume*, consacré à la question de Louis XVII, *l'Étude sur l'identité morale de « Naundorff » avec Louis XVII*, par Otto Friedrichs. Nous y relevons, notamment, cette remarque autorisée de Mme Campan : « La santé brillante et l'amabilité du duc de Normandie contrastaient avec l'air languissant et le caractère mélancolique de son frère aîné. »

(4) Le nouveau dauphin était plus fort que son aîné : « C'est un vrai enfant de paysan, disait en riant sa mère, grand, frais et gros. » *Lettre à Joseph II*, 22 février 1788.

dive, mais elles étaient venues sans maladie ni accident, à part deux ou trois convulsions (1) ; il eut encore des convulsions à la suite de l'inoculation.

Le Dauphin ne recevait des soins que de son médecin habituel, Brunier, appelé à cette charge le 19 octobre 1785 (2). Brunier avait la confiance de la reine, qui se plaignait seulement qu'il fut « familier, humoriste, et clabaudeur (3) ».

Quand l'enfant tomba pour la première fois malade au Temple, d'une forte coqueluche, accompagnée de fièvre, il ne fut pas visité par Brunier, mais par Le Monnier, qui, bien qu'ancien médecin de Louis XVI, se recommandait au choix de la Commune par une dignité de vie et une sévérité de mœurs inattaquables. Néanmoins, sur les instances de la reine, le Conseil général de la Commune avait autorisé Marie-Antoinette à appeler auprès de sa fille, « atteinte d'une incommodité grave », une plaie à la jambe, le médecin qui avait gardé sa confiance ; et

(1) C'est Marie-Antoinette elle-même qui nous fournit ces détails, dont la sincérité ne saurait être mise en doute (Cf. DE BEAUCHESNE, *Louis XVII*, édition de 1894, t. I, pp. 34 et suiv.).

(2) *Arch. nat.*, E 3470, fol. 319; cité par A. CHEREAU, Éphémérides de l'*Union médicale*.

(3) DE BEAUCHESNE, *loc. cit.* Mme Brunier, la femme du médecin, était attachée au service de Madame Royale depuis sa naissance. « Elle tient du caractère de son mari, écrit d'elle Marie-Antoinette ; de plus, elle est avare et avide des petits gains qu'il y a à faire dans la chambre. » DE BEAUCHESNE, t. I, p. 37.

c'est ainsi que Brunier franchit pour la première fois (le 17 janvier 1793) le seuil de la prison du Temple (1).

Au mois de mai de l'année ~~suivante~~ (2), le Dauphin s'étant plaint d'un point de côté, la reine inquiète avait réclamé le médecin Brunier. Mais, sa demande ayant été rejetée, elle dut se contenter du médecin Thierry, qui lui fut imposé par la Commune (3). Thierry eut la délicatesse de se concerter au préalable avec Brunier, qui connaissait depuis longtemps le Dauphin et pouvait par suite lui fournir d'utiles indications sur son tempérament (4).

(1) V. *Chronique médicale* du 1ᵉʳ avril 1901.

(2)   MUNICIPALITÉ DE PARIS

Du 9 mai 1793, IIᵉ de la République française,
1ᵉʳ de la mort du Tyran.

Extrait du registre des délibérations du Conseil général.

Le Conseil général, délibérant sur la maladie annoncée du fils de défunt Capet, et sur la demande de Marie-Antoinette d'un médecin pour la soigner,

Arrête que demain il entendra à ce sujet les commissaires qui sont aujourd'hui de service au Temple.

PACHE, *maire.*

DORAT-CUBIÈRES, *secrétaire-greffier, adjoint.*

(*Revue rétrospective, loc. cit.*).

(3) V. *le Cabinet secret*, 2ᵉ série, dernier tirage.

(4) *Mémoires historiques sur Louis XVII,* par ECKARD, p. 165 ; *Mémoires de Mme la duchesse de Tourzel,* t. II, p. 308, cités par H. PROVINS, *le Dernier Roi légitime de France,* t. I; Paris, 1880, p. 43.

L'enfant eut une fièvre, qui ne dura pas moins de vingt et un jours ; on n'est pas fixé sur la nature de cette fièvre. Peu de temps après, il se blessait en chevauchant sur un bâton, et il en résultait « un engorgement au témoin gauche », engorgement qui avait complètement disparu après trois ou quatre semaines de traitement (1).

Jusqu'à présent nous ne relevons aucune maladie grave du Dauphin, et la constatation a son importance, on en jugera bientôt.

Le 3 juillet 1793 (2), vers 10 heures du soir, le Dauphin était séparé de sa mère et remis entre les mains du citoyen Simon, désormais préposé à sa garde. Simon devait être assisté par sa femme, Marie-Jeanne Aladame (3). A l'encontre de son

(1) V. *le Cabinet secret, loc. cit.* Nous croyons devoir rappeler cette déclaration formelle du chirurgien Pipelet, contenue dans une lettre du comte Anglès, préfet de police, adressée le 10 mai 1817, au ministre de la police générale :

« Par l'examen qu'il a fait des parties malades, il (Pipelet) a reconnu que le jeune Prince avait joué sur un bâton comme font les jeunes enfants et qu'il s'était blessé ; qu'il avait suivi pendant un mois le traitement de cette incommodité, qui avait disparu au bout de ce temps ». *Arch. nationales,* carton F² 6808 ; cité par l'*Intermédiaire des Chercheurs et des Curieux,* 10 juillet 1896.

(2) DE BEAUCHESNE, t. II, p. 63 (n.) et *Papiers du Temple* (article de M. de la Morinerie, dans la *Nouvelle Revue,* du 1ᵉʳ avril 1884, p. 618).

(3) V. le contrat de mariage dans BEAUCHESNE, t. II, p. 67 (n.).

époux, qui d'ailleurs ne fut pas le brutal savetier que
la légende a consacré, la femme Simon, eut le plus
grand soin de l'enfant, tant au point de vue maté-
riel qu'au point de vue physique, le lavant, le pei-
gnant, lui faisant prendre des bains, veillant en un
mot à sa propreté et à son alimentation (1). On
parle sans cesse des mauvais traitements infligés
par les époux Simon au petit Dauphin ; outre qu'ils
ont été fort exagérés, comme l'ont établi surabon-
damment tous les écrivains qui se sont occupés
impartialement du problème que nous allons aborder, ils n'ont influé en aucune façon sur la santé de
l'enfant royal.

Du mois de juillet 1793 au mois de janvier 1794,
c'est-à-dire pendant tout le règne des époux Simon,
les mémoires des médecins et des apothicaires ne
mentionnent pas d'autres remèdes que des sirops
vermifuges, des bouillons de veau et de « cuisses de
grenouille » : rien qui atteste que le Dauphin ait eu
autre chose que des indispositions légères. A cet
égard, le témoignage de la duchesse d'Angoulême,
qu'on a si souvent invoqué pour les besoins d'une
mauvaise cause, est dénué de toute valeur. La
duchesse écrit, dans ses *Mémoires*, au sujet de l'engorgement contracté en jouant par son frère : « sa
santé commença à se gâter, et elle ne s'est jamais

(1) H. PROVINS, *op. cit.*, t. I, p. 46 (n.).

remise depuis (1) ». Or nous avons vu que cette
infirmité ne persista pas. D'ailleurs, comment la
duchesse pouvait-elle s'exprimer aussi formellement
sur la santé de son frère, qu'elle ne vit point du
3 juillet (date de la séparation) au 7 octobre (1793);
qu'elle n'aperçut que quelques instants au moment
de la confrontation des deux enfants devant les
députés chargés d'instruire l'accusation infâme portée
contre la reine, et qu'elle n'eut plus occasion de
revoir depuis ?

Par une coïncidence qui gêne singulièrement les
partisans de la mort du Dauphin au Temple, les
mauvais traitements de Simon cessent, d'un aveu
unanime, précisément à cette date d'octobre 1793.

Que Simon ait reçu des instructions secrètes de
Robespierre, lui recommandant d'user désormais de
plus de ménagements; que Robespierre ait pris
cette détermination à la suite de l'horrible déposition arrachée par l'ivresse à l'enfant royal (2), peu

---

(1) Elle dit, à un autre endroit de son *Récit :* « Le changement
de vie et les mauvais traitements rendirent mon frère malade
vers la fin d'août. Simon le faisait manger horriblement, et
boire de force beaucoup de vin, qu'il détestait. Tout cela lui
donna bientôt la fièvre : il prit une médecine qui réussit mal et
sa santé se dérangea tout à fait. Il était extrêmement engraissé
sans prendre de croissance. Simon le menait cependant encore
prendre l'air sur la tour. » *Récit des événements arrivés au
Temple*, pp. 51-52.

(2) Cf. *le Cabinet secret*, 2ᵉ série : *L'accusation d'inceste portée
contre Marie-Antoinette.*

importe. Le fait est patent : la date de la mort de la reine correspond bien avec celle de la cessation des prétendues rigueurs de Simon (1). Il n'est donc pas admissible que la santé du Dauphin ait continué à s'altérer.

Mais il y a un document tout à fait probant, qui nous permet non plus d'émettre une présomption, mais une certitude. Le 2 janvier 1794, le corps municipal prenait un arrêté, interdisant le cumul de membre du Conseil général et des emplois salariés par l'État : Simon se trouvait atteint par cette mesure. Trois jours après, l'instituteur du Dauphin offrait sa démission et le 16 janvier, le Conseil général décidait que quatre de ses membres, commissaires de garde au Temple, seraient à l'avenir chargés de la surveillance directe des détenus de cette prison. Le 19 du même mois, les époux Simon remettaient aux commissaires de garde le « petit Capet » et en demandaient décharge. Cette décharge est mentionnée en ces termes au *Moniteur*, à la date du 22 janvier (1794) :

COMMUNE DE PARIS. — CONSEIL GÉNÉRAL.
Du 1ᵉʳ pluviose, an II (20 janvier 1794).

Lasnier s'exprime ainsi : Un de vos arrêtés porte que le jeune Capet restera sous la surveillance immédiate des com-

______

(1) H. PROVINS, *op. cit.*, t. I, p. 68 (n.).

missaires de garde au Temple ; hier, Simon et sa femme nous ont remis cet enfant *en bonne santé*, nous requérant de leur en donner décharge ; nous la leur avons accordée.

Le Conseil ratifie la décharge donnée au citoyen Simon.

Retenons ce point : le Dauphin était *bien portant*, quand il passa des mains de Simon à celles des commissaires du Temple (1).

Après le départ de Simon, la surveillance se relâche (2) : chacun des commissaires ne doit reparaître *qu'une fois tous les quarante jours.*

Au début, ils furent assez exacts dans leur service ; à la longue, un grand nombre se récusèrent, et les remplacements des uns par les autres furent fréquents (3).

De tous ces commissaires aucun n'a malheureusement laissé, touchant le prisonnier, de communication écrite ou verbale. De plus, le gouvernement de la Restauration a eu soin de faire disparaître les registres du Temple se rapportant à cette période, et qui nous auraient peut-être donné la clef du mystère qui plane sur l'existence du prisonnier depuis le premier mois de 1794. Ce qui est certain, c'est qu'en mars de cette même année, on commençait à s'agiter ferme, et le Conseil général de la

(1) Cf. *Nouvelle Revue*, 1er avril 1884. p. 623. (Papiers du Temple).

(2) *Moniteur* du 30 nivôse (19 janvier 1794).

(3) H. Provins, *op. cit.*, t. I, p. 73.

Commune s'en préoccupait vivement (1). Le Conseil général de la Commune craignait l'évasion : c'est donc qu'il la croyait possible (2).

A cette date, on prêtait à Robespierre l'un de ces deux projets : ou « d'emmener le roi dans les provinces méridionales, si les armées s'approchaient de Paris », c'était le projet du comité ; ou « d'emmener le roi à Meudon et de faire son traité personnel avec la puissance qui s'approcherait de Paris : c'était l'avis du dictateur, ou plutôt le projet qui avait sa préférence (3) ». L'agent de police politique qui fait connaître ces détails, et dont les dépêches confidentielles ne nous ont été que récemment révélées, ajoutait dans son rapport que, dans la nuit du 23 au 24 (mai 1794), Robespierre était allé chercher le roi au Temple et l'avait conduit à Meudon. « Le fait est certain, poursuivait-il, quoi qu'il ne soit connu que du Comité de salut public. On peut être assuré qu'il a été ramené au Temple dans la nuit du 24 au 25 et que ceci était un essai pour s'assurer de la facilité à s'en emparer (4). » Mais ce ne sont là que rapports de policier, et nous savons trop avec quelle circonspection il faut en user.

(1) *Moniteur* du 27 ventôse et du 9 germinal an II.

(2) H. PROVINS, t. I, p. 86.

(3) *The manuscripts of J.-B. Fortescue, preserved at Dropmore*, t. II, p. 564.

(4) *The manuscripts*, etc., pp. 576-577.

D'après certains biographes de Louis XVII, Robespierre se serait rendu au Temple le 11 mai, au lendemain de l'exécution de Mme Élisabeth. Sa démarche
fut tenue secrète ; on ne l'apprit que beaucoup plus
tard par la duchesse d'Angoulême. Il ne paraît en
être rien transpiré au dehors.

Le 9 thermidor arrive et avec lui la chute du
« tyran ». Le triomphateur de la journée, Barras,
se présente, dès le lendemain matin à 6 heures, à la
prison du Temple. « Il voit le jeune prince... couché
dans un misérable lit, qui n'était qu'une espèce de berceau... Ses genoux et ses chevilles étaient enflés ; sa
chambre dans un état de saleté repoussant. » Barras
fait son rapport au Comité du salut public, lequel
décide que des médecins seront chargés d'examiner
le détenu ; tandis qu'il confie la garde des prisonniers
à une de ses créatures, le sieur Laurent, jeune créole
que Joséphine lui a recommandé, comme un homme
sûr et dévoué.

Cinq semaines après l'entrée en fonctions de Laurent, le 31 août (1794), la poudrière de Grenelle
faisait explosion : le bruit courut aussitôt dans Paris
que les prisonniers du Temple s'étaient échappés à
la faveur d'un complot royaliste.

Le gardien Laurent fut accusé de s'être relâché
de sa surveillance. « On ne savait pas si on gardait
des pierres ou autre chose », écrit un adjudant de

service (1), à qui sans doute, pas plus qu'à ses aco-
lytes, on ne montrait jamais les prisonniers.

Au mois d'octobre (1794), parvenaient plusieurs
plaintes de citoyens aux Comités de salut public et
de sûreté générale et Laurent dut répondre aux insinuations dirigées contre lui.

Par décision du 18 brumaire an III (8 novembre
1794), le Comité de sûreté générale choisissait le
citoyen Gomin, pour l'adjoindre à Laurent, en qualité de gardien du Temple. *Gomin n'avait jamais
vu le dauphin,* il le déclara lui-même à celui qu'il
allait désormais seconder (2). Mais le zèle du
second gardien ne pouvait s'exercer qu'en pure
perte ; il y avait, prétendait-on, beaux jours que le
dauphin avait quitté la prison.

D'après certains historiens, ce serait à la fin
d'octobre que l'événement se serait produit : « A la
fin d'octobre, à une heure du matin, relate la duchesse
d'Angoulême dans son *Récit*, je dormais lorsqu'on
frappa à ma porte ; je me levais à la hâte et j'ouvris
toute tremblante de frayeur, je vis deux hommes
avec Laurent ; ils me regardèrent et sortirent sans
rien dire. »

Ces lignes ne sont pas, à vrai dire, très significa-
tives et il est excessif d'en tirer la conclusion que
d'aucuns ont cru devoir en déduire.

(1) *Arch. nat.*, F⁷ 4391 ; cité par Provins, *op. cit.*, t. I, p. 135 (n.).
(2) De Beauchesne, cité par H. Provins, t. I, p. 147.

Si, comme nous allons essayer de l'établir, le fait
de l'évasion n'est pas contestable, l'époque où elle
s'est effectuée ne saurait être fixée d'une façon aussi
certaine (1).

Les preuves connues de l'évasion, nous n'allons
pas les rééditer à nouveau ; nous nous contenterons
de renvoyer à un ouvrage qui, sans être commun,
n'est pas introuvable (2), et où sont produits divers
certificats, émanant de personnes très honorables,
acteurs ou témoins de seconde main, mais dont la
sincérité éclate aux yeux les plus prévenus. « Dix-
huit attestations du même fait, conclut l'enquêteur,
doivent le placer à l'abri de toute espèce de doute.
Nous aurions pu les multiplier à l'infini ; mais à quoi
bon, n'y en a-t-il pas assez ?... (3) »

De toutes ces attestations, la plus importante à

(1) C'est ici où l'imbroglio se corse. D'après le témoignage de
la Simon, c'est au moment où celle-ci quittait le Temple avec
son époux que l'opération se serait effectuée : c'est l'opinion de Lenôtre et elle séduit assez par sa vraisemblance.
La femme Simon aurait profité de son déménagement pour
emporter le dauphin dans une charrette remplie de hardes.
Mais que serait devenu le Dauphin à sa sortie de prison ? Ici
on retombe dans le chaos et dans le mystère. Pour d'autres,
l'évasion devrait se placer à la fin d'octobre (1794). Dans la
nuit du 28 octobre, une alerte mit le Temple en rumeur, et
Madame Royale ne manque pas de le signaler dans son récit.
C'est ce que nous venons de dire.

(2) *Preuves de l'existence du fils de Louis XVI*, par J. SUVIGNY.
Paris, 1851, pp. 20 et suiv.

(3) SUVIGNY, *op. cit.*, p. 32.

coup sûr est celle de la veuve Simon. Sa déclaration, *qui n'a jamais varié* (1), est formelle : toute sa vie, en dépit des multiples pressions exercées sur elle pour l'amener à une contradiction, et de l'intérêt qu'elle avait à soutenir le contraire, elle a affirmé que le Dauphin avait été enlevé du Temple.

On a dit que ses facultés mentales étaient altérées sur la fin de ses jours. Un certificat de médecin, cinq attestations de personnes différentes, les réponses très lucides et nullement incohérentes qu'elle a faites aux questions qui lui furent posées, aux interrogatoires auxquels on la soumit, établissent sans conteste qu'elle jouissait de toute sa raison. Malgré les menaces de la police, la veuve Simon (2) a toujours dit à qui voulait l'entendre que le Dauphin n'était pas mort au Temple et cela en plein règne de Louis XVIII, à une époque où son intempérance de langue aurait pu lui causer de sérieux désagréments.

La femme Simon était, au moment où ses révélations se produisirent pour ainsi dire publiquement, à l'hospice des Incurables, où elle avait été admise en 1795. La pétition suivante, qui nous fut jadis (3)

(1) V. aux *Pièces justificatives* la note A.

(2) Le contrat de mariage du « sieur Simon Antoine et de Marie-Jeanne Aladame, demeurant à Paris, rue des Cordeliers, n° 32 », est du 15 mai 1788. Simon était veuf, sans enfant, de Marie-Barbe Hoyau, et fils de François Simon, marchand boucher à Troyes. (A. N., F7 6806).

(3) Nous croyons être le premier à l'avoir publiée, dans la

communiquée par le regretté Étienne Charavay, nous fait connaître à quelle date la veuve Simon sollicita son admission à cet hospice. En voici le texte exact :

Aux citoyens représentants composant le Comité
des secours.

Citoyens représentants,

La dite Marie-Jeanne Aladame, veuve d'Antoine Simon (1) demeurant dans le bâtiments des ci-devant Cordeliers, nº 5, section de Marat, vous expose que, dans le séjour qu'elle a

France médicale, 1894, nᵒˢ 41 et 42 (articles signés de notre pseudonyme : Dʳ QUERCY).

(1) Croirait-on qu'on a douté de la mort du cordonnier Simon, qui avait été, comme chacun sait, guillotiné ? « Il s'est trouvé, il se trouve encore (écrivait un rédacteur de l'*Intermédiaire*, nᵒ du 25 oct. 1876, p. 613), des historiens sérieux (!!) qui prétendent que ledit Simon a vécu sous un faux nom jusqu'en 1830, à Joinville, où il était gardeur de pourceaux. C'est, dit-on, à l'hôpital de Joinville qu'il aurait fini sa vilaine existence ». Non, Simon a bien et dûment payé sa dette à la société en montant sur l'échafaud. Voici, d'abord, son acte de décès donné par Jal : « 27 thermidor, an II. Acte de décès du 10 de ce mois, d'Antoine SIMON, cordonnier, âgé de 58 ans, natif de Troyes, département de l'Aube, domicilié à Paris, rue Marat, nᵒ 32. Vu l'extrait du jugement du Tribunal révolutionnaire et du procès-verbal d'exécution du dix de ce mois, signé Neirot, commis-greffier. Vu par l'officier public, Antoine Trial (signé), Trial père. »

Comment douter de la mort de Simon? Il figure officielle-

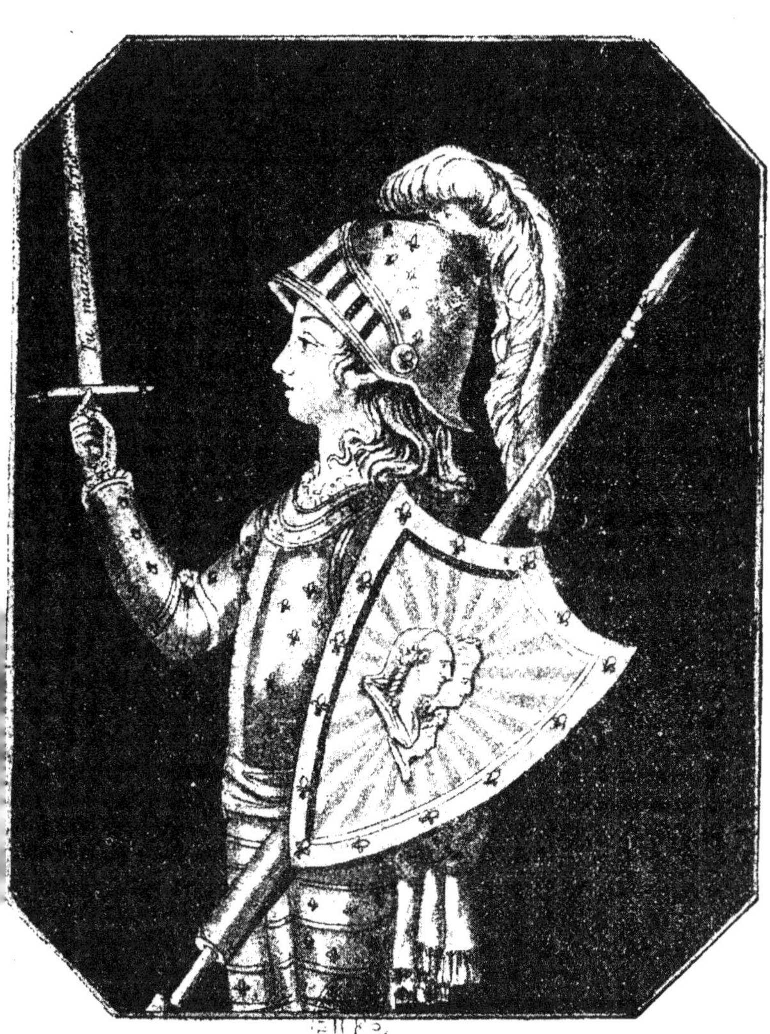

LOUIS-CHARLES, de France, DAUPHIN (1790).

(Collection Otto Friedrichs)

fait au Temple pour la garde du petit Capet, à elle confié par la Convention nationale, elle y a gagué plusieurs infirmités des plus cruelles et absolument incurables, ainsi que cela est attesté par le certificat ci-joint de l'officier de santé du grand hospice d'humanité (1).

ment sur la liste des décapités : « Simon (Antoine), cordonnier et membre du Conseil de la Commune, âgé de 58 ans, né à Troyes, département de l'Aube, domicilié à Paris, département de la Seine, mis hors la loi par décret de la Conv. Nation. du 9 thermidor, an II, comme traître à la patrie, exécuté le 10. » Qui donc se serait fait guillotiner à sa place? (Cf. *Intermédiaire*, 1876, pp. 698, 726).

(1) Nous avons retrouvé le certificat, auquel il est fait ici allusion, dans l'*Amateur d'Autographes*, I, p. 61. Il est assez peu connu pour que nous le reproduisions :

« Je soussigné, officier de santé du grand hospice d'humanité et du comité de bienfaisance de la section de l'Indivisibilité, certifie que la citoyenne veuve Simon, demeurant dans le bâtiment des ci-devant Cordeliers, nº 5, est attaquée depuis le séjour qu'elle a fait au Temple, d'engorgement très marqué au foie; les glandes du mésentère s'en trouvent également affectées. Elle rend, tous les matins, en vomissant, une grande quantité d'humeurs pituiteuses, qui augmente dans les temps humides et pluvieux et la met hors d'état de faire aucun des travaux qui exigent de l'adresse et de l'agilité. Elle est absolument dans le cas des personnes à qui l'on doit accorder des secours. »

En foi de quoi, je lui ai délivré le présent, à Paris, ce trente vendémiaire, l'an 3 de la République française, une et indivisible.

Naudin.

Le docteur Naudin avait pour tailleur le gendre de Simon, ce qui le fit désigner pour venir au Temple soigner la femme de ce dernier. Naudin mourut vers 1815 : son fils, qui exerçait

En conséquence, se trouvant aujourd'hui sans aucune espèce de ressource, la requérante vient réclamer aujourd'hui de votre humanité, citoyens représentants, d'être autorisée à se retirer dans l'hospice des *Incurables*, pour y pouvoir finir tranquillement ses jours.

Observe la requérante qu'il a été signifié des ordres de vuider les lieux à tous les locataires du bâtiment des ci-devant Cordeliers, et que l'état d'impotence et de souffrance de la requérante la met dans l'impossibilité absolue de se fournir d'un autre logement.

Cette requête n'est pas signée de la veuve Simon, mais on trouve en marge :

Renvoyé au comité des secours publics par celui des pétitions, le 25 frimaire l'an III, de la République.

RUDEL.

Renvoyé à la commission des secours publics, décision du 1er nivose an III de la République, une et indivisible.

Bo.

La veuve Simon rentra aux Incurables le 12 avril 1796 (1). Elle était dans la plus profonde misère,

la profession paternelle, demeurait, lors de l'enquête de 1816, rue Pavée Saint-André-des-Arts, n° 3 (*Arch. Nat.*, F⁷ 6808). Naudin fut appelé à donner ses soins à la veuve Simon le 7 nivôse an II (27 décembre 1793), alors qu'elle était au Temple. Il lui prescrivit un traitement et revint le lendemain la voir. (Cf. ECKARD, *Mémoires hist. sur Louis XVII*, pp. 213-215 et DE BEAUCHESNE, *op. cit.*, pp. 169-170).

(1) Cf. le Rapport du 15 novembre 1816, publié par CH. NAUROY. *les Secrets des Bourbons*, pp. 75-76.

ayant perdu par suite des événement le peu qu'elle possédait (1). Elle n'avait retiré de la succession de son mari que ses effets, évalués à 70 livres (2).

Dans un des rapports de la fameuse enquête de 1816 (3), il est dit que la femme Simon « s'étonne que Mme la duchesse d'Angoulème, qui connaît sa situation et l'utilité dont elle a été à son auguste frère, ne fasse rien pour elle... Elle montre plutôt de l'attachement au gouvernement que du mécontentement. Elle dit que le dauphin existe, qu'elle en a la certitude. »

Ces propos n'étaient pas sans causer du souci à la police de Louis XVIII (4). Aussi des agents, moins honnêtes que zélés, s'empressèrent-ils, pour jeter la suspicion sur des déclarations au moins gênantes, d'imaginer la présence à Toulon (5) d'une femme Simon, afin de pouvoir convaincre d'imposture celle qui gardait le lit aux Incurables. Cette ma-

---

(1) V. aux *Pièces* la note B.

(2) *Arch. nat.*, F⁷ 6806 (Du 4 thermidor an 3ᵉ, lettre de la commission des revenus nationaux).

(3) V. aux *Pièces* la note B.

(4) Louis XVIII aurait menacé la veuve Simon de la faire « enfermer entre quatre murs, sans communication avec nul être humain, si jamais elle révélait son secret à qui que ce soit » ; néanmoins, elle ne varia jamais, jusqu'à sa mort, dans son affirmation sur l'existence du Dauphin. Elle le disait à qui voulait l'entendre (V. le récit de la sœur Demongeot, rapporté dans la *Revue de Paris*, du 1ᵉʳ septembre 1904, pp. 204-205).

(5) V. aux *Pièces* la note C.

nœuvre était trop grossière pour avoir chance de réussir ; l'opinion était trop renseignée pour qu'on pût la mystifier à ce point.

Ne pouvant convaincre la Simon d'imposture, on tenta de la faire passer pour folle (1). On a vu plus haut le compte qu'il faut tenir de pareilles insinuations.

A quels moyens avait-on recouru pour faciliter l'évasion du Dauphin du Temple ? D'après les propos prêtés à la femme Simon (2), on se serait servi à la fois d' « un panier qu'on avait chargé sur une voiture de linge sale (3) », et d'un cheval de carton. A une religieuse qui la soignait à l'hospice des Incurables, la femme Simon aurait dit :

On amena dans une voiture plusieurs meubles, une manne d'osier à double fond, un cheval de carton ; on sortit l'enfant qu'on substitua au prince et l'on mit celui-ci dans un paquet de linge sale, qu'on mit dans la voiture avec la manne... quand il fallut sortir, les gardiens voulaient

(1) V. aux *Pièces* la note D.

(2) Dans les pièces officielles, surtout celles *signées* par la veuve Simon, celle-ci place l'évasion au moment où l'on annonça la mort de Louis XVII, c'est-à-dire selon la thèse naundorffiste, en juin 1795. Dans ces pièces *officielles*, nous le répétons, elle ne dit pas avoir, *elle-même*, fait évader ou aidé à faire évader le Dauphin, mais elle prétend seulement qu'elle a *appris* l'évasion. Il y a donc à faire certaines réserves sur le témoignage de la veuve Simon, au moins quant aux détails.

(3) V. aux *Pièces* la note E.

visiter la voiture, mais la femme Simon se gendarma, les bouscula, criant que c'était son linge sale, et on la laissa passer (1).

Le comte de Frotté (2), le célèbre chef vendéen, se serait chargé d'emmener l'enfant royal de Paris et aurait favorisé sa fuite.

Mais revenons au Temple et assistons à la comédie qui s'y joue.

Nous sommes en novembre 1794, à l'époque où le gardien Gomin prend possession des fonctions dont l'a investi la confiance du Comité de salut public : Gomin, nous le rappelons, n'avait jamais vu le Dauphin. Il ne put donc manifester de surprise, quand on lui présenta l'enfant arrivé au dernier degré de la cachexie qu'il était désormais appelé à garder. Cet enfant ne pouvait plus ni marcher ni se mouvoir, par suite des tumeurs qu'il avait aux deux genoux. *Il ne prononçait pas une parole; son mutisme était complet :* c'est ce que constateront les trois délégués du

(1) SUVIGNY, *op. cit.*, p. 27.

(2) Le *Times*, du 4 décembre 1838, contient une lettre signée : baron F. THIERRY, où se lit ceci : « Un des principaux agents qui se sont employés pour arracher le Dauphin du Temple, fut le comte de Frotté, général vendéen, à la famille duquel je suis allié : ma sœur avait épousé son frère; j'ai eu, par conséquent, les moyens de m'assurer que *le comte de Frotté a été le principal instrument de l'évasion du dauphin et de sa fuite dans la Vendée,* où quelques temps après il organisa la guerre si célèbre dans l'histoire de France. » NAUROY, *les Secrets des Bourbons,* pp. 72-73.

Comité de sûreté générale, chargés de renseigner leurs collègues sur la situation du « dauphin ».

Ce rapport (1) des députés est des moins ambigus. À toutes les questions posées au prisonnier, celui-ci a opposé *le silence le plus absolu*. Qu'en devons-nous induire ? Évidemment, que ce n'était pas le fils de Louis XVI et de Marie-Antoinette, mais un *enfant rachitique et muet* (2), qu'on lui avait substitué (3), en présence duquel se trouvèrent les députés Harmand, Reverchon et Mathieu.

« Les trois conventionnels, écrit H. Provins, se sont trouvés en présence d'un enfant absolument sourd, absolument muet (4) ; cet enfant, à certains moments, a interprété leurs gestes, mais son oreille

(1) Cf. *Mémoires secrets et universels des malheurs et de la mort de la reine de France*, par M. LAFONT D'AUSSONNE, Paris, 1836, pp. 103 et suiv. Pour la discussion du rapport d'Harmand, voir l'ouvrage de H. PROVINS, t. I, 1889, pp. 167 et suiv.

(2) Certains ont prétendu que le dauphin était rachitique, parce que son frère l'était. Or il paraît avéré, d'après le document que nous avons publié plus haut, que si son frère, le premier dauphin, l'était, il le devait à sa nourrice. Madame Royale ne paraît, pas plus que son frère Louis XVII, avoir été atteinte de scrofule.

(3) Cet enfant, a-t-on dit, était un nommé Tardif; le second substitué est connu sous le nom de Leninger; sa mère, dit-on, était la femme d'un jardinier employé au jardin potager de Versailles.

(4) Sentant la force de l'argument, les partisans de la mort au Temple se sont efforcés de prouver que le prisonnier du Temple n'était pas devenu tout à fait muet; que « son silence était relatif ». Mais tout contredit ces assertions intéressées.

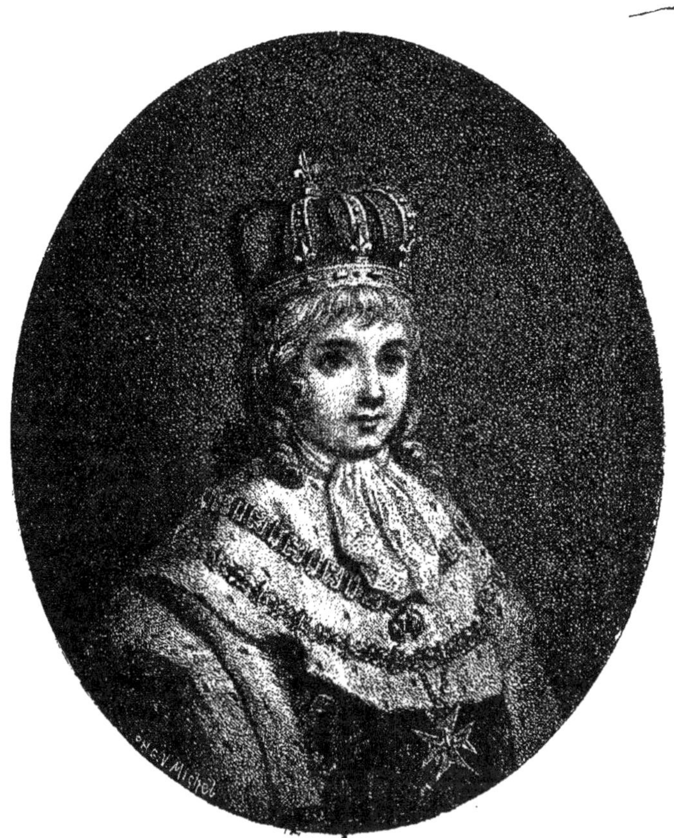

LOUIS XVII

Peint par J. Miery, gravé par C. Gabrielli.

(Collection Otto Friedrichs.)

est restée insensible à tout bruit, sa bouche n'a laissé échapper aucune syllabe (1) ».

Quelques semaines après la visite que nous venons

Voici, par exemple, ce qu'écrit Mme de Tourzel, dans ses *Mémoires* (t. II, p. 327) :

« Gomin me dit que, lorsqu'on leur avait remis le jeune prince entre les mains, il était dans un état d'abandon qui faisait mal à voir, et dont il éprouvait les plus fâcheux inconvénients. Il était tombé dans un état d'absorbement (*sic*) continuel, parlant peu, ne voulant ni marcher ni s'occuper de quoi que ce put être... Le pauvre Gomin, qui, malgré sa bonne volonté, ne s'entendait pas au soin des malades, ne s'aperçut pas d'abord que cet état d'absorbement tenait à une maladie dont le pauvre petit prince était atteint, et qui était la suite des mauvais traitements, du défaut d'air et d'exercices plus nécessaires à cet enfant qu'à tout autre... »

Eckard, de son côté (*op. cit.*, p. 274), tente cette explication, où se traduit visiblement son embarras :

« ... Nous sommes convaincus que le silence observé par l'auguste enfant n'était que relatif. En effet, le jeune Louis ne l'a-t-il pas rompu, lorsqu'il fit à Simon la royale promesse de lui pardonner; lorsqu'il fit des remerciements à M. Naudin, ou lorsqu'étant seul avec M. Gomin, il lui confiait ses peines ; enfin, lorsque, trop tardivement, dans la suite, des médecins furent appelés pour lui donner des soins ?... Nous sommes également persuadés que le jeune Roi, qui ne pouvait ignorer d'où provenaient tous les malheurs de sa famille, n'avait jamais vu qu'avec dédain, avec horreur, tous les Conventionnels et tous les membres de la Commune, à l'exception d'un petit nombre qui, depuis longtemps, n'avaient plus d'accès auprès de sa personne. Aussi n'accordait-il point d'autre réponse aux auteurs de ses maux, et à ses geôliers, que ce regard si expressif : *Que m'importe, achevez votre victime !...*

(1) H. Provins, t. I, p. 185.

de rapporter, le 29 mars 1795, le gardien Laurent quittait la Tour du Temple, et repartait pour Saint-Domingue, son pays natal. Le surlendemain, Lasne, le nouveau préposé à la garde du prisonnier, entrait en fonctions. Il ne put que constater le mauvais état de santé de l'enfant qu'on lui donnait à surveiller (1).

C'est alors que l'on fit un nouvel appel aux lumières du docteur Desault, médecin de l'hospice de l'Humanité (Hôtel-Dieu).

Desault avait été mandé une première fois au Temple au lendemain de la visite de Barras. Ce chirurgien avait connu le dauphin gai, rieur, expansif : il retrouvait un enfant renfrogné, muet (2),

(1) D'après les lettres de Laurent, dont l'authenticité a été reconnue successivement par Gruau de la Barre, Jules Favre H. Provins, G. Lenôtre (*Lectures pour tous*, octobre 1904, et *Temps*, 20 octobre 1909), O. Friedrichs, et en dernier lieu par M. F. Barbey (*la Revue*, 15 septembre 1909), la seconde substitution d'enfant aurait eu lieu dans les premiers jours de mars 1795. Ainsi, au commencement d'avril, il y aurait eu trois enfants au Temple : le Dauphin, caché au quatrième étage, Leninger dans les appartements du vrai Dauphin, et Tardif caché dans le palais ; l'évasion n'était pas encore consommée à cette date.

(2) Persistant dans son système, Eckard (*op. cit.*, pp. 282-283), veut que le prisonnier du Temple se soit montré « sensible aux soins assidus de son chirurgien. Il le lui témoigna en s'abandonnant à lui avec toute confiance, et en rompant avec lui le silence absolu qu'il gardait avec ses geôliers et les commissaires de la Municipalité. Lorsque ces Commissaires an-

apeuré. Était-il au courant de la substitution, c'est
plus que probable. Pourquoi, dès lors, n'a-t-il pas
protesté avec fracas contre la farce où on l'avait contraint à jouer un rôle indigne ? Parce qu'il devait,
comme on l'a dit, se borner à traiter le malade pour
lequel on l'avait fait venir. Et puis, il n'était pas sans
comprendre qu'il pourrait lui en coûter cher de ne
pas obéir sans murmure aux ordres des comités ré-
volutionnaires. Il préféra se résigner et se taire.

Le 29 mai (10 prairial) (1), Desault cessait de venir

nonçaient que la visite allait cesser, l'auguste Enfant, ne voulant pas s'adresser à eux pour la prolonger, retenait M. Desault
par le pan de son habit. C'était les larmes aux yeux que le
franc et sensible Desault, sortant du Temple, racontait chez
lui, à M. Nicolle et à des amis intimes, les paroles et les instances du jeune Prince. » On prête à l'honnête chirurgien des
propos qu'il n'a certainement pas tenus.

(1)   Paris, le 15 prairial
                    de l'an 5 de la République française.

*La Commission des secours publics aux citoyens représentants du
        peuple, membres du Comité de sûreté générale.*

ADMINISTRATION DU TEMPLE

Citoyens représentants,

Chargée par votre arrêté du 17 floréal dernier, de l'administration économique de la maison du Temple, la commission
des secours croit devoir vous informer que depuis le dix de ce
mois, le citoyen Desault, par suite d'une indisposition grave,
n'avoit pu donner ses soins à Capet fils.

La République venant de perdre le célèbre chirurgien, et la
maladie dont est attaqué Capet exigeant d'être suivie, et des
soins journaliers, la commission vous invite à pourvoir au

au Temple. Par suite d'une grave indisposition, il avait dû interrompre ses visites au prisonnier. Le 14 prairial (2 juin), le commissaire Bidault, arrivant au Temple, s'écriait : « N'attendez plus le docteur : il est mort hier. » Desault avait, en effet, succombé la veille, à la suite d'une courte maladie.

Cette fin brusque fit crier au mystère. L'on ne voulait pas reconnaître une cause normale à la mort rapide de l'illustre praticien, dont le nom, selon les expressions du *Moniteur* (1), « était depuis longtemps célèbre dans tous les pays où la chirurgie est en honneur »; et la feuille officielle ajoutait que la journée du 1er prairial avait déterminé la crise qui l'avait « précipité à quarante-neuf ans dans le tombeau (2) ».

Tous les mémoires de l'époque (3) accréditèrent le bruit d'un empoisonnement prémédité. Pour le docteur Abeillé (4), élève de Desault, pour le docteur Adouls, son ancien prosecteur, pour Mme Cal-

remplacement du chirurgien Desault, elle proposera au comité le chirurgien Pelletan, connu par ses talens et chargé de la démonstration à l'École de santé.

Salut et fraternité.

Danican.

(1) *Moniteur*, du 16 prairial an III.

(2) L'acte de décès de Desault a été publié par M. Alf. Bégis (*Louis XVII, sa mort au Temple*, Paris, 1896, p. 18, note).

(3) V. le Journal de Cléry, les Mémoires de Weber, etc.

(4) Gruau de la Barre, *Mémoire adressé en 1840 au tribunal de police correctionnelle*, p. 13.

met (1), sa propre nièce, l'empoisonnement ne faisait pas doute.

(1) Voici la déclaration de la veuve Calmet (SUVIGNY, *op. cit.* pp. 42-43) :

« Je soussignée, Agathe Calmet, veuve de Pierre-Alexis Thouvenin, demeurant à Paris, place de l'Estrapade, 34,

« Déclare que, du vivant de M. Thouvenin, mon mari, neveu de M. le docteur Desault, j'ai souvent entendu Mme Desault, ma tante, me raconter que le 17 floréal an III de la République, le docteur Desault, chirurgien en chef de l'Hôtel-Dieu, fut appelé pour visiter l'enfant « Capet » qui était à cette époque enfermé au Temple, — ce sont les expressions dont se servent les membres du Comité de sûreté générale de la Convention dans l'ordre écrit qui fut transmis à M. Desault. Lorsqu'il fit sa visite au malade qui était au Temple, on lui présenta un enfant *qu'il ne reconnut pas pour être le dauphin,* qu'il avait vu quelquefois avant l'arrestation de la famille royale. Le jour où M. Desault déposa son rapport, après avoir fait quelques recherches pour tâcher de découvrir ce que pouvait être devenu le fils de Louis XVI, puisqu'on lui avait présenté un autre enfant à sa place, un dîner lui fut offert par les conventionnels. Au sortir de ce repas, en rentrant chez lui, le docteur Desault fut pris de violents vomissements, à la suite desquels il cessa de vivre, *ce qui laissa croire qu'il avait été empoisonné.* »

« Paris, le 5 mai 1845.

« Signé : A. THOUVENIN. »

Dans sa plaidoirie en faveur des héritiers de Naundorff, Jules Favre s'écriait à son tour : « S'il m'est permis de me citer, je dirai que, lorsque je suis allé plaider à Périgueux, là, un homme, ancien oculiste de la duchesse de Berry, ami intime de Desault, m'a fait appeler. Cet homme, très âgé, ne conserve pas le moindre doute sur la cause de la mort de Desault. *Il est mort empoisonné.* » Cf. *Gazette des Tribunaux,* 31 mai 1851 ; *la Paix,* 9 juin 1894, etc.

On avait présenté, assuraient-ils, à Desault, un enfant qu'il n'avait pas reconnu pour l'enfant Capet (1); et comme on se doutait que Desault ne manquerait pas de signaler la substitution, on s'empressa de se débarrasser d'un témoin aussi gênant.

Le jour où le chirurgien allait déposer son rapport, un dîner lui avait été offert par des conventionnels (2). Au sortir du repas, en rentrant chez lui, le docteur Desault aurait été pris de violents vomissements, à la suite desquels il cessa de vivre, ce qui donna lieu de penser qu'il avait été empoisonné (3).

Un ancien valet de pied de Louis XVI, du nom

(1) Voici ce qu'on lit, à ce sujet, dans les *Essais historiques sur la Révolution de France*, par BEAULIEU (t. VI, p. 196, Paris, Maradan, 1803) :

« Tout ce que je sais, c'est que le fameux chirurgien Desault, avec qui j'avais fait connaissance en prison, m'a dit, après l'avoir visité, qu'il ne le croyait pas; mais M. Desault étant mort lui-même peu de temps après, ainsi que l'apothicaire qui fournissait les remèdes, on n'a pas manqué de dire qu'on les avait sacrifiés à un secret qu'il importait de garder. Je rapporte ce que M. Desault m'a dit, et il me parlait avec l'air de la franchise. » M. Nicolle, ajoute Eckard, en reproduisant le passage de Beaulieu, M. Nicolle, libraire à Paris, ami intime de Desault, et dont nous avons parlé plusieurs fois, nous a affirmé que ce chirurgien lui avait souvent tenu le même langage. (ECKARD, *op. cit.*, p. 298.)

(2) Qui a parlé de ce dîner? De quels conventionnels s'agit-il? Comment le poison aurait-il été glissé, sans éveiller l'attention? Tout cela « sue » l'invraisemblance.

(3) Cf. *l'Enfant du Temple*, par le baron de GAUGLER.

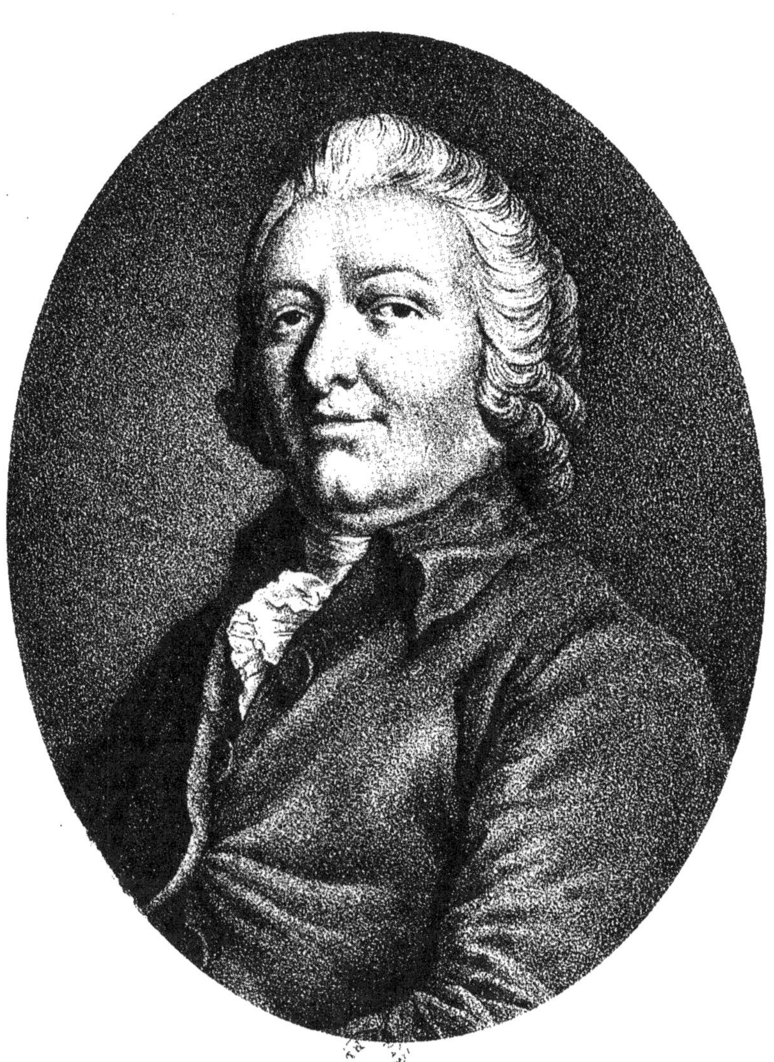

LE DOCTEUR DESAULT

(Collection de l'auteur.)

de Jacques Boillaut, prétendait tenir de Mme Desault,
que son mari avait été empoisonné (1) : la femme, du
chirurgien elle-même était, nous l'avons dit, persuadée que son mari avait succombé au poison (2).

Autre circonstance digne d'être relevée : le rapport de Desault sur l'état du royal malade ne fut
jamais publié.

Enfin, six jours après la mort de Desault, succombait à son tour le chirurgien Chopart (3) : Chopart
était très lié avec Desault. Le docteur Doublet,
appelé en consultation au Temple, aurait eu le même
sort que les confrères qui l'avaient précédé.

On a rapproché ces diverses morts, succédant de
très près les unes aux autres et on en a déduit qu'elles

(1) « M. Desault, dit ce serviteur du roi, à l'époque de la
première Révolution, était mon ami, et le médecin de ma
femme. J'ai su, à n'en pouvoir douter, par Mme Desault, que
le fils de Louis XVI avait été sauvé du Temple. Mme Desault
ne m'a pas caché non plus que son mari était mort empoisonné,
et qu'on l'avait sacrifié pour cacher le mystère de cette évasion; que cet empoisonnement suivit de près la déclaration
que Desault fit au Comité de salut public du changement qui
s'était opéré dans le prisonnier confié à ses soins. »

(2) V. aux *Pièces* la note G.

(3) Chopart n'était pas, comme certains l'ont écrit, un apothicaire obscur, mais bien un chirurgien du plus haut mérite,
l'auteur d'un *Traité des maladies chirurgicales* et surtout d'un
traité très étendu des maladies des voies urinaires, etc. Chopart a laissé son nom à un mode d'amputation partielle du
pied, encore usité de nos jours. (Cf. *OEuvres chirurgicales*, etc.,
de P.-J. DESAULT, par X. BICHAT, t. I, Paris, 1801, pp. 44-45.)

reconnaissaient toutes, la même cause, c'est-à-dire qu'elles étaient, toutes dues, au poison. Sans nous inquiéter des conséquences qu'on pourra en tirer en faveur de la thèse de la survivance ou de la thèse contraire ; persuadé, que l'opinion que nous allons émettre ne saurait en rien ébranler la foi des partisans de l'évasion, dont nous sommes, et qui ont heureusement d'autres arguments à leur disposition, nous allons essayer de montrer que l'on peut expliquer, autrement que par une cause violente, la fin subite des trois médecins que nous venons de nommer.

Et d'abord, pour Desault, il apparaît nettement qu'il a succombé soit à une fièvre typhoïde, soit à une méningite cérébro-spinale : cela résulte de la lecture attentive du procès-verbal de son autopsie, faite par Corvisart, assisté des citoyens Lepreux et Laurent. A supposer qu'on pût hésiter sur la dénomination précise du mal qui l'a emporté, on ne saurait dire que le poison ait hâté sa fin (1). Le chagrin, la préoccupation (2) des responsabilités qui lui incombaient eussent plutôt produit ces résultats.

La mort ne devait pas tarder à séparer deux hommes « qu'une amitié constante avait unis pen-

(1) Voir aux *Pièces* la note H.

(2) « Desault éprouva la plus vive émotion en voyant l'état

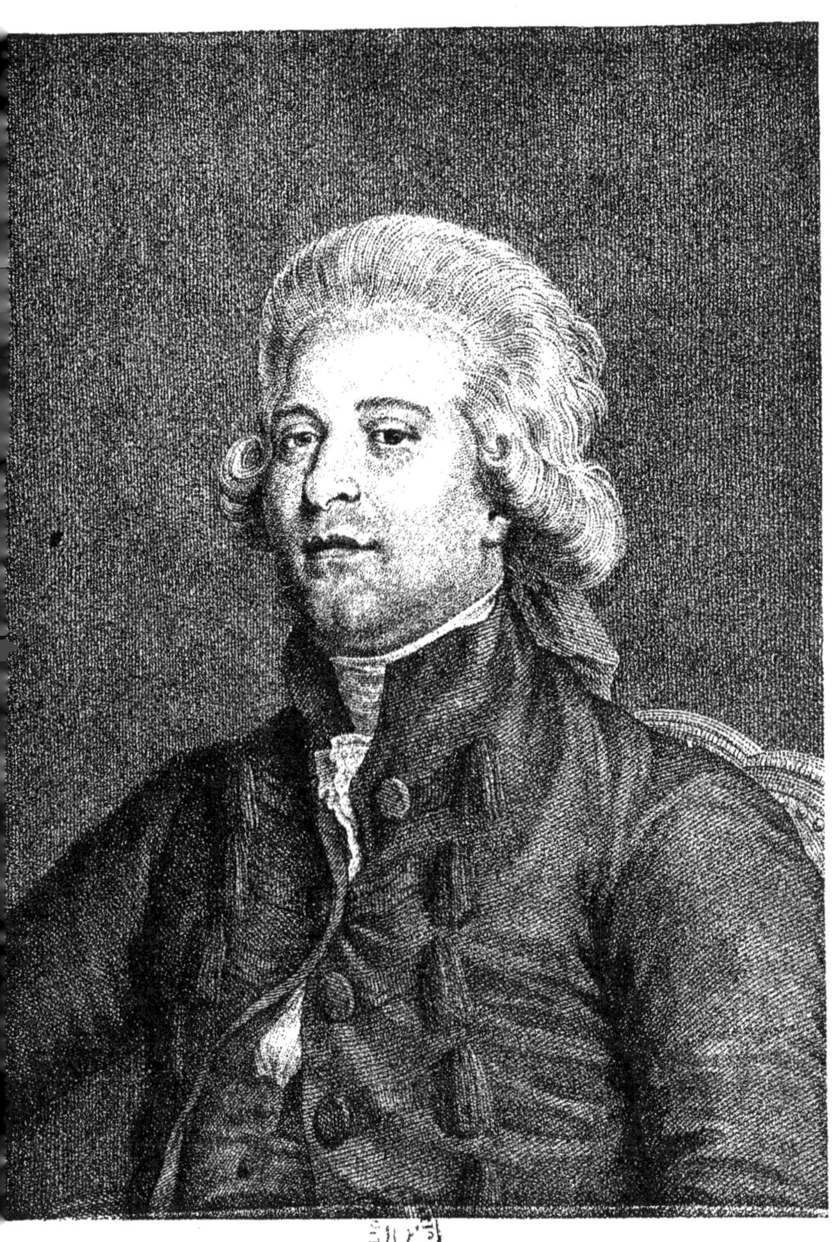

LE DOCTEUR DOUBLET

(Collection Otto Friedrichs.)

dant leur vie ». Chopart suivit de près dans la tombe son ami Desault, « qu'il n'avait pas quitté pendant sa dernière maladie et dont il avait recueilli les derniers soupirs ». Il était « affaibli par de longues infirmités, courbé sous une vieillesse prématurée (1) » : dans ces conditions, sa mort s'explique naturellement (2).

Quant à Doublet, rien n'autorise à dire qu'il ait été victime, lui aussi, d'une manœuvre criminelle (3).

Donc simples présomptions que toutes ces imputations d'empoisonnement ; il en va de même de l'empoisonnement prétendu de Hoche et de Joséphine ; pourquoi pas de Barras, qui en savait au moins tout aussi long ? N'accumulons pas les invraisemblances.

déplorable où était réduit cet auguste et malheureux enfant. Il avait le plus grand désir de le rappeler à la vie et y employait tous ses soins. Il n'avait que cette pensée dans l'esprit, ne dormait ni jour ni nuit, et passait tout son temps à chercher s'il ne pourrait trouver quelque moyen d'y parvenir. Son imagination s'échauffa tellement que sa santé s'en ressentit. Il éprouva une fonte d'humeur considérable. La crainte de se voir remplacer par un individu qui ne partagerait pas ses sentiments lui fit prendre les moyens de l'arrêter : ses humeurs s'enflammèrent, et il fut atteint d'une dysenterie qui le conduisit en peu de jours au tombeau. » *Mémoires de Mme de Tourzel,* pp. 327-328.

(1) *OEuvres chirurgicales de Desault, loc. cit.*

(2) *Chronique médicale,* 1897, pp. 476, 629 ; cf. *Journal de médecine de Paris,* 30 mars 1890 et *Journal de la Santé,* 7 oct. 1900 articles personnels).

(3) « *Doublet portail en lui le principe d'un germe destructeur :*

Par suite de la mort de Desault, l'enfant du Temple restait privé de soins. Le docteur Pelletan fut, alors, nommé en remplacement de Desault.

Le docteur Pelletan avait été appelé auprès du jeune malade dans l'après-midi du 5 juin ; dès la première entrevue, jugeant la situation d'une exceptionnelle gravité, il avait demandé à s'adjoindre un de ses collègues. Le surlendemain, le docteur Dumangin (1) se joignait à lui.

Après délibération, les deux praticiens sollicitaient,

en quittant ses élèves il se mit dans son lit de mort. Au bout du onzième jour de sa maladie, il succomba. *Une fièvre ataxique cérébrale* l'enleva aux sciences et à l'humanité, le 5 juin 1795, à 1 heure du soir. Il était à peine âgé de quarante-quatre ans... » P. 18 de la *Notice historique sur la vie et les ouvrages de François Doublet*, par J. DOUBLET de BOISTHIBAULT, son neveu. Paris, 1826. Cf. la biographie de Doublet que nous avons publiée dans le *Journal de la Santé*, 17 août 1902.

(1) Le « citoyen » Dumangin était premier médecin de l'Hospice de l'Unité. Avant la Révolution son nom s'écrivait : Du Mangin. Le docteur Jean-Baptiste-Eugène Dumangin, né à Château-Thierry en 1745, devint docteur-régent de la Faculté de médecine de Paris, médecin en chef de l'hôpital de la Charité et de l'hôpital de Mont-Rouge. Il est mort en 1826. Nous devons ces renseignements à une de ses descendantes directes, Mlle Marie Dumangin, directrice du *Biarritz thermal*, qui a bien voulu nous communiquer une photographie de son aïeul (v. p. 233), faite d'après un tableau peint en 1789. Dans son travail intitulé : « le docteur Dumangin, de Château-Thierry, et le cœur de Louis XVII », paru dans les *Annales de la Société historique et archéologique de Château-Thierry*, 1901, pp. 103-107, le docteur Corlieu a donné l'acte de décès du personnage.

d'un commun accord, le concours de deux nouveaux
collègues, pour donner à leur consultation plus de
poids : N. Jeanroy (1) et Lassus (2) furent désignés
par la Convention, sur la demande de leurs confrères.
D'autres assurent que Jeanroy et Lassus ne furent
convoqués que pour l'autopsie, uniquement.

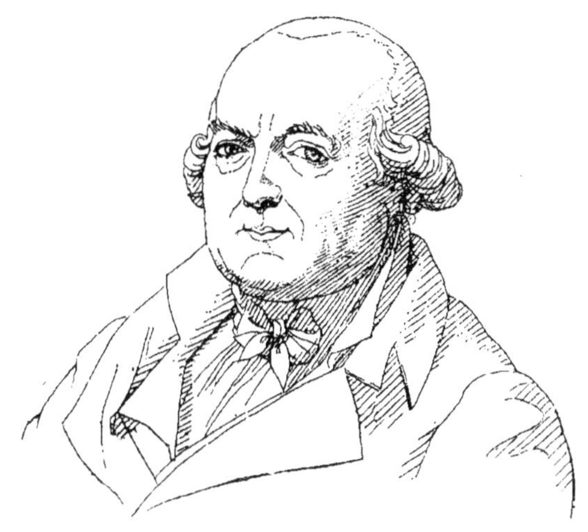

LE DOCTEUR JEANROY
(Collection de l'auteur.)

Le 8 juin, le jeune prisonnier du Temple avait
vécu.

A peine la nouvelle de la mort de celui qu'on
croyait Louis XVII fut-elle répandue, qu'un grand

(1) Professeur aux Écoles de médecine de Paris. V. sa biographie dans le *Journal de la Santé*, 8 juin 1902.

(2) Professeur de médecine légale à l'École de Santé de Paris. V.
la biographie de Lassus dans le *Journal de la Santé*, 22 sept. 1901.

nombre de personnes s'empressèrent de publier qu'un poison lent, « apprêté dans un plat d'épinards », avait abrégé la vie du malheureux enfant (1).

On faisait valoir plusieurs apparences pour justifier les soupçons. On rappelait que le représentant Mailhe, au nom du comité de Législation, avait terminé son rapport sur le procès de Louis XVI par cette phrase homicide :

Cet enfant n'est pas encore coupable ; il n'a pas encore eu le temps de partager les iniquités des Bourbons. Vous avez à balancer sa destinée avec les intérêts de la République. Vous aurez à prononcer sur cette question échappée du cœur de Montesquieu : *Il y a dans les États où l'on fait le plus de cas de la liberté, des lois qui la violent contre un seul ;... et j'avoue*, ajoute-t-il, *que l'usage des peuples les plus libres qui aient jamais été sur la terre, me fait croire qu'il y a des cas où il faut mettre pour un moment un voile sur la liberté, comme on cache les statues des Dieux.*

On se souvenait aussi que, dans l'antre des Jacobins, on demandait tous les jours, à grands cris, la mort de la reine et celle de son fils; que le 1er août 1793, Barère, dans un rapport sur la conduite de l'Europe à l'égard de la France, s'était écrié : « Est-ce notre indifférence pour la famille Capet, qui a abusé ainsi nos ennemis? Eh bien ! il est temps d'extirper tous les rejetons de la Royauté... »; que Chabot avait dit hautement, dans

(1) ECKARD, *Mémoires sur Louis XVII*, pp. 290 et suiv.

la Convention, ces horribles paroles : « C'est à l'apothicaire de délivrer la France du fils de Capet; » enfin, que peu de mois avant la mort du jeune roi (1), Brival, le digne collègue des conventionnels que nous venons de nommer, avait proféré à la tribune ces expressions non moins horribles : « Je pense qu'après avoir coupé l'arbre, il faut en extirper les racines, qui ne peuvent porter que des fruits empoisonnés et je m'étonne qu'au milieu de tant de crimes inutiles commis avant le 9 thermidor, on ait épargné les restes d'une race... ».

Delille était aussi du nombre de ceux qui croyaient à l'empoisonnement. On n'a qu'à se remémorer ou à relire les beaux vers de son poème de la *Pitié*. Dans une note du poème de Delille, Michaud écrivait :

Ce qu'il y a de certain c'est que, sous Robespierre, on avait offert une somme de cent mille écus, à un apothicaire de Paris, pour avoir le secret d'un poison lent et efficace.

Le même auteur s'était déjà exprimé en ces termes, dans un recueil anonyme qu'il publia en 1796 : « *Nous sommes loin de croire*, comme on l'a dit, et comme on le dit encore, qu'il ait été empoisonné; mais ce que nous pouvons affirmer, c'est que la Commune

____

(1) Ne pas oublier que c'est toujours le royaliste Eckard qui parle.

du 31 mai a tenté, plusieurs fois, de s'en délivrer de cette manière (1). »

La rumeur publique accueillait et propageait la version de l'empoisonnement. Mais nous avons trop souvent dit, au cours de cet ouvrage, le compte qu'il faut tenir de ces bruits sans consistance, pour nous en émouvoir plus que de raison.

La Commune et les comités en furent néanmoins très impressionnés et c'est pour répondre à ces bruits, autant que pour dégager leur responsabilité, que fut ordonnée l'autopsie de l'enfant mort au Temple.

L'opération fut pratiquée par les médecins et chirurgiens Pelletan, Dumangin, Lassus et N. Jeanroy. Tous ces noms faisaient autorité dans la science de l'époque. Pelletan et Dumangin étaient médecins des hôpitaux. Lassus avait appartenu au service de santé de Mesdames de France, tantes de Louis XVI. Jeanroy avait été attaché à la maison de Lorraine.

(1) Dans un ouvrage qui parut vers la même époque, l'auteur anonyme, après avoir apostrophé Tallien, en termes virulents, sur sa conduite, lui dit (p. 169) : « Si tes joues ne sont pas humectées de larmes, en lisant cet article; si ton cœur n'est pas froissé par le repentir... tu n'es pas un homme... Alors, n'écoutant qu'une juste indignation, je découvrirai l'affreux tableau du passé; je dirai en quel lieu, à quelle heure et par quels monstres fut préparé ce breuvage mortel, et comment expira cette innocente victime du Temple !... » *Manuel des Assemblées primaires et électorales de France*. Hambourg et Paris, in-12, sans date.

On a dit que ces deux derniers avaient été choisis
à dessein par la Convention, parce qu'ils avaient
connu le dauphin dans sa première enfance. Lassus
n'en a, que nous sachions, jamais témoigné.

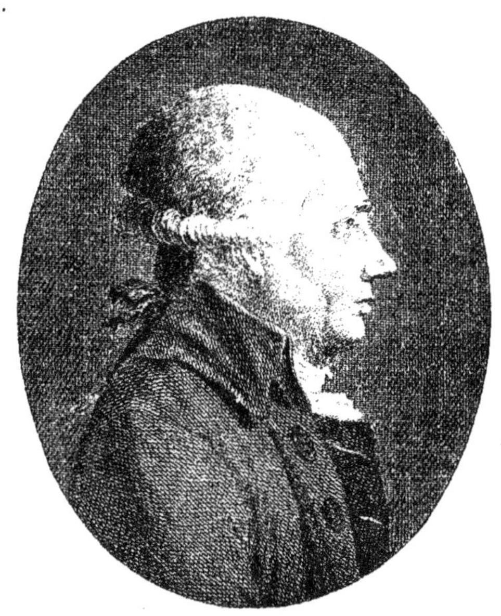

LE DOCTEUR LASSUS

Jeanroy a fait l'aveu (1) « qu'il ne l'avait vu que
rarement ». Comme on lui montrait le portrait du
jeune prince, il se serait écrié : « On ne peut s'y
méprendre, dit-il, fondant en larmes, c'est lui-même
et on ne peut le méconnaître ! » Or, de l'aveu même

(1) Cf. *Mémoires de Mme la Duchesse de Tourzel*, pp. 329 et suiv.

de Madame Royale, l'enfant était devenu tellement bouffi l'année qui aurait précédé sa mort, qu'il en était méconnaissable. Un an plus tard, il était, ou plutôt l'*enfant qu'on lui avait substitué*, était arrivé à un degré d'amaigrissement tel qu'on ne pouvait reconnaître dans ce squelette décharné le joli Dauphin qu'avait pu entrevoir Jeanroy. Il nous paraît évident que l'exclamation qu'on prête au brave médecin, « vieillard de plus de quatre-vingts ans », est quelque peu imaginée pour les besoins de la cause.

Pour Pelletan, nous ferons la même observation ; la mise en scène sent vraiment trop l'apprêt. Qu'on en juge :

Ce témoignage — c'est la duchesse de Tourzel qui raconte — fut encore fortifié par celui de Pelletan, qui appelé chez moi en consultation quelques années après la mort de Jeanroy, fut frappé de la ressemblance d'un buste qu'il trouva sur ma cheminée avec celle de ce cher petit prince, et quoiqu'il n'eût aucun signe qui pût le faire reconnaître, il s'écria en le voyant : « C'est le Dauphin ; ah ! qu'il est ressemblant ! » et il répéta le propos de Jeanroy : « Les ombres de la mort n'avaient point altéré la beauté de ses traits (1) ». Il ajouta qu'*il ne l'avait vu que bien peu*, qu'il était mourant, insensible à tout, excepté aux soins qu'on lui rendait, dont il était encore touché.

Il m'était impossible de former le plus léger doute sur le

(1) Il est assez étrange que Pelletan ait prononcé exactement les mêmes paroles que Jeanroy ; cela sent l'arrangement.

témoignage de deux personnes aussi recommandables. Il ne me restait plus qu'à pleurer la mort de mon cher petit prince (1).

La conduite de Pelletan (2) est assez ambiguë. Nous le verrons dérober le cœur de l'enfant dont il avait pratiqué l'autopsie, ce qui laisserait croire qu'il était convaincu que c'était le Dauphin; et par contre, il se fera donner sur les doigts par Napoléon (3), pour avoir parlé indiscrètement de l'évasion de Louis XVII, qu'il paraissait connaître pertinemment. Singulières contradictions !

Mais arrivons à la pièce principale, au point capital à élucider ; étudions, disséquons, si l'on peut ainsi parler, le procès-verbal d'ouverture du corps, qui va donner matière à maintes réflexions.

Jusqu'à ces dernières années (1891), on ne pouvait consulter aux Archives qu'une *copie* de ce procès-verbal, qui avait été publié d'ailleurs dans le *Moniteur*, dans le *Journal de Perlet*, etc. Ce procès-

(1) *Mémoires de la Duchesse de Tourzel*, p. 330.

(2) V. la biographie de Pelletan dans le *Journal de la Santé*, 16 mars 1902.

(3) V. les lettres inédites de Napoléon, publiées par M. Léonce de Brotonne, dans la *Nouvelle Revue* du 1ᵉʳ février 1894, et dont un passage a été reproduit par la *Légitimité* du 30 décembre de la même année ; cf. l'attestation du docteur Faure, dans la *Légitimité* du 15 septembre 1884 ; après lecture de ces documents, on sera bien obligé de conclure que Pelletan eut parfois des doutes au sujet de l'évasion de Louis XVII, si

verbal avait pourtant figuré, « en original et en
copie (1) », dans les dossiers officiels, avant 1816 ;
car ce n'est que le 27 septembre (1816) que l'archiviste du ministère de la police générale l'en fit sortir,
pour le remettre au comte Decazes (2). Depuis lors,
on en avait perdu la trace.

En 1873, paraissait dans le *Figaro* (n° du 22 septembre) un article, qui ne fut pas sans produire une

l'on ne veut pas admettre qu'il la connaissait vraiment. Au
surplus, d'après un témoignage publié dans la *Plume* (numéro
spécial sur la *Question Louis XVII*, par M. Otto Friedrichs),
Pelletan connaissait l'évasion. Ce témoignage est celui d'Élise
Jal, veuve du docteur Jal, à qui Pelletan déclara : « J'ai très
bien reconnu que l'enfant qui nous a été présenté n'était pas
le Dauphin, mais je ne voulais pas être empoisonné comme
Desault. »

(1) Procès-verbal en original et en copie de l'ouverture du
corps du fils du Roi, au Temple, daté du 21 Prairial an III
(9 juin 1795) et signé de M. Dumangin, médecin en chef de
l'hospice de l'Unité et de M. Pelletan, chirurgien en chef du
grand hospice d'Humanité. Le Président de la section du Temple
transmet copie du procès-verbal d'inhumation du corps du fils
du Roi, en date du 22 Prairial an III (10 juin 1795) dans le
cimetière de Sainte-Marguerite, rue Saint-Bernard, faubourg
Saint-Antoine. Ces deux objets ont été remis à S. Exc. le comte
Decazes, Ministre de la Police générale, le 27 septembre 1816.
(*Arch. nat.*, F, *loc. cit.*).

(2) Le 27 septembre 1816, M. Lecomte, archiviste du Ministère
de la Police générale, a remis à M. le comte Decazes :

1° Le procès-verbal en original de l'ouverture du corps du
fils du Roi, au Temple, daté du 21 Prairial an III (9 juin 1795),
et signé de M. Dumangin, médecin en chef de l'hospice de
l'Unité, et de M. Pelletan, chirurgien en chef du grand hospice

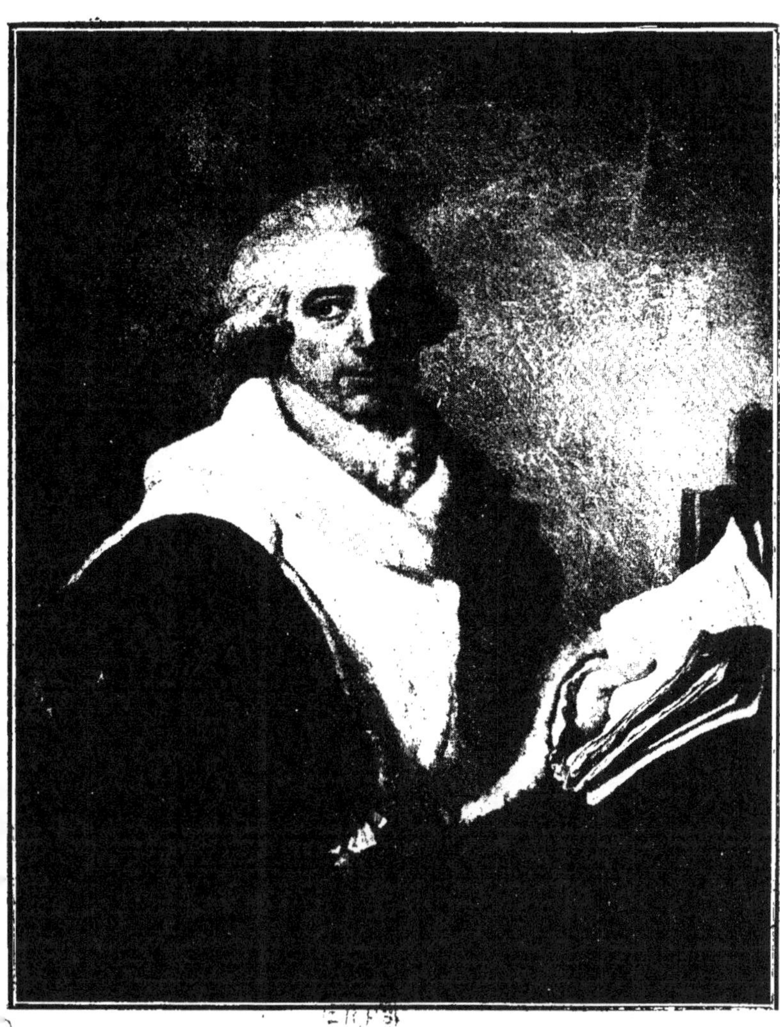

LE DOCTEUR DUMANGIN

(Photographie communiquée par Mlle M. Dumangin.)

certaine sensation ; nous n'en reproduirons que les passages intéressants (1) :

Nous recevons d'un de nos abonnés une lettre dans laquelle il affirme avoir eu entre les mains et momentanément en dépôt, l'original du procès-verbal authentique de l'autopsie du corps du Dauphin (Louis XVII). Notre correspondant y insiste au moment où, pour servir des intérêts que nous n'avons pas à examiner ici, on essaye d'émettre des doutes sur la mort de la victime du savetier Simon.

La Convention n'avait reçu qu'une copie de cette pièce, que tous les historiens de la Révolution ont vainement cherchée, et qui existe en un lieu que notre correspondant nous dit ne pas avoir le droit d'indiquer (nous le regrettons beaucoup). Le procès-verbal en question est signé par les quatre médecins délégués par la Convention, et, après l'une des signatures, une tache de sang, une souillure involontaire, sans doute, provenant de la main encore mal essuyée de l'un des quatre opérateurs.

Voici comment, d'après notre correspondant, la pièce originale aurait disparu :

Un gentilhomme, pour sauver sa tête et avoir quelques modestes ressources, tenait, sous un faux nom, les écritures d'un chef de bureau illettré dans la police. Ce gentilhomme avait acquis la confiance de son patron et classait tous les papiers déposés dans le greffe ; à la mort de Robespierre, profitant du trouble et de la confusion générale, il enleva

de l'Humanité ; 2° Copie du procès-verbal d'inhumation du corps du *fils du Roi*, en date du 22 Prairial an III, dans le cimetière de Sainte-Marguerite, rue Saint-Bernard, faubourg Saint-Antoine. (A. N., F⁷ 6808). V. aux *Pièces justificatives*, la note I.

(1) D'après les *Archives historiques et littéraires* (1890-91), pp. 502 et suiv.

le carton qui contenait la fameuse pièce et passa à l'étranger, où il demeura longtemps. Il est mort depuis vingt ans, et ses papiers ont été dispersés aux quatre vents (1).

Ce nouveau Labussière s'appelait Jean-François Roland de Bussy. Il mourut à Alger, premier adjoint au maire, le 21 juin 1858, dans sa quatre-vingt-douzième année.

Les uns disaient qu'il avait été secrétaire de Robespierre ; d'autres, secrétaire de la commission qui fit fusiller le duc d'Enghien. Ce qui est certain, c'est qu'il avait été, sous l'Empire, chef de division du premier arrondissement du ministère de la police générale. Mais que Roland de Bussy ait été gentilhomme, *teinturier* d'un chef de bureau révolutionnaire, secrétaire de Robespierre et le reste, cela n'a rien à voir, au grand dommage de la légende, avec le procès-verbal d'autopsie dont il était devenu détenteur.

Ce procès-verbal, il l'avait tout simplement reçu en don (lui-même l'a déclaré) de son ami, le docteur Dumangin (2), un des médecins qui avaient fait l'ouverture du corps de l'enfant mort au Temple.

(1) *Figaro*, du 22 septembre 1873. Ce récit nous est fortement suspect : il suffit de faire remarquer que Robespierre était mort le 27 juillet 1794 et que le procès-verbal n'est que du 9 juin 1795. On n'a qu'à conclure.

(2) Eckard dit, sans autres preuves, que le procès-verbal avait été rédigé par Pelletan, qui en avait conservé l'original

Cette pièce avait été écrite en quintuple expédition : c'est l'exemplaire de Dumangin, écrit, de sa propre main, que les Archives nationales ont acquis en 1891 (1).

Quant à « la tache de sang... provenant de la main encore mal essuyée de l'un des quatre opérateurs », si la légende ne pouvait décemment s'en passer, le

entre ses mains. (V. *Mémoires historiques sur Louis XVII*, 3ᵉ édition, Paris, 1818, p. 296). En comparant la signature de Dumangin avec l'écriture du procès-verbal, la similitude paraît cependant bien manifeste. D'après une descendante du docteur Dumangin, Mlle Marie Dumangin, qui très aimablement a bien voulu nous faire part des renseignements qu'on va lire, la pièce, en la possession de son aïeul, ne devait pas être unique : « Il devait y en avoir des copies ; trois des copies du procès-verba, d'autopsie ont été remises aux trois médecins qui en avaient été signataires. Le docteur Dumangin, comme ses autres confrères, avait eu la sienne. M. Théophile Dumangin, fils du docteur Dumangin, médecin en chef de l'Hospice de l'Unité, habitait sa propriété de Fernigot (Nièvre), lorsque M. Grasset était à la Charité-sur-Loire (Nièvre). Ce monsieur convoitait la possession de l'original du certificat de la mort et de l'autopsie de *Louis XVII*, que M. Théophile Dumangin lui avait montré, et *dont il n'aurait voulu à aucun prix se défaire*. « M. Grasset le désirait vivement. Comment s'y prit-il pour s'en emparer ? Nul ne le sait ; mais ce dont on est sûr, c'est qu'il s'en rendit maître. Or, il fut exilé vers 1848, et se trouvant à Alger, sans ressources il alla déposer l'acte chez un libraire, moyennant un prêt. Après un certain temps, M. Grasset, se trouvant dans l'impossibilité de rembourser le libraire, celui-ci garda le document, qu'il céda ensuite au gouvernement contre différents ouvrages. »

(1) Ce procès-verbal d'autopsie, historique, est entré aux Archives le 25 juillet 1891, par l'entremise du Ministère de

papier est moins complaisant, et avec la meilleure
volonté, il est impossible d'y trouver la moindre trace
de cette prétendue souillure.

Le libraire d'Alger à qui avaient échu les pièces (1)
les avait vainement proposées en 1869 au maréchal
de Mac-Mahon, alors gouverneur général de l'Algé-
rie. Ce n'est que bien plus tard, le 21 juillet 1891,
que ce dossier fut offert par M. Guichard, député,
au ministre de l'Instruction publique, qui le fit verser
aux Archives, où il est entré le 25 juillet 1891 (2).

Quelques mois après, une indiscrétion ayant rendu
publique la nouvelle de cette donation, des journaux
quotidiens, entre autres le *Gaulois*, en tirèrent un
argument assez inattendu contre la thèse de l'évasion de Louis XVII et son identité avec « Naundorff ».

Nous en sommes encore à nous demander quelle
différence il pouvait y avoir, au point de vue de la
discussion historique, entre l'original du procès-
verbal d'autopsie et la copie conforme publiée, dès

l'Instruction publique. « Après l'examen du procès-verbal en
question, ajoute M. Tuetey, il me semble être plutôt de la main
de Dumangin, l'un des trois médecins dont le nom figure en
tête et dans le texte et dans les signatures. Mon confrère,
M. Lecestre, se range à mon avis... » (Lettre à nous adressée.
par M. Tuetey, le 20 juin 1897.)

(1) V. la note (p. 237).
(2) V. la note 1 de la page précédente.

le 14 juin 1795, dans le *Moniteur* (1), feuille officielle
de la Convention. La découverte de la pièce dont
nous avons donné ailleurs (2) un fac-simile photogra-
phique, ne saurait en aucune façon ébranler la conviction des partisans de la survivance de Louis XVII;
mais la pièce est en elle-même curieuse, et c'est à ce
titre que nous en avons, peut-être un peu longuement, parlé.

Il nous reste à donner le texte du document original sur lequel nous allons épiloguer. Nous signale-
rons au passage les variantes, légères à la vérité,
qu'il présente avec les versions connues et publiées
jusqu'à ce jour, par les différents auteurs qui se sont
occupé du mystère du Temple.

Le jour au Temple ce vingt et un Prairial de l'an troisième de la République française une et indivisible, à onze
heures et demie du matin.

Nous soussignés, Jean-Baptiste-Eugénie Dumangin, médecin en chef de l'hospice de l'Unité, et Philippe-Jean Pelletan, chirurgien en chef du grand hospice de l'Humanité,
accompagnés des citoyens Nicolas Jeanroy, ancien (3) professeur aux ecolles de médecine de Paris, et Pierre Lassus,
professeur de médecine légale à l'Ecolle de Santé de Paris,

(1) Toutefois il convient de signaler que le *Moniteur* n'indique
la date de l'année dans aucun endroit du procès-verbal de
l'autopsie, alors que celle-ci est expressément mentionnée en
tête de l'original.

(2) Cf. la *Chronique médicale*, 1897, pp. 405 et suiv.

(3) Ce mot manque dans le texte de Beauchesne, partout
accepté comme exact.

que nous nous sommes adjoints en vertu d'un arrêté du Comité de sureté generalle de la Convention nationalle, daté d'hier, et signé *Bergouien* (1) président ; Courtois, *Gaullier*, Pierre, *Guyomar* ; à l'effet de procéder ensemble à l'ouverture du corps du fils de deffunt Louis Capet et en constater l'état, avons agi ainsi qu'il suit.

Arrivés tous les quatre à onze heures du matin à la porte extérieure du Temple, nous y avons été reçus par les commissaires, qui nous ont introduits dans la tour. Parvenus au deuxième étage, *nous sommes entrés* (2) dans un appartement, dans la seconde pièce duquel nous avons trouvé dans un lit le corps mort d'un enfant qui nous a paru âgé d'environ dix ans, que les commissaires nous ont dit être celui du fils de deffunt Louis Capet, et que deux d'entre nous ont reconnu pour être l'enfant auquel ils donnaient des soins depuis quelques jours. Les susdits commissaires nous ont déclaré que cet enfant était décédé la veille, vers trois heures de relevée; sur quoy nous avons cherché à vérifier les signes de la mort que nous avons trouvés caractérisé par la pâleur universelle, le froid de toutte l'habitude du corps, la roideur des membres, les yeux ternes, les taches violettes ordinaires à la peau du cadavre et surtout par une putréfaction commencée au ventre, au scrotum et au dedans des cuisses.

Nous avons remarqué, avant *que* (3) de procéder à l'ouver-

(1) Nous avons mis en italiques les noms dont l'orthographe est différente dans la version la plus répandue : ainsi Eckard et de Beauchesne écrivent : *Bergoing, Gaulhier, Guyomard.*

(2) Les mots en italiques manquent dans le texte de Beauchesne.

(3) Le mot *que* est supprimé dans le *Moniteur* de 1795. A part cette légère modification et la suppression des trois premières lignes du procès-verbal, le texte du *Moniteur* est con-

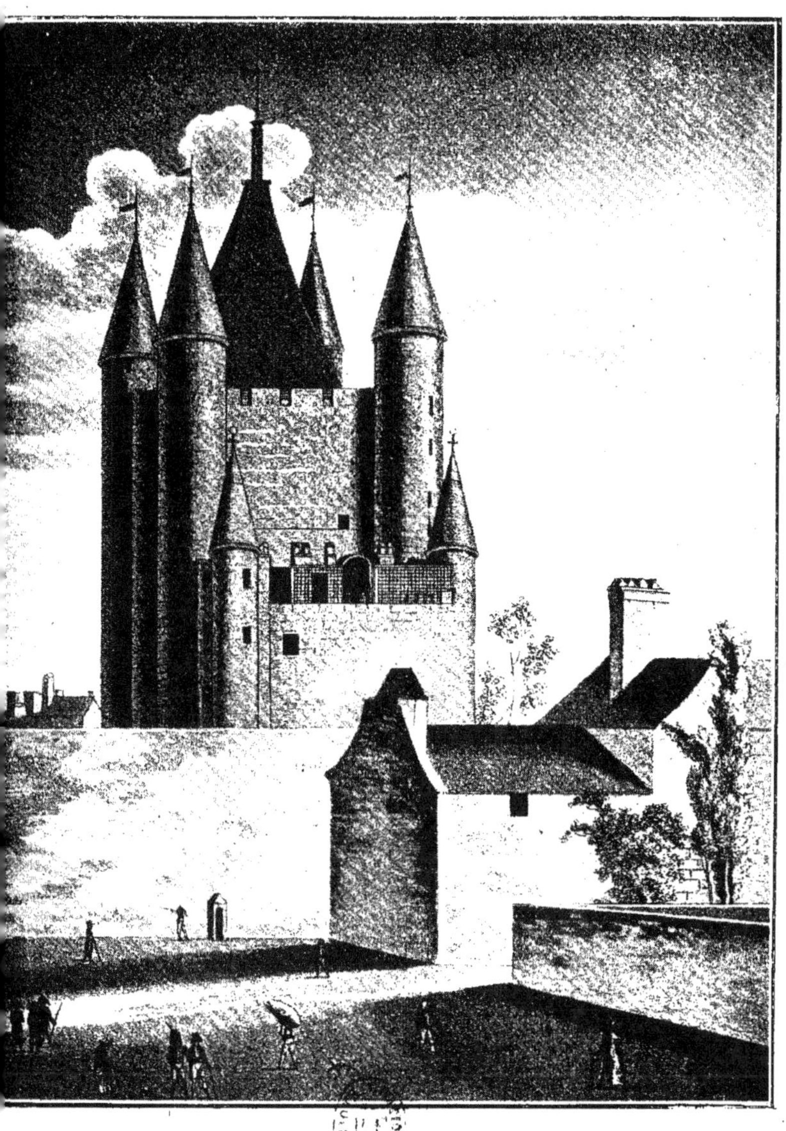

LA PRISON DU TEMPLE

(D'après une estampe de l'époque.)

16

ture du corps, une maigreur générale qui est celle du marasme; le ventre était excessivement tendu et météorisé. Au côté interne du genouil droit, nous avons remarqué une tumeur sans changement de couleur à la peau et une autre tumeur moins volumineuse sur l'os radius, près le poignet du côté gauche. La tumeur du genouil contenoit environ deux onces d'une matière grisâtre puriforme et lymphatique, située entre le périoste et les muscles ; celle du poignet renfermoit une matière de même nature, mais plus épaisse.

A l'ouverture du ventre, il s'est écoulé plus d'une pinte de sérosité purulente, jaunâtre et très fétide. Les intestins étoient météorisés, pâles, adhérents les uns aux autres, ainsi qu'aux parois de cette cavité ; ils étoient parsemés d'une grande quantité de tubercules de diverses grosseurs et qui ont présenté à leur ouverture là même matière que celle contenue dans les dépôts extérieurs du genouil et du poignet.

Les intestins ouverts dans toute leur longueur étaient très sains intérieurement et ne contenoient qu'une petite (1) quantité de matière bilieuse. L'estomac nous a présenté le même état, il étoit adhérent à touttes les parties environnante, pâle au dehors, parsemé de petits tubercules lymphatiques, semblables à ceux de la surface des intestins ; sa membrane interne étoit saine, ainsi que le pilore et l'œsophage. Le foye étoit adhérent par sa convexité au diaphragme, et par sa concavité aux viscères qu'il recouvre ; sa substance étoit saine, son volume ordinaire, la vésicule du fiel médiocrement remplie d'une bile de couleur vert foncé. La rate, le pancréas, les reins et la vessie étoient

forme à celui de la pièce originale. Les erreurs et omissions d'Eckard se retrouvent dans la réimpression du *Moniteur*, éditée par Plon.

(1) Eckard et de Beauchesne mettent : *très petite.*

sains. L'épiploon et le mésentère dépourvus de graisse, étoient remplis de tubercules lymphatiques semblables à ceux dont il a été parlé. De pareilles tumeurs étoient disséminées dans l'épaisseur du péritoine, recouvrant la face inférieure du diaphragme ; ce muscle étoit sain.

Les poumons adhéroient par toutte leur surface à la plèvre, au diaphragme et au péricarde. Leur substance étoit saine et sans tubercules : il y en avoit seulement quelques-uns aux environs de la trachée artère et de l'œsophage. Le péricarde contenoit la quantité ordinaire de sérosité ; le cœur étoit pâle, mais dans l'état naturel.

Le cerveau et ses dépendances étoient dans *la* (2) plus parfaite intégrité.

Tous les désordres dont nous venons de donner le détail sont évidemment l'effet d'un vice scrophuleux existant depuis longtemps, et auquel on doit attribuer la mort de l'enfant.

Le présent procès-verbal a été fait et clos à Paris, au lieu susdit, par les soussignés à quatre heures et demie de relevée les jour et an que dessus.

DUMANGIN, Ph. J. PELLETAN, LASSUS, N. JEANROY.

Ce document appelle plusieurs réflexions.

Et d'abord, le procès-verbal relate que les signes de la mort ont été dûment reconnus ; que les opérateurs ont remarqué « au côté interne du genou droit une tumeur, sans changement de couleur à la peau, et une autre tumeur moins volumineuse sur l'os radius, près le poignet du côté gauche » ; ces deux tumeurs renfermant une forte quantité de matière purulente.

(1) Et non *leur*, comme de Beauchesne l'imprime.

Rapprochant ce passage du procès-verbal de la relation du député de la Meuse Harmand, à laquelle nous avons fait allusion plus haut, les partisans de la mort au Temple (1) se sont écriés : « Le procès-verbal d'ouverture constate tous les symptômes de la mort, puis l'existence d'une tumeur au côté interne du genou droit et une autre près du poignet du côté gauche indiquées par Barras, par Harmand de la Meuse, membre de la Convention, le 27 février 1795, et par les commissaires civils de service le 26 février 1795. »

Or, Barras dit simplement que les « genoux et les chevilles étaient enflés (2) ». Quant à Harmand, il écrit :

J'eus l'idée d'essayer l'effet du commandement, ce que je tentai en effet *en me plaçant tout près et à la droite du prince* et en lui disant : « Monsieur, ayez la complaisance de me donner la main » ; il me la présenta et je sentis, en prolongeant mon mouvement jusque sous l'aisselle, *une tumeur au poignet et une au coude* ; il se pourrait que ces tumeurs n'étaient pas douloureuses, car le prince ne le témoigna pas. — « L'autre main, Monsieur. » Il n'y avait rien. « Permettez, Monsieur, que je touche aussi vos jambes et vos genoux. » Il se leva. Je trouvai les mêmes grosseurs aux deux genoux sous le jarret.

Une contradiction nous frappe dès l'abord : le procès-verbal d'autopsie mentionne bien une tumeur au

(1) Bégis, *op. cit.*, p. 22.
(2) *Mémoires de Barras*, cités par Provins, *op. cit.*, I, p. 97.

poignet, mais le rédacteur du procès-verbal la dit placée *à gauche*, alors que Harmand semble *a priori* l'avoir vue *à droite* : car c'est bien la main *droite* que votre interlocuteur vous présente, lorsque vous vous placez à sa *droite*. Alors, ce n'est donc pas l'enfant qu'avait vu Harmand, l'enfant muet, rachitique au dernier degré, l'enfant substitué — qui aurait été autopsié ? La contradiction n'est qu'apparente et il n'est nul besoin d'imaginer que l'évasion et la substitution aient été postérieures à la visite des Conventionnels pour l'expliquer.

N'oublions pas que Harmand a écrit sa relation *dix-neuf ans après* sa visite : à cette distance d'un événement, il est permis de n'en avoir plus le souvenir très net (1). Harmand dit encore que l'enfant à lui présenté avait des « *grosseurs aux deux genoux sous le jarret* » , alors que le procès-verbal ne mentionne qu'une seule tumeur « au côté interne du genou droit ». Pourquoi n'a-t-on pas relevé cette autre contradiction ? La réponse est aisée. La tumeur a pu exister à certain moment, puis disparaître ; l'abcès a pu se résoudre.

(1) Otto Friedrichs nous fournit à ce sujet la note suivante : « Harmand a publié son rapport en 1814, donc dix-neuf ans après sa visite. Cependant, dans l'Introduction d'une édition rarissime de ses *Anecdotes*, Harmand déclare qu'il y a « plus de huit ans » son volume fut arrêté par la Police à l'état d' « épreuves ». Au surplus, il ajoute, p. xiv, qu'il a écrit ces anecdotes « sur les notes que j'ai tenues dans le tems ».

L'enfant qu'a vu Harmand n'était certainement pas
le Dauphin, parce que celui-ci se fût départi, ne fût-ce
qu'un instant, de son mutisme obstiné ; parce que le
« substitué » était arrivé au dernier degré de la cachexie tuberculeuse, et que rien, dans les antécé-
dents du prince, ne laissait pressentir l'explosion
subite d'une phtisie généralisée. Ni Louis XVI, ni
Marie-Antoinette n'ont présenté de symptômes de
tuberculose, et l'argument qu'on a voulu tirer de la
mort prématurée du premier Dauphin tombe du fait
seul que sa nourrice lui avait inoculé la terrible maladie (1).

L'enfant dont le corps fut fouillé par le scalpel
des chirurgiens était, nous le répétons, arrivé au dernier degré de la cachexie tuberculeuse. On trouva la
cavité abdominale et les intestins farcis « d'une grande
quantité de tubercules de diverses grosseurs » ; tous
désordres qu'on crut devoir attribuer à un vice scrofuleux *existant depuis longtemps* : ce n'était donc
pas le Dauphin, lequel, nous y insistons, avait toujours
joui d'une santé parfaite, même après les prétendus
sévices exercés sur lui par le ménage Simon, et
sur lesquels tant d'âmes sensibles se sont apitoyées.

On a fait grief aux médecins qui ont rédigé le
procès-verbal d'ouverture du corps de n'avoir pas

(1) V. aux *Pièces justificatives* la note J, très démonstrative, à
notre avis.

insisté davantage sur l'identité du défunt. Nous-même nous en étions autrefois étonné.

On a tout le lieu de prévoir, écrivions-nous naguère (1), que les médecins seront très affirmatifs sur la personnalité de l'enfant dont ils ont le cadavre sous les yeux ? Eh ! bien, leurs doutes, leur indécision se trahissent manifestement dans cette phrase, suffisamment significative : « Nous avons trouvé dans un lit le corps mort d'un enfant... que les commissaires *nous ont dit être* celui de défunt Louis Capet, et que deux d'entre nous ont reconnu pour *l'enfant auquel ils donnaient des soins depuis quelques jours* ».

On se demande pourquoi deux des médecins seulement reconnaissent qu'ils ont sous les yeux le cadavre de l'enfant qu'ils soignaient, alors que les deux autres, si autorisés pour donner un avis éclairé, en raison de leurs attaches avec la famille royale, laissent planer un doute, qui ne peut manquer d'être, un jour ou l'autre, mal interprété (2).

Cette particularité n'avait pas échappé à la sagacité de Napoléon 1er, qui écrit dans ses *Mémoires* (3) : « Je fus surpris de cette phrase : « On nous a présenté un corps *qu'on* « *nous a dit être* celui du fils Capet* » ; *ce qui ne voulait pas dire positivement que c'était celui du dauphin. D'ailleurs aucune pièce ne constatait l'identité* (4) ».

(1) *Journal de médecine de Paris*, 1891, n° 39 ; 1893, n°ˢ 22 et 23.

(2) Il y a lieu surtout de s'étonner qu'on n'ait pas invité à venir constater l'identité de l'enfant mort au Temple les docteurs Thierry et Soupé, qui avaient donné des soins assidus au Dauphin et qui n'auraient pas manqué de reconnaître la supercherie.

(3) T. I, p. 211. Ceci n'a qu'une importance relative, les prétendus *Mémoires de Napoléon* étant probablement apocryphes.

(4) Pourquoi les médecins n'ont-ils pas constaté l'identité

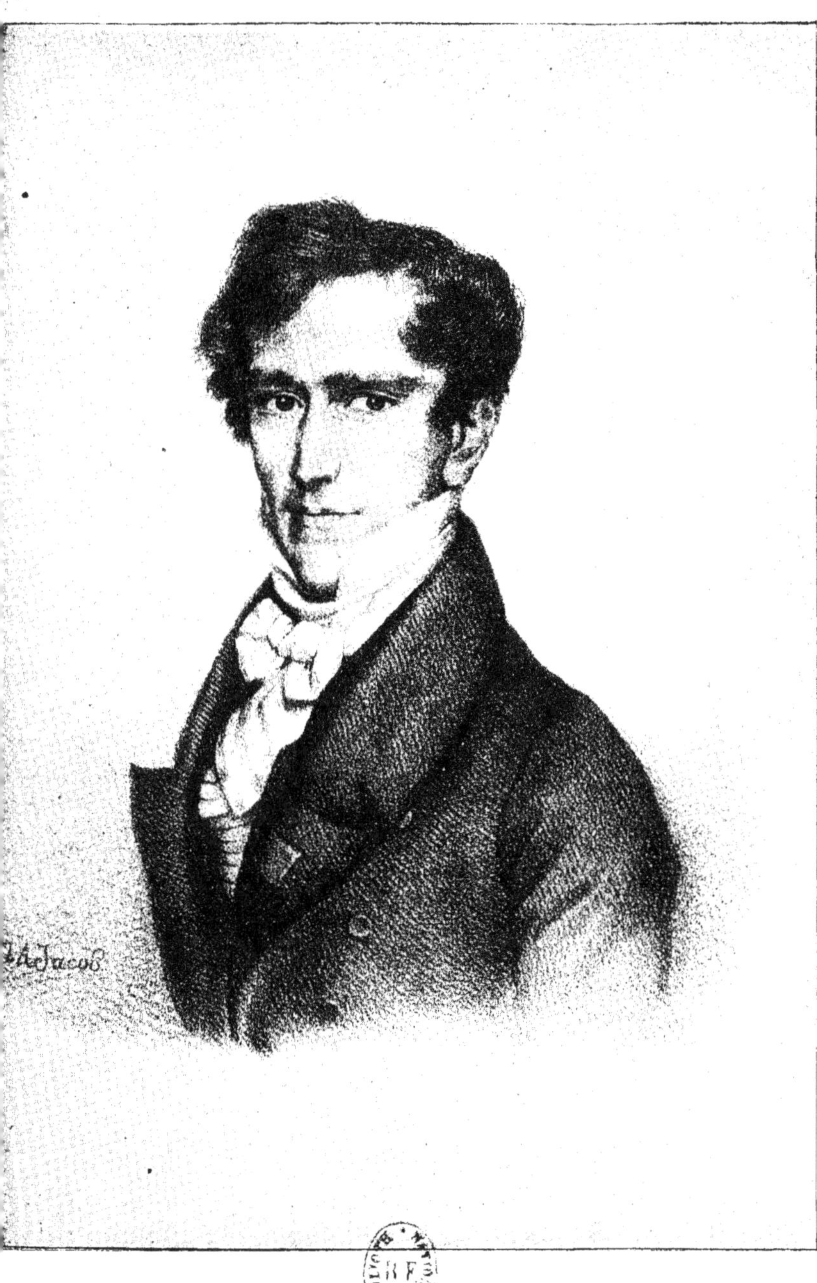

LE DOCTEUR PELLETAN

(Collection de l'auteur.)

Aujourd'hui nous attachons moins d'importance à cet argument. « Qu'on nous a dit être » est la formule d'usage. Les médecins légistes n'ont pas, d'ailleurs, à se prononcer sur l'identité : c'est affaire aux magistrats. Ils doivent se confiner exclusivement dans leur rôle, qui consiste à constater *ce qu'ils voient*.

Mais, dans le cas qui nous occupe, les médecins ont encouru un reproche autrement grave que celui relatif à la non-identité : un certain nombre de stigmates, qui existaient, paraît-il, sur le corps du dauphin, n'ont pas été signalés par les rédacteurs du procès-verbal. Pourquoi ? Apparemment parce qu'ils n'existaient pas sur le corps de l'enfant qui tenait sa place.

Le véritable Louis XVII portait sur son corps divers signes : les uns, provenant de dispositions naturelles, tels que : une sorte d'excroissance en forme de fraise sur le téton droit ; à la cuisse, le signe du Saint-Esprit, formé par le jeu des veinules et repré-

du défunt? Pourquoi n'ont-ils pas formellement reconnu, dans le cadavre qui leur était soumis, le corps de Louis XVII? Comme on l'a fort bien dit, « s'ils n'ont point tranché le problème, c'est parce qu'ils se trouvaient dans l'alternative ou de mentir ou de prononcer leur arrêt de mort. Le rédacteur du rapport a su tourner la difficulté avec esprit, en employant une tournure de phrase indécise qui ne compromettait personne et qui pouvait devenir un jour une indication précieuse pour l'histoire. » *Journal de médecine de Paris, loc. cit.*

senté par une espèce de pigeon, les ailes éployées et la tête en bas, signe inimitable entre tous ; les deux dents incisives de la mâchoire inférieure affectant la disposition connue sous le nom de « dents de lapin » et que Mme Royale possédait, elle, à la mâchoire supérieure ; enfin, certains plis du cou, qui avaient tant frappé la berceuse de l'enfant royal, Mme de Rambaud, qu'elle s'était toujours plu à dire que ces plis formeraient pour elle un témoignage infaillible si jamais Louis XVII reparaissait.

L'enfant royal possédait, en outre, d'autres signes, provenant d'opérations pratiquées ou d'accidents : ainsi, les trois marques d'inoculation disposées en triangle et la base tournée en bas, opération pratiquée au bras gauche, sous les yeux de la reine, par le docteur Jouberthon, inoculateur des enfants de France, accompagné des docteurs Brunier et Loustonneau (1) ; la cicatrice à la lèvre supérieure (en

(1) « Le prince fut inoculé au château de Saint-Cloud, à l'âge de deux ans et quatre mois, en présence de la reine, par le docteur Jouberthon, inoculateur des enfants de France et de la Faculté, et les docteurs Brunier et Loustonneau. L'inoculation eut lieu pendant son sommeil, entre 10 et 11 heures du soir, pour prévenir une irritation qui aurait pu donner à l'enfant des convulsions, ce qu'on craignait toujours. Témoin de cette inoculation, j'affirme aujourd'hui que ce sont les mêmes marques que j'ai retrouvées, auxquelles on donna la forme d'un croissant. » *Le Cabinet noir*, *loc. cit.* Le témoignage rapporté ici par le comte d'Hérisson est celui de Mme de Rambaud, berceuse du Dauphin. Mme de Rambaud a-t-elle dit *croissant* ou *triangle*,

forme de chevron brisé), provenant de la morsure d'un petit lapin blanc, serré trop fébrilement dans ses bras d'enfant ; la trace, près de l'œil, du coup de serviette donné par Simon ; et, sous le menton, une cicatrice correspondant au coin de la chaise, sur laquelle, repoussé par son gardien, l'enfant s'était buté (1).

Un premier point nous semble donc acquis : *l'enfant autopsié par les médecins au Temple, le 21 prairial de l'an III de la République, n'était pas le Dauphin* (2).

Mais une seconde objection se dresse devant nous, qu'il faut, avant de poursuivre notre démonstration, réduire à sa juste valeur : la preuve, a-t-on dit, que le médecin qui pratiqua l'opération posthume était

la chose n'importe guère. (Cf. *la Légitimité*, 1896, p. 294.) On semble être, aujourd'hui, tombé d'accord sur le croissant.

(1) *La Légitimité*, 1er décembre 1896.

(2) Cette conclusion — nous ne saurions trop le répéter — ressort non d'une prétendue ambiguïté de termes, mais du texte même de la pièce. On ne peut tirer aucun argument de ces mots : « Le corps que les commissaires *nous ont dit être...* » Encore une fois, *c'est une simple formule* et partisans comme adversaires de la survivance de l'enfant royal semblent désormais bien d'accord sur ce point (V. les ouvrages et articles de MM. Chantelauze, P. Veuillot, de la Sicotière, Osmond, etc.); par contre, on ne saurait se dispenser de faire cette remarque, très importante, que les médecins ont constaté des maux et des infirmités que le véritable Dauphin n'a jamais eus et qu'ils n'ont pas noté les signes et stigmates ineffaçables que le *substitué* ne pouvait présenter.

parfaitement convaincu de l'identité du cadavre avec l'enfant royal, *c'est qu'il déroba son cœur* (1). Eût-il commis ce larcin (2), s'il n'avait pas eu cette conviction ?

La réponse est facile : à supposer même que l'auteur du larcin, le docteur Pelletan, ait été de bonne foi (3), il ne réussit pas évidemment à faire partager sa conviction à ceux qui étaient le plus intéressés à le croire sur parole. Il est, en effet, assez singulier que Louis XVIII, comme la duchesse d'Angoulème (4), et le comte de Chambord, comme Charles X,

(1) V. aux *Pièces justificatives* (note K) le chapitre intitulé : *L'odyssée posthume d'un viscère pseudo-royal.*

(2) Ce ne fut pas le seul larcin que commit notre brave confrère. Damont, commissaire civil de la section du Nord, de service au Temple, assistant en cette qualité, comme témoin, à l'autopsie, supplia Pelletan de lui donner une poignée des cheveux qu'il venait de couper avec des ciseaux pour faciliter son opération. Ces cheveux furent conservés précieusement par Damont, qui les représenta dans un écrin, en 1815. (V. aux *Pièces justificatives* la note L.) Quand il offrit ces cheveux à la duchesse d'Angoulème, celle-ci s'empressa... de les monter en broche? Non, de les refuser!

(3) Mais il est plus probable que c'était un calcul : « Dans le cas d'une restauration royaliste, a écrit très judicieusement M. Osmond (*la Question Louis XVII*, in *la Plume*, 1er et 15 août 1899), il voulait avoir un talisman qui le conduirait aux honneurs, et quelle relique plus touchante que le cœur (de Louis XVII)! Il était déjà bien résolu à dérober et à garder ce cœur pour les éventualités de l'avenir. » Pp. 497-498.

(4) La duchesse d'Angoulème se disait convaincue, en 1851, de la mort de son frère (BÉGIS, *op. cit.*, pp. 10-11); mais elle a

auxquels le « cœur du Dauphin » fut successivement présenté, se soient toujours refusés à accepter la relique qu'on leur offrait. On est donc amené à conclure que la mort du Dauphin au Temple n'était nullement pour les Bourbons un dogme de famille; qu'ils connaissaient, au contraire, le secret de l'existence du fils de Louis XVI, et qu'ils avaient probablement conscience de leur usurpation des droits de l'héritier légitime.

Nous pourrions nous arrêter là, si nous faisions seulement œuvre d'historien ; mais nous n'oublions pas que nous avons à remplir une autre tâche et que nous ne devons rien négliger de ce qui ressortit de près ou de loin à la médecine légale, dans les problèmes rétrospectifs où l'intérêt de la science prime pour nous l'attrait de la curiosité.

Quel guide plus utile que la science dans les recherches à la poursuite de la vérité ? Est-il rien de plus salutaire que la discipline qu'elle nous impose? En nous contraignant à ne point dépasser les limites de notre rôle professionnel, de combien d'écarts elle nous garantit, que de déclarations hasardeuses elle nous évite !

Jusqu'ici nous nous sommes attaché à n'affirmer que ce que nous pouvions étayer de témoignages

si souvent varié dans ses déclarations à ce sujet (Voir *la Légitimité* des 13 novembre 1887, 26 juin 1892, 1er juillet 1898, etc.), qu'on a tout lieu de penser qu'elle savait à quoi s'en tenir.

scientifiques ; nous sommes résolu à ne pas aller au-delà, quelles que puissent être notre opinion ou plutôt nos impressions personnelles. Il a paru assez de publications spéciales (1) pour éclairer la religion de ceux qui veulent connaître dans ses moindres détails ce drame vécu, qu'on ne nous restituera jamais aussi passionnant qu'il le fut dans la réalité.

L'autopsie terminée, restait un dernier acte à accomplir : il fallait procéder à l'inhumation (2): il est assez singulier qu'on n'arrive à aucune notion précise ni sur l'heure, ni sur le mode, ni sur la date exacte de cette formalité (3). Ces contradictions ne laisseraient-elles pas supposer que ledit procès-verbal aurait été fabriqué après coup ?

L'enquête ordonnée par le comte Anglés, en 1817, fixe l'inhumation du Dauphin au 24 prairial, alors que le procès-verbal donne la date du 22. M. Sardou a donc raison de poser ce dilemme (4) : « De deux

---

(1) V. notamment la publication du journal *la Légitimité* de Bordeaux; le numéro exceptionnel de *la Plume,* consacré à la *Question Louis XVII* (Paris, 1899), et les ouvrages de Gruau de la Barre, Otto Friedrichs, H. Provins, Nauroy, de Beauchesne, Chantelauze et Bégis ; nous ne citons pas les publications de seconde main.

(2) L'acte d'inhumation a été publié en 1898 par M. Ernest Daudet (*Petit Temps,* 7 avril 1898).

(3) Cf. *la Légitimité,* 1er juillet 1898.

(4) *La Légitimité,* 1er juillet 1898, p. 161.

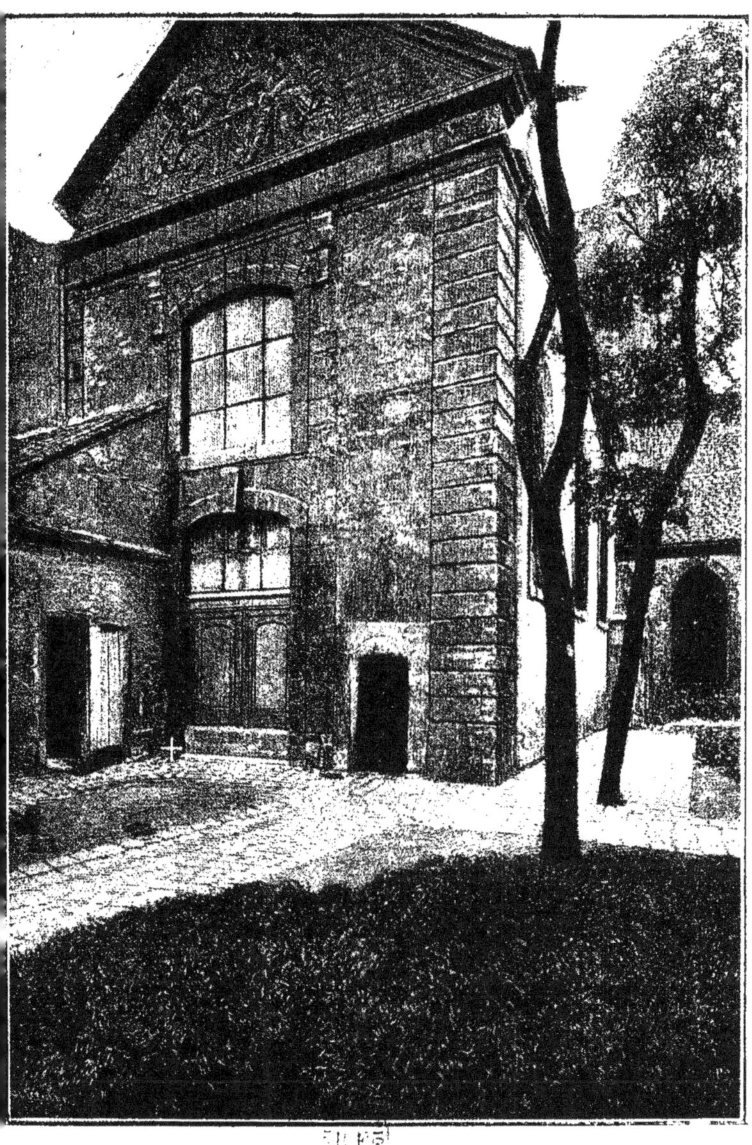

FAÇADE DE LA CHAPELLE DU CIMETIÈRE SAINTE-MARGUERITE

(La croix blanche indique l'endroit où furent pratiquées les fouilles en 1846.)

17

choses l'une, dit-il, ou l'enquête ment, ou le procès-verbal est faux. »

Quoi qu'il en soit, l'enterrement fut fait de nuit : vers huit heures (du soir), le corps de l'enfant fut placé dans un cercueil en bois blanc, et le convoi sortit par la grande porte du Temple à huit heures et demie (1) et conduit au cimetière Sainte-Marguerite.

La bière fut-elle mise dans la fosse commune, (comme l'ont prétendu les commissaires Simon et Petit), d'où elle aurait ensuite été retirée, à entendre la veuve du fossoyeur Bertrancourt (2) ; ou dans une fosse particulière, selon les récits concordants de Dusser, de Voisin et de Lasne (3)? On n'a jamais pu s'entendre sur l'endroit exact où aurait été enterré l'enfant mort au Temple.

En 1816, le gouvernement de la Restauration prescrivit des recherches, pour retrouver le corps du Dauphin. Elles furent décommandées avant d'être commencées (4).

En novembre 1846, des terrassiers faisaient quelques travaux dans l'ancien cimetière Sainte-Margue-

(1) Cf. l'article de M. de la Sicotière dans la *Revue des Questions historiques* (1881), reproduit par Bégis, *op. cit.*; le numéro spécial de *la Plume*, etc., etc.

(2) H. Provins, *op. cit.*, I, pp. 371 et suiv. (éd. de 1889).

(3) Osmond, H. Provins, etc., *op. cit.*

(4) Pour en savoir la raison, v. un article paru dans la *Revue de Paris*, 1ᵉʳ septembre 1904, pp. 199-200.

rite (1) : en fouillant au pied du pilier gauche d'une porte latérale de la petite église, ils trouvèrent un cercueil de plomb, enfoui à une faible profondeur. L'abbé Haumet, curé de Sainte-Marguerite, appela un de ses amis, le docteur Milcent, en présence duquel fut ouvert le cercueil : il contenait un squelette d'enfant. Après l'avoir minutieusement examiné, le docteur Milcent, dans un rapport qu'il dressa à cette époque, constatait que les os constituant ce squelette étaient tous faibles et délicats.

Le docteur Milcent concluait (2), paraît-il, que le squelette qui lui avait été présenté ne pouvait être que celui du Dauphin ; le rapport primitif de ce confrère n'a jamais été retrouvé. On peut y suppléer par un rapport du docteur Récamier (contresigné par le docteur Milcent), qui avait été appelé, lui aussi, à examiner les débris retrouvés par le curé Haumet. Nous ne retiendrons des constatations de ce maître estimé que ces lignes, suffisamment précises :

« LES OS DES MEMBRES ET LES DENTS SEMBLENT

(1) L'abbé Haumet, curé de Sainte-Marguerite, faisait creuser les fondations d'un appentis devenu nécessaire, disait-il, pour fondre une cloche. Mais l'abbé confia à un de ses confrères, l'abbé Bossuet, venu ce jour-là pour le voir, que la construction de l'appentis devait couvrir l'ordre secret qu'il avait reçu du gouvernement de faire ces fouilles et servir de prétexte à celles-ci (*Revue de Paris, loc. cit.*).

(2) Il changea d'opinion plus tard. (V. l'ouvrage et les articles de Chantelauze indiqués plus bas.)

APPARTENIR A UN SUJET DE QUINZE OU SEIZE ANS ENVIRON AU PLUS (1). »

Mais le squelette n'avait pas été examiné que par les docteurs Milcent et Récamier. Le docteur Bayle, après avoir considéré le crâne, estimait que « le sujet devait avoir de quinze à seize ans au plus ».

Le professeur Lallemand (de l'Institut), le professeur Andral (de l'Institut) étaient du même avis, tout en se rapprochant de vingt ans, à cause des dents de sagesse (2). *Il est donc bien évident que les ossements trouvés au cimetière Sainte-Marguerite n'appartenaient pas à un enfant de 10 ans.*

Il se trouva, néanmoins, des champions obstinés (3) d'une cause indéfendable, pour soutenir quand même que c'était bien Louis XVII qu'on avait exhumé en 1846 !

La preuve matérielle, absolue, définitive, de la thèse contraire, devait être fournie près d'un demi-siècle plus tard. Le mardi 5 juin 1894, M⁰ Laguerre, qui avait obtenu au préalable les autorisations nécessaires, faisait pratiquer des fouilles dans le cimetière Sainte-Marguerite et était assez heureux pour retrouver le cercueil remis en terre après les constatations de 1846.

(1) Cf. CHANTELAUZE, *les Derniers Chapitres de mon Louis XVII.*
(2) PROVINS, *loc. cit.*, p. 390.
(3) Chantelauze, pour n'en citer qu'un.

Les docteurs de Backer et Bilhaut, qui s'adjoignirent un peu plus tard les docteurs Manouvrier et Magitot, furent chargés d'examiner les ossements mis à découvert (1) et leurs conclusions, seules à retenir ici, furent ainsi formulées (2) :

Il résulte de l'examen détaillé que nous venons de pratiquer :

1° Que nous nous trouvons en présence d'un sujet ayant appartenu au sexe masculin (ainsi que le démontre l'état particulier des os iliaques).

2° Le sujet a atteint l'âge de quatorze ans — qu'il peut avoir dépassé. L'état des épiphyses, des humérus, des fémurs, des tibias, ainsi que l'examen de la boîte crânienne, nous permettent de conclure dans ce sens (3). L'état des

(1) Dans l'intérieur du cellier construit en 1846, parmi des barriques, des cruches, des litres vides, des échelles, des outils, des escabeaux, un nouvel examen médical de ce squelette eut lieu ; sur une table boiteuse, au milieu du bric-à-brac le plus hétéroclite et le moins majestueux, on avait posé le crâne, les humérus, les tibias, et, derrière, la boîte vermoulue où l'on avait retrouvé les ossements, avec son inscription énigmatique *L... XVII*. Les anthropologistes certifièrent que les os examinés par eux avaient appartenu à un être humain âgé de vingt ans au moins. Nous assistions à cette macabre opération et nous en souvenons comme si c'était d'hier. La gravure, que nous avons empruntée au journal *les Nouvelles illustrées*, du 11 février 1904, reproduit très exactement l'état des lieux.

(2) Pour le détail, cf. les *Annales d'Orthopédie et de Chirurgie pratiques*, juin 1894 ; docteur DE BACKER, *Louis XVII au cimetière de Sainte-Marguerite* ; Paris, Ollendorff, 1894 ; docteur OSCAR AMOËDO, *Art dentaire en médecine légale*, pp. 467 et suiv.

(3) Dans la terre et sous des conditions variables de tempé-

maxillaires, leur développement et leur écartement, le système dentaire (1) corroborent cette assertion.

3° Certaines modifications dans la direction de quelques os accusent une faiblesse spéciale, qui s'est traduite par une légère scoliose, un retard dans le développement du thorax et un léger degré de *genu valgum* à gauche.

En foi de quoi nous avons signé le présent rapport.

Dr DE BACKER, Dr BILHAUT.

Paris, le 5 juin 1894.

A leur tour, les docteurs Magitot et Manouvrier,

rature, d'humidité, d'aération, etc., Orfila et Lesueur indiquent ainsi les altérations du système osseux : les os, disent-ils, subissent à peine de l'altération, même au bout de plusieurs centaines d'années. On a trouvé à Saint-Denis ceux du roi Dagobert, mort il y a près de douze cents ans; à la vérité, ils étaient dans un coffre de bois, placé lui-même dans un tombeau de pierre. (Cf. OSCAR AMOËDO, *Art dentaire en médecine légale*, p. 355.)

(1) L'identification des cadavres au moyen des dents a suscité de nombreux et importants travaux, surtout depuis quelques années. Les auteurs du commencement du dernier siècle semblent avoir négligé de mettre à profit les indications fournies par le système dentaire au point de vue de l'identité. Les traités de médecine légale mentionnent bien les signes que donne la dentition au point de vue de l'âge et les différentes particularités des organes dentaires susceptibles d'être utilisées par un médecin légiste, mais ils n'y attachent pas une importance suffisante. Or, comme le docteur Osc. Amoëdo en a fait la juste remarque, nombreux sont les cas dans lesquels les dents sont le seul moyen pratique d'établir une identité. Il a fallu de nombreuses catastrophes : incendie du Ring Theater (Vienne), de l'Opéra-Comique (Paris), du Bazar de la Charité (Paris), pour attirer l'attention des autorités sur ce point. (Dr AMOËDO, *op. cit.*, pp. 418-419.)

de l'École d'Anthropologie, faisaient connaître leur opinion. L'état des dents surtout les avait préoccupés. Il y avait absence complète de dents de lait ; or, d'après les documents les mieux accrédités, la dernière dent de lait effectue sa chute vers la douzième année. Les deux savants résumaient ainsi leurs observations :

Le squelette qui a été soumis à notre examen, est celui d'un sujet probablement masculin, de la taille de 1 m. 63 environ et certainement âgé de 18 à 20 ans. Les constatations ne se rapportent en aucune façon à un enfant tel que devrait être le squelette historique qui place sa mort et son inhumation à l'âge de dix ans et deux mois.

MAGITOT, MANOUVRIER.

15 juin 1894.

Comme l'a dit très judicieusement le docteur de Backer, en guise de préface à son remarquable rapport :

« Le rôle du médecin appelé pour une expertise doit être d'une grande sobriété et se borner à signaler le *fait brutal*. Constater des réalités, les mettre d'accord avec les données scientifiques, faire une sorte d'équation, en plaçant d'un côté ce que définit la médecine légale, et de l'autre ce que l'on a sous les yeux, telle est la seule manière de comprendre le devoir en une circonstance aussi délicate... Les déductions, les interprétations, les explications historiques sortent du domaine médical.

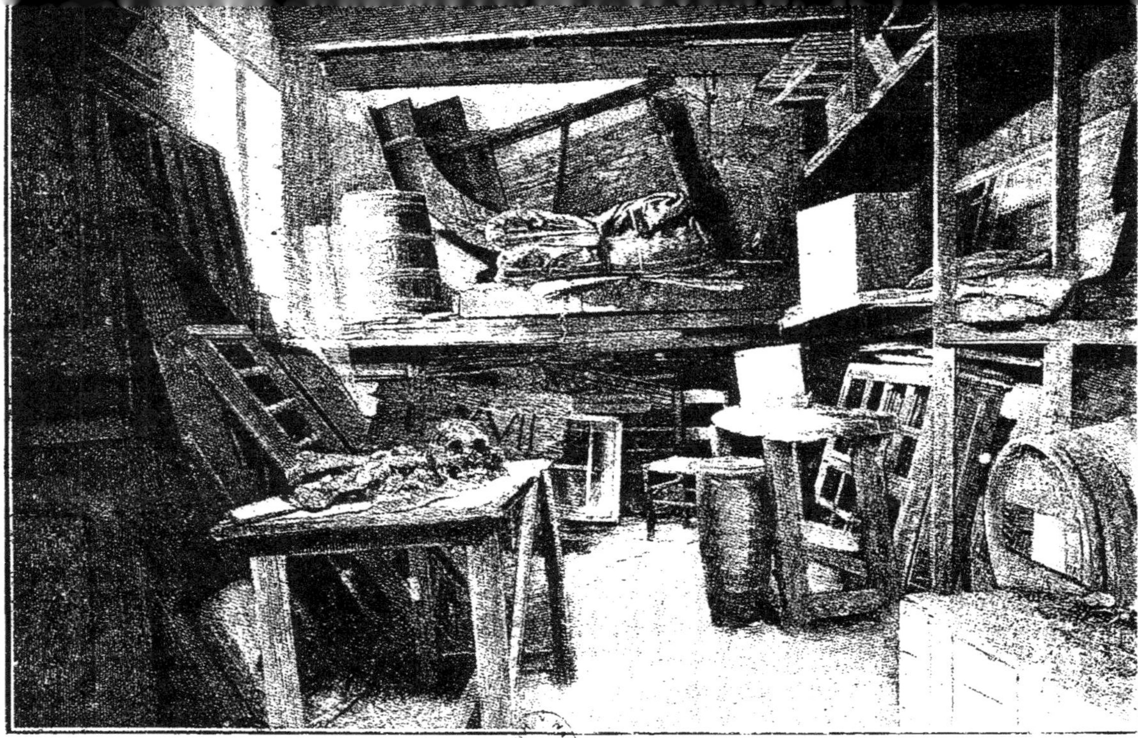

Intérieur du cellier dans lequel furent examinés les restes du squelette exhumé en 1894.

Notre mission se borne à livrer aux historiens les faits relevés par nous : nous en restons là... (1) ».

A l'exemple de notre confrère, nous en resterons là, nous aussi. A d'autres de s'essayer à déterminer l'identification du Dauphin avec les multiples prétendants, Naundorff et autres, qui se sont réclamés de ce titre si âprement convoité.

Au résumé, nous gardons la conviction que le Dauphin n'est pas mort au Temple : d'abord, en nous basant sur la déposition sujette à caution, peut-être, de la veuve Simon, mais néanmoins assez impressionnante pour être retenue ; ensuite, parce qu'on a négligé de faire reconnaître l'enfant mort par sa propre sœur, qui se trouvait dans une cellule voisine et dont le témoignage eût été décisif.

(1) Ajoutons, pour être aussi complet que possible, que des fouilles pratiquées à l'instigation de la Commission du Vieux-Paris, le 4 février 1904, ne donnèrent pas le résultat qu'on en espérait. Le fossoyeur Voisin prétendait avoir mis le cercueil de l'enfant mort au Temple dans une fosse spéciale située à dix pieds de la croix ; le concierge du cimetière soutenait, au contraire, que l'enfant avait été mis dans la fosse commune ; tandis qu'à croire la veuve du fossoyeur Bertrancourt, celui-ci, après avoir retiré le corps de la fosse commune, l'aurait placé dans une fosse creusée à gauche de la porte de l'église et à un pied et demi de profondeur. En réalité, dans l'état actuel des choses, et tant que de nouvelles fouilles ne seront pas faites, il est impossible de désigner en quel point précis du cimetière Sainte-Marguerite se fit l'inhumation. D'ailleurs, trouverait-on le squelette d'un enfant de dix ans, encore resterait-il à l'identifier avec le Dauphin.

Nous sommes frappé, en outre, que Mme Royale, devenue duchesse d'Angoulême, ait toujours évité de parler de son frère ; que le roi Louis XVIII lui-même n'ait jamais voulu consentir à accepter le cœur de Louis XVII, qui lui était présenté par Pelletan et dont il suspectait l'authenticité : voilà des faits positifs, qui créent des présomptions, presque des certitudes.

Quant à savoir si l'évadé du Temple se nomme Naundorff, Hervagault, Richemond, Bruneau ou Martin, nous n'en avons cure ; nous n'avons nul désir de franchir le domaine de la discussion scientifique et nous nous en tenons, purement et simplement, à la première partie du problème à élucider.

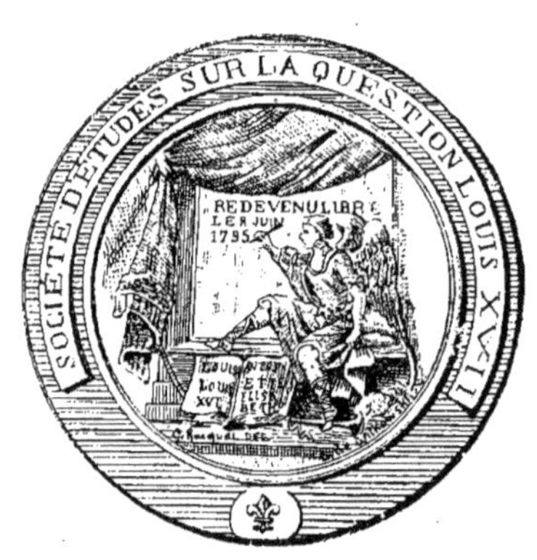

PIÈCES JUSTIFICATIVES

A (1)

Ce jourd'hui seize novembre mille huit cent seize est comparue au Ministère de la Police Marie Jeanne Aladame, Vve Simon, âgée de soixante et onze ans native de Paris, qui a répondu à nos diverses interpellations, ainsi qu'il suit, savoir :

Qu'elle a épousé le 15 mai 1788, Antoine Simon, cordonnier, demeurant à Paris, rue des Cordelliers ; lequel fut nommé en 1792 officier municipal et ensuite gouverneur ou concierge de la Tour du Temple ;

Que son mari ayant été exécuté avec la Commune proscritte par les Évènements de Thermidor an II elle fut arrêtée et détenue un mois, faits qu'elle justifie par les papiers que ladite Vve Simon nous a représentés ;

Qu'après sa mise en liberté, en vertu d'un ordre du comité de sûreté générale du 7 fructidor an 2e, elle revint habiter son logement rue des Cordelliers nº 32 ; qu'elle est admise aux Incurables depuis mai 1796.

Déclare ladite Vve Simon qu'en quittant la Tour du Temple le jeune et infortuné fils de Louis XVI était en bonne santé ; que pendant qu'elle lui donnait des soins, il

(1) Ce document, dont nous avons pris copie aux Archives, a été, comme nous nous en sommes assuré depuis, publié par M. NAUROY, dans son ouvrage : *les Secrets des Bourbons*, pp. 80 et suiv. Mais ce livre étant devenu introuvable ou presque, nous n'avons pas jugé superflu de publier à nouveau cette intéressante pièce.

avait été grièvement incommodé d'une maladie vermineuse dont il s'était ensuite bien rétabli ; que ses traits sont tellement gravés dans son cœur qu'elle le reconnaîtrait si jamais il pouvait lui apparaître ; qu'il avait au bas de la mâchoire gauche une cicatrice ineffaçable provenant de la morsure d'un lapin blanc que le prince élevait lorsqu'il habitait le château des Tuileries ;

Qu'elle a une entière conviction que le jeune Prince n'est point mort dans la Tour du Temple ainsi que la nouvelle en fut répandue dans le temps ; que cette conviction est si intime que rien ne saurait l'en dissuader.

Ladite Vve Simon, pressée de s'expliquer relativement aux circonstances qui ont pu lui suggérer une telle opinion sur un évènement dont toutes les circonstances ont été minutieusement constatées, a déclaré :

Que, la veille du jour où la mort du jeune prince fut annoncée par les papiers publics, elle vit, se trouvant à côté de l'école de chirurgie, passer la voiture du blanchisseur employé au Temple, qu'elle reconnut une manne ou panier, dans lequel on aura pu introduire un autre enfant destiné à être substitué au jeune Prince qu'elle dit avoir été enlevé à cette époque ;

Que son opinion s'est fortifiée des propos qu'on attribue à M. Dessaut, chirurgien, qui lorsqu'on lui représenta le cadavre du prétendu Louis XVII dit qu'il ne reconnaissait point le corps du jeune prince auquel il avait donné des soins précédemment ;

Qu'ayant une cousine, portière d'une maison place Vendôme occupée par une administration, dont les propriétaires avaient émigré, elle a eu, par cette portière, des nouvelles du Prince ; qu'elles étaient convenu ensemble d'un mot de convention pour se faire connaître, sans qu'un tiers présent pût savoir ce qu'elles disaient, si l'enfant était bien ou mal portant ; qu'elle ne peut dire comment sa cousine portière pouvait être au courant des nouvelles du Prince, mais qu'elle croit que c'était par des lettres de ses anciens maîtres avec qui elle correspondait ; qu'elle ne peut faire confirmer ce qu'elle avance par le témoignage de sa parante, décédée depuis cinq à six ans ;

Enfin, qu'elle a vu le jeune Prince, il y a eu onze ans au mois de juillet dernier ; qu'il est entré ayant à ses côtés un nègre d'environ vingt ans, dans une salle des Incurables, où elle se trouvait avec dix-huit personnes de la maison ; qu'il passa devant elle, ne la nomma point mais la salua, en portant la main à son cœur et en lui faisant signe de garder le silence, qu'arrivé à son lit sur lequel était un couvre-pied bleu, il dit : « je vois qu'on ne m'avait pas trompé » ; qu'elle a omis de dire une circonstance qui peut expliquer cette remarque, savoir qu'une dame, grande, brune qui lui parut étrangère avait demandé, six semaines auparavant, à voir la Vve Simon et qu'elle avait été conduite à son lit auprès duquel elle se trouvait, et que voyant l'attendrissement qu'elle éprouvait au souvenir du Prince sur lequel quelques mots furent prononcés, cette dame lui dit « ne vous chagrinez pas », en la touchant du pied pour faire cesser tout discours à ce sujet.

Qu'il ne s'est passé, depuis onze ans et demi, aucune circonstance propre à confirmer ou à détruire la certitude où elle est de l'existence du fils de Louis XVI.

Il a été inutilement observé à la Vve Simon que les détails qu'elle mettait à l'appui de sa croiance étaient tous invraisemblables n'ayant de circonstance que par sa crédulité, alimentée par les nouvelles absurdes qui circulèrent dans le temps où il mourut ; qu'une fois pleine de l'idée que le Prince n'était point mort, elle a pu rapporter à sa croyance les visites qu'elle a reçues, dans l'objet de satisfaire une simple curiosité, et nous avons continué nos questions sur sa situation dans la maison des Incurables, sur les personnes qui l'auraient visitée avec l'intention de la faire expliquer relativement au Dauphin ; et elle a répondu :

Que depuis le retour du Roi, invoqué par les vœux qu'elle n'a cessé d'adresser au Ciel, elle a été constamment persécutée par des personnes de la maison qui sont loin d'avoir pour les Bourbons les sentiments dont elle est animée ;

Qu'elle a toujours été très discrète même avec ses commensales de chambre sur l'existence du prince ;

Que, dans une visite dont Mme la duchesse de Berry a honoré la maison, la princesse lui a parlé et qu'elle lui a dit tout ce qu'elle vient de raconter ; qu'elle en avait reçu la promesse d'un secours en linge et vêtements ; que au mot de convention pour avoir des nouvelles de l'existence du prince (Aslikos-Morlinghot) elle avait souri et le lui avait fait répéter deux fois pour s'en souvenir.

Que, depuis deux mois, elle a été visitée successivement par deux Dames, qui paraissent de condition, qui l'ont entretenue de ce qu'elle pouvait savoir sur l'existence du Dauphin et qu'elle a reçue de l'une 6 francs et de l'autre 4 francs et elle a terminé par reconnaître qu'il y aurait indiscrétion grave à causer légèrement de détails qui, d'après nos observations, n'étaient peut-être point conformes à la vérité, reconnaissant que dans cette croyance elle n'était inspirée que par la conviction ou le désir de voir ses vœux réalisés.

Et a ladite veuve Simon signé après lecture.

Veuve Simon.

Paris le 16 novembre 1816.

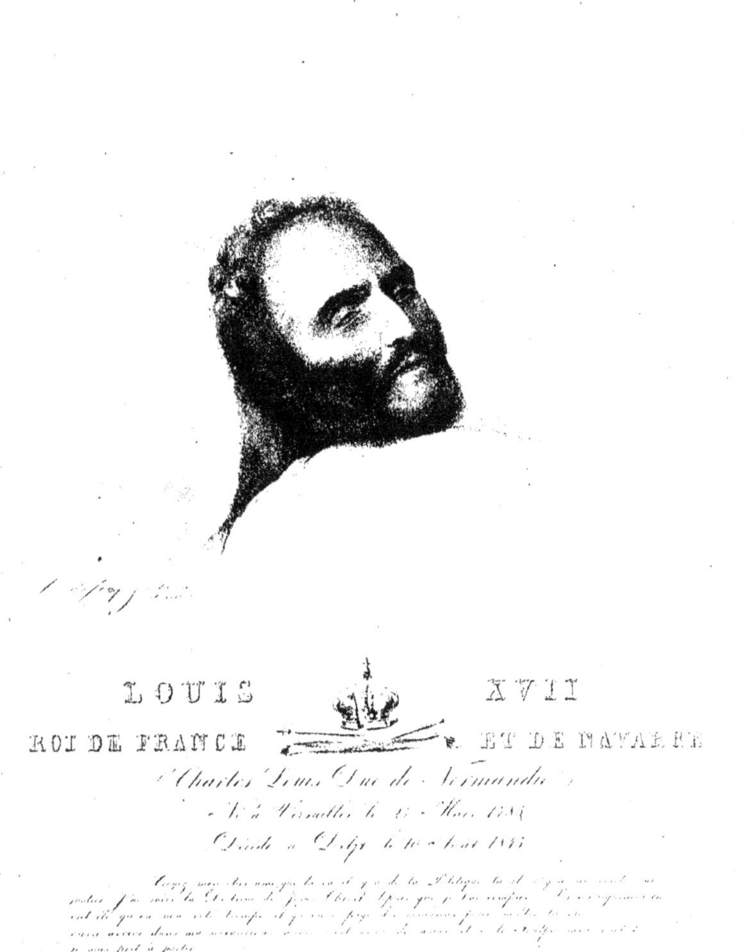

NAUNDORFF SUR SON LIT DE MORT

(D'après un document communiqué par M. Otto Friedrichs.)

18

Note (1).

Un rapport de Police a fixé l'attention sur la veuve Simon, pensionnaire des Incurables, dont les discours accréditaient l'opinion de quelques personnes sur l'existence de Louis XVII, contre les documens historiques qui établissent sa mort, dans la tour du Temple en l'an III ; il importait d'éclairer de semblables allégations, et de savoir à quoi s'en tenir sur une femme qu'on avait lieu de croire domiciliée à Toulon et remariée à un sieur Girauld. Le fait est que celle de Paris est réellement la veuve du cordonnier Simon, exécuté après les évènements de Thermidor.

On a recueilli d'elle et consigné dans le procès-verbal (2) ci-joint de ses déclarations, les circonstances d'après lesquelles elle prétend avoir la conviction de la substitution d'un étranger à la personne du jeune Prince dans la tour du Temple, et de l'existence actuelle de ce dernier, puisque s'il fallait l'en croire, elle a la certitude *d'avoir reçu sa visite aux Incurables, il y a eu onze ans* au mois de juillet dernier.

Cette femme n'aurait-elle point, en paraissant convaincue de ce qu'elle débite, l'arrière pensée d'intéresser en sa faveur, puisque cette faible annonce la reconnaissance du

(1) Collationné par nous sur l'original, qui se trouve aux Archives.

(2) En marge, cette phrase qui prête à maintes réflexions : « Cette affaire n'est peut-être pas sans importance. »

Remis ce procès-verbal au cabinet avec une note d'ensemble, le 4 mars 1826. L'original de ce procès-verbal a été réintégré le 6 mars : il n'a été joint à la note qu'une copie certifiée. (Note en marge de la pièce originale.)

jeune Prince qui, pour souvenir de ses bons traitemens, serait venu la visiter dans l'hôpital où elle est retirée?

Cependant la veuve Simon paraît avoir plus de disposition à un dérangement d'esprit que d'intention à se mêler d'intrigues de ce genre.

Elle a raconté son histoire à S. A. Mme la duchesse de Berry dans une visite dont cette Princesse a honoré l'hospice des Incurables ; quelques détails ont dû paraître singuliers, et il est vraisemblable que S. A. Royale en a entretenu des Dames de la cour, qui en auront parlé, peut-être de manière à exciter des curiosités fort indiscrètes.

C'est là, très probablement, l'origine des bruits étranges qui circulent dans certaines coteries.

La veuve Simon affirme n'avoir reçu depuis deux mois que la visite de deux dames qui paraissaient titrées : elles l'ont questionnée, et ont reçu, en grand détail, communication de ses rêveries.

On lui a fait observer l'inconvenance de s'entretenir de faits aussi invraisemblables que ceux dont elle alimente la crédulité, et elle a promis d'être plus circonspecte.

Cette particularité ne paraît sans importance dans un moment où certaines personnes paraissent disposées à s'armer de toutes les calomnies et de tous les rêves pour agiter les esprits auxquels il faut du changement à quelque prix que ce soit, et dont les vœux, les indiscrétions et les provocations coupables sont depuis longtemps hors de toutes les limites des bienséances et du devoir.

EMPIRE FRANÇAIS
—

DIRECTION GÉNÉRALE
des Archives.

Note

Lundi 18 novembre, la femme Simon des Incurables a été amenée à la Police générale, on l'a beaucoup questionnée sur ce qu'elle prétend connoître de l'existence de Louis XVII. Un grand nombre de personnes distinguées ayant été voir et consulter depuis un certain tems cette femme, on lui a demandé si elle ne pourroit pas dire les noms de ces personnes ; mais elle les ignoroit. La police la renvoyé en lui ordonnant sous les peines les plus sévères de ne plus rien dire à l'avenir sur ce sujet. Cependant cette femme qui paroit être en parfaite raison (1) tient toujours les mêmes discours à ceux qui peuvent l'approcher.

B

RAPPORT DU 15 NOVEMBRE 1816

N° 992.

ATTRIBUTION
du Ministère

Il existe en effet à l'hospice des Incurables, une femme qui y est connue sous le nom de la *veuve Simon* dont le mari était cordonnier. Cette femme née Marie Jeanne Aladame

---

(1) A remarquer qu'après avoir déclaré que la femme Simon avait l'esprit dérangé, on constate qu'elle est « en parfaite raison ». C'est un aveu qui a son prix. (A. C.)

âgée de soixante-et-onze ans, épousa le dit *Simon* (Antoine),
le 15 mai 1788 et entra aux Incurables le 12 avril 1796 ; elle
dit que son mari fut gardien du Dauphin au Temple et
qu'elle en fut la gouvernante, qu'elle a perdu par suite des
évènements tout ce qu'elle possédait et qu'elle a, après
avoir perdu son mari qui fut guillotiné, éprouvé beaucoup
de mauvais traitemens et qu'elle a même été emprison-
née.

Cette femme se plaint beaucoup de n'avoir d'autre récompense des services qu'elle dit avoir rendu au Dauphin, que
celle d'être placée aux Incurables, où elle n'est pas heureuse.
Elle s'étonne que Mme la duchesse d'Angoulême, qui con-
noit sa situation et l'utilité dont elle a été à son auguste
frère, ne fasse rien pour elle. Elle jase beaucoup ; mais sans
suite, ses organes étant affaiblis. Dans tout ce qu'elle dit
elle montre plutôt de l'attachement au gouvernement que
du mécontentement.

Elle dit que le Dauphin existe, qu'elle en a la certitude, et
que tout s'arrange pour qu'il reprenne sa place, on croit
que ces propos sont l'effet d'un cerveau dérangé (1).

Il n'y a pas de doute qu'elle soit une veuve Simon, on a
vu son contrat de mariage.

Les officiers de Paix attachés au Ministère,
Dussieux, Joly.

(1) Les agents qui ont rédigé ce rapport voulaient probablement marquer leur zèle en accusant de folie celle que leur collègue, plus honnête, n'hésitait pas à déclarer parfaitement rai-
sonnable. (A. C.).

C (1)

DIVISION
DU MIDY
au
Ministère

N...
Bureau
de Correspondance

N° 210

Toulon, le 31 janvier 1816.

COMMISSARIAT SPÉCIAL DE POLICE A TOULON

A Monsieur le Comte De Cazes, Ministre secrétaire d'État au Département de la Police générale.

Monseigneur,

La femme du nommé Simon, savetier, qui fut chargé par la Convention Nationale de la garde du malheureux Dauphin Louis XVII, se trouve en ce moment à Toulon.

Cette femme, veuve de ce Simon, épousa un agent comptable. Cet homme étant mort, elle se maria en troisièmes noces avec un nommé Giraud, marchand de planches à Toulon, dont elle est devenue veuve.

Elle eut, du nommé Simon, deux fils qui ont été au service de l'ex-Roi de Naples et qui doivent se trouver en ce moment à Marseille, elle eut de ses autres maris deux filles qui vivent avec elle.

Votre Excellence n'ignore point les traitemens infames que le nommé Simon et sa femme, firent éprouver au fils infortuné de Louis XVI. Il parait que non contente de cette

(1) Jusqu'à plus ample information, nous tenons les documents insérés dans la lettre C pour inédits ; ils ont été copiés aux Archives nationales, c⁰ⁿ F⁷ 6806.

conduite infame, la veuve Simon fait aujourd'hui trophée de ses procédés barbares envers ce rejeton de nos rois. J'ai voulu établir juridiquement les propos attribués à cette femme et que l'on dit avoir été tenus par elle à un sieur *Portanié*, habitant de Toulon, bon royaliste et jouissant d'une réputation intacte. Mais cet individu, soit par commisération, soit qu'il craigne de se compromettre, a prétendu qu'il n'étoit point à sa connaissance que la femme Simon eut tenu aucun propos condamnable.

Je suis aujourd'hui informé que les habitans de Toulon doivent adresser à la Chambre des députés, une pétition tendante à ce que la veuve Simon soit considérée comme régicide et tenue de sortir de France, conformément à l'article 7 de la loi du 12 janvier 1816.

Quoique la veuve Giraud, cy devant femme du nommé Simon, ne se trouve dans aucun des cas prévus par l'article 7, il seroit instant que si cette femme n'est point renvoyée de France, elle fut au moins éloignée de Toulon, où sa présence ne peut produire qu'un mauvais effet.

J'ajouterai qu'au mois d'octobre 1814, époque où S. M. R. Monsieur le comte d'Artois, se rendit à Toulon, la veuve Giraud eut l'impudeur de se rendre avec ses filles au bal que la Ville offrait à ce prince.

Je prie Votre Excellence de me faire connaître le plus tôt possible ses intentions relativement à cette femme.

Je suis avec respect,

Monseigneur,

de Votre Excellence

le très humble et très obéissant serviteur,

Le Com^{re} sp^l de police,

Ax. Roux.

Du 12 novembre 1816

Note

On assure qu'il existe à l'hospice des Incurables une femme qui attire l'attention du public en se faisant passer pour la veuve du savetier Simon chargé au Temple de la garde du Dauphin, dont elle atteste l'existence.

Il y a lieu de croire que cette femme n'est point la veuve Simon, puisque celle-ci, devenue veuve Giraud, était au mois de janvier dernier à Toulon, où elle vivait dans l'aisance avec ses deux filles.

Mess. les Officiers de paix furent chargés de vérifier ce renseignement, et de s'assurer du véritable nom de la femme en question, de la faire causer sur le sort de ses infortunés prisonniers, enfin de tâcher de pénétrer le motif qui lui fait tenir les propos qu'on lui impute.

EMPIRE FRANÇAIS

Le 12 novembre.

Note aux officiers de paix à l'effet de prendre des informations sur la prétendüe veuve Simon qui attire l'attention publique en attestant l'existence de Louis XVII. Cette femme est aux Incurables ce qui ne coïncide point avec les renseignements contenus au dossier, et élève contre elle le soupçon d'une coupable imposture.

<table>
<tr><td>

COMMISSARIAT GÉNÉRAL
de Police à Toulon

POLICE GÉNÉRALE

Cabinet

N° 103

</td><td>

Toulon, le 26 décembre 1816.

</td></tr>
</table>

Monseigneur,

Il m'a fallu quelque tems pour la vérification des faits sur lesquels Votre Excellence m'a demandé des éclaircissemens par la lettre qu'elle m'a fait l'honneur de m'écrire le 18 du mois dernier, au sujet de la femme désignée comme étant la veuve du savetier Simon que la Convention avait chargée de la garde du Dauphin. Je viens vous soumettre le résultat des informations que j'ai faites.

J'ai d'abord entendu un sieur *Portanier* marchand de planches, qui m'avait été indiqué comme ayant fourni sur la *veuve Giraud,* des notes desquelles il résultait qu'il avait ouï-dire à cette femme qu'avant d'épouser le sieur Giraud, son dernier mari, elle en avait eu deux précédents, dont un était perruquier, et l'autre se nommait Simon ; que du vivant de ce dernier, ils habitaient Paris et que la Convention Nationale leur avait confié la garde du malheureux Dauphin ; que lorsqu'il avait (lui Portanier), témoigné à cette femme l'indignation qu'il éprouvait pour tout ce qu'on avait fait souffrir à ce prince infortuné, elle lui avait répondu que les journaux avaient épargné les faits, qu'il était cependant réel que le Dauphin ayant conservé l'orgueil de sa naissance, elle et son mari avaient été obligés de le contrarier pour en faire un citoyen, ainsi qu'on le leur avait ordonné ; M. Portanier que j'ai questionné, dis-je, sur ces rapports, m'a déclaré qu'il avait en effet ouï dire cela à la

veuve Giraud, mais qu'il le savait bien moins par elle, que
par un sieur *Bonnaud*, négociant très lié avec elle et qui se
trouve en ce moment à Paris.

J'ai crû devoir entendre la veuve Giraud : elle habite une
maison de campagne au tenoir de cette ville, je l'ai fait appeler, elle s'est rendue auprès de moi, et j'ai eû avec elle
une longue conversation dont voici à peu près le résumé.

Elle est de Paris, née Aimé Louise *Le droit* et âgé de
53 ans ; elle se maria en premières noces, à l'âge de 16 ans,
au nommé Antoine *Basson*, perruquier, demeurant à Paris,
aux Invalides ; elle divorça avec lui en l'an 2, et ne s'est
remariée qu'en 1807, qu'elle épousa le sieur Giraud, âgé
alors de soixante-onze ans, qui vivait avec elle depuis vingt
ans, pendant lesquels elle avait eû de lui plusieurs enfants,
dont trois vivent encore. Ce M. Giraud était employé dans
les bureaux de la marine et il obtint, en 1807, une place de
garde magazin à Toulon. C'est à cette époque qu'il y est
venu avec sa femme qui n'a plus quitté cette ville, où son
mari est mort depuis deux ans.

Elle était à Paris en 1789 et elle a été demeurer, en qualité de mercière, dans la rue Saint-Dominique, dans une
maison de M. Caraman n° 1535, et elle y a restée jusqu'à son
second mariage. Elle y était connue sous le nom d'Aimée-
Louise Le droit, ayant divorcé.

Elle n'a jamais vû le Dauphin, qu'une seule fois aux Tuileries, elle nie absolument d'avoir tenu aucun des propos
qu'on lui attribue, et se rappelle seulement d'une conversation qu'elle eut à Toulon, il y a cinq ans, où elle dit que
(*mot illisible*) Beauharnais ressemblait au *Dauphin*.

Je l'ai questionnée longtems et rien dans ses réponses ne
m'a offert des sujets de contradiction ; à son langage, à son
ton et au rang qu'elle tient, il est difficile de croire qu'elle
fut de la classe de Simon-le-cordonnier.

Il paraît que des gens qui lui en voulaient, ont fait servir leur animosité pour lui nuire, il serait trop long et ennuyeux d'entrer dans tous les détails de l'entretien que j'ai eù avec elle, je me bornerai à vous faire observer que tout ce qu'elle m'a dit est si loin de tout ce qu'on lui impute, que je crois inutile d'en entretenir plus longtemps Votre Excellence, qui peut être assurée que cette femme n'a jamais pu être ni se dire la veuve Simon,

Je suis, Monseigneur, avec un profond respect,

de Votre Excellence,

le très humble et très obéissant serviteur.

Le Com^re général de police.

LA BOISSIÈRE.

D (1)

Monseigneur,

En communiquant à votre Excellence l'induction qu'on avait tirée de la différence du langage de la femme Simon, lorsqu'elle parle de S. M. et de S. A. R. Madame ou de Louis XVII, j'étais loin de prévoir que cette induction fut susceptible d'être combattue, elle l'est cependant, et elle l'est par un témoignage qui semble inspirer à la multitude une grande confiance, c'est-à-dire par l'une des religieuses attachées à la maison qu'habite la femme Simon ; s'il faut en croire ce que Mr M... a entendu hier, de la bouche d'un médecin qui vient de payer comme tant d'autres son tribut à la curiosité, cette religieuse assure : *que depuis sept ans qu'elle est dans cet hospice, elle a toujours entendu la femme*

____

(1) Cf. avec NAUROY, *les Secrets des Bourbons*, pp. 92 et suiv., les pièces justificatives qui suivent et qui ont été copiées sur les originaux conservés aux Archives.

*Simon parler de l'enlèvement et de l'existence de Louis XVII,
comme elle en parle aujourd'hui.*

Cela prouverait tout au plus, que la femme Simon est de
bonne foi dans l'erreur, car enfin elle ne rapporte que des
ouï-dire, mais les intrigants qui se mêlent de cette affaire,
ou les hommes avides du merveilleux, ne raisonnent pas
ainsi, et ils ont grand soin de conclure du témoignage de
la religieuse, qu'il n'est plus possible d'élever le moindre
doute sur ces deux faits capitaux, puisque la femme Simon
les a racontés dans un moment où personne en France
n'osait se flatter de voir triompher le système de la légitimité, et où elle ne pouvait pas soupçonner l'apparition du
prisonnier de Rouen.

Il faut que votre Excellence sache aussi, que cette même
religieuse a prétendu avoir été abordée il y a quelque temps,
par un inconnu, qui lui dit en parlant de la femme Simon :
*C'est une folle, il est bien vrai que le Dauphin a été enlevé;
mais il est mort dans la Vendée ; et nous avons son cœur.*

« Voyez-vous, disent les initiés, on n'ose plus nier le fait,
« mais on cherche à en altérer l'influence par une fable
« grossière », et les esprits faibles font chorus avec eux.

Un autre trait raconté par la femme Simon, et qui ne
fait pas moins fortune, c'est qu'elle a été visitée dernière-
ment par un jeune homme vêtu d'un habit vert, et qui lui
offrit du tabac, et qu'après en avoir accepté une prise, elle
éprouva un tel désordre dans ses sens, qu'il lui fut impossible de ne pas croire qu'on y avait mêlé une substance dan-
gereuse. Aussi se montre-t-elle fortement décidée à ne plus
accepter de tabac de personne.

Les principaux de l'affaire du feaux (1) Dauphin, assurent

____

(1) Nous avons respecté l'orthographe et la ponctuation des
pièces originales.

que M. le Ministre d'Etat, Préfet de Police est allé faire un voyage à Rouen, et que malgré qu'on se soit plus di donner la couleur de l'affaire Maubreuil, ils étaient persuadés au contraire, que ce voyage était relatif au feaux Dauphin.

M. de Foulque est parti ce matin, à l'effet de procurer à M^r M .. une mission expresse. Aussitôt que celui-ci l'aura reçue il m'en instruira, afin que je fasse connaître à votre Excellence le jour et l'heure de son départ pour Rouen.

E

2 août 1817.

Monseigneur,

J'ai promis hier, à votre Excellence, des détails sur une conférence que trois personnes ont eu avec la femme *Simon*.

Il résulte de cet entretien :

1º Qu'à l'époque ou elle cessa d'être la gardienne du Dauphin, c'est-à-dire cinq à six mois, avant la nouvelle de sa mort, il était plein de force, et n'avait aucun des symptômes de la maladie dont on a dit qu'il était atteint;

Qu'elle ne doute nullement, qu'il ait été enlevé de la prison du Temple, parce qu'elle fut informée, dans le tems, par le cuisinier de la prison, et de ce fait, et de la translation au temple, d'un enfant rachytique et contrefait, qu'elle avait elle-même vu sortir de l'école de médecine dans un panier qu'on avait chargé sur une voiture de linge sale;

3º Qu'elle est également certaine de son existance, soit parce qu'elle n'a presque pas cessé d'en avoir des nouvelles, depuis son évasion; soit parce qu'il fût la voir il y a environ douze ans, dans l'hospice où elle est, et qu'elle le reconnut, non-seulement au premier aspect, mais à divers gestes de vivacité, auxquels il se livra pour l'engager à ne pas trahir *l'incognito* qu'il avait intérêt de garder, et qui lui rappellerent ceux qui lui échappaient lorsqu'il était sous sa garde ;

4° Qu'elle a attesté tout cela dans une espèce d'interrogatoire, qu'on lui a fait subir, 6 semaines avant le mois de janvier dernier, au château des Thuilleries, en présence de deux personnes qu'elle ne connait, mais dont l'une parait être, d'après le signalement qu'elle en donne, M. le Prince de Talleyrand ;

5° Qu'elle a réitéré les mêmes déclarations, tant à Leurs Altesses Royales Madame et Madame la Duchesse de Berry, dont elle reçu la visite, qu'à deux ambassadeurs, deux Anglais de distinction et à toutes les personnes qui lui ont parlé de cette affaire ;

6° Qu'elle est sûre de reconnaître le prisonnier de Rouen et d'être reconnu par lui, s'il est véritablement Louis XVII ;

7° Qu'elle sait beaucoup d'autres choses plus graves et plus décisives, dont elle ne parlera que lorsqu'elle sera appellée devant la justice.

Telles sont, Monseigneur, les principaux faits qu'a raconté cette femme, elle a mêlé à tout cela les plus grandes démonstration d'intérêt pour Louis XVII, qu'elle affirme avoir constamment traité avec beaucoup d'égards ; et elle a ajouté que depuis quelques tems elle ne sortait pas parce qu'elle s'attendait d'après des avis qu'elle avait reçu à être appellé d'un moment à l'autre à Rouen.

Indépendamment de tous ces détails, elle en a donné d'autres qui remontent à la captivité de Louis XVII, et comme le prisonnier de Rouen n'en dit rien dans le mémoire manuscrit qu'il fait circuler, je crois devoir les faire connaître à votre Excellence, afin qu'elle examine dans sa sagesse s'ils ne devraient pas être l'objet d'un interrogatoire qui fournirait un nouveau moyen de le confondre.

Ces détails se réduisent à quatre et s'appliquent : 1° à un chien nommé *Castor* que le jeune prince aimait beaucoup ; 2° à une circonstance dans laquelle la femme Simon, pressée de représenter l'enfant aux Commissaires de la Commune, l'invita à sortir du bain, et sur son refus lui appliqua (pour la première fois dit-elle) deux tapes sur les fesses ; 3° au soin qu'elle avait pris pour le distraire et flatter ses goûts de faire pratiquer dans une tourelle une espèce de volierre où l'on avait mis des pigeons, des tourterelles et d'autres oiseaux ; 4° enfin à un mouvement de frayeur, qu'elle eût en voyant un jour pendant qu'elle était seule à faire promener le prince, un militaire armé de deux pistolets, elle eût le soupçon que ce militaire avait formé quelque projet sinistre, contre l'enfant, ou contre elle-même ; et, après avoir fait retirer brusquement celui-ci (ce qui le contraria beaucoup) elle se trouva mal, par suite de l'allarme qu'elle avait éprouvé.

Il est de mon devoir d'informer votre Excellence : que les trois personnes qui ont été voir la femme Simon, lui ont été envoyées par Mʳ M... à la sollicitation des initiés, qui l'ont exigé. Il a cru devoir adhérer à leur désir, pour justifier la confiance qu'ils lui témoignent, mais vous voyez, Monseigneur, que son premier soin, est d'offrir à votre Excellence, tous les renseignements que cette démarche lui a procuré.

Je termine en annonçant à votre Excellence, que l'indication qu'on avait donné pour aller voir le cheval de carton qu'on dit avoir servi à l'enlèvement de Louis XVII, s'est trouvée fausse ; et que s'il faut en croire un des meneurs les plus actifs de cette affaire, Madame Hue, femme du premier valet de chambre du Roi a formellement promis de s'en entretenir aujourd'hui ou demain avec son Altesse Royale Madame.

F

DÉPOSITION DU DOCTEUR REMUSAT (1).

M. Remusat, docteur en médecine, a déposé, en ces termes, devant la Cour d'assises de la Seine, le 2 novembre 1834 :

« ... En 1811, j'étais interne dans un hôpital où se trouvaient un assez grand nombre de malades. Un jour, en venant faire mon service, je vis une femme qui s'appelait Simon : je l'entendis se plaindre du régime de l'hôpital ; elle dit: « Si mes enfants étaient ici, s'ils me savaient ici, ils ne me laisseraient pas sans secours. » Je lui répondis : « Je ne vois pas quels secours ils pourraient vous donner de plus, autres que ceux que vous avez. » — « Oh ! me dit-elle, vous ne savez pas desquels enfants je parle; c'est de mes petits Bourbons que j'aime de tout mon cœur. » — « Vos petits Bourbons ! — « Oui, me dit-elle, j'ai été gouvernante des enfants de Louis XVI. » — Je fus étonné de ce mot; elle me le répéta. Je lui dis : « Mais le dauphin est mort! » Elle me répondit: « Non il ne l'est pas. » Et alors elle me raconta que le dauphin avait été enlevé, je ne sais pas trop si c'était dans un paquet de linge ou autrement. Je lui fis d'autres questions, mais je ne sus que cela. Je descendis et je demandai au médecin en chef quelle était cette femme, on me dit que c'était la femme du geôlier du Temple. C'était en 1811 ; je crois qu'elle est morte, je n'en ai plus entendu parler. » (*Sensation.*)

. (*Gazette des Tribunaux*, du 3 novembre 1834, procès Richemond.)

(1) Suvigny, *op. cit.*, p. 24.

G

Actes de mariage et de décès du chirurgien Desault (1).

D'un acte inscrit au registre, première minute, des actes de mariage faits dans la ci-devant paroisse Benoît pendant l'année 1782... a été extrait ce qui suit :

L'an mil-sept-cent-quatre-vingt-deux le 8 janvier, ont été mariés, Pierre-Joseph Desault, fils majeur des deffunts Claude Desault et de Jeanne Warrins d'une part, et Marguerite Thouvenin, fille majeure de Mathieu et de Jeanne Niclos, d'autre part, en présence des témoins mentionnés à la minute.

Annexe.

L'an troisième de la République française une et indivisible le quintidi cinq thermidor huit heures du matin.

Par devant nous Jean-Antoine Bucquet, juge de paix de la section de la Cité y demeurant, rue des Marmouzets.

Sont comparus les citoyens Brunot Girard, officier de santé, demeurant à Paris, au grand hospice de l'Humanité, section de la Cité.

Xavier Bichat, officier de santé, demeurant enclos et section de la Cité numéro dix-huit.

Claude Chavareu, frotteur à Paris, y demeurant enclos et section de la Cité, numéro dix-huit.

Lesquels nous ont déclaré avoir parfaitement connu le citoyen Pierre-Joseph Desault, décédé, chirurgien en chef du grand hospice de l'Humanité de Paris, fils de Claude

(1) Extrait du *Curieux*, t. II, par Ch. Nauroy, juin 1886, pp. 116 et suiv.

Desault, et de Jeanne Varrin, son épouse, que c'est par
erreur que dans l'acte de la célébration de mariage avec la
citoyenne Marguerite Touvenin son épouse à présent sa
veuve, il a été nommé Dusaut au lieu de Desault son véritable
nom.

Qu'ils connaissent parfaitement ladite citoyenne Marguerite Touvenin, veuve Desault, fille de Mathias Touvenin,
et de Jeanne Niclos son épouse.

Que c'est aussi par erreur que dans le dit acte de célébration de mariage elle a été nommée Marguerite Thouvenin
au lieu de Marguerite Touvenin son vrai nom, ainsi qu'il
résulte de son acte de naissance tiré des registres de la ci-
devant paroisse Saint-Jacques de Lunéville, déposé au secré-
tariat de la municipalité de ladite commune qu'ils nous ont
présenté et que nous leur avons rendu.

De tout quoi ils nous ont requis acte que nous leur avons
octroyé... et ont signé avec nous... Ainsi signé Giraud, Chavareu, Bichat et Bouquet avec paraphe. ·

La veuve de Desault est morte à Paris, rue de la Harpe,
n° 35, en février 1830 (*Petites Affiches* des 28 février et
12 mars 1830).

H

LA DERNIÈRE MALADIE ET LA MORT DE DESAULT (1).

Il mourut le 1er juin (13 prairial) 1795. Les troubles du
premier prairial avoient profondément affecté son âme. La
crainte de voir renaître les proscriptions le frappa, et dès
lors on le vit traîner une vie languissante. En vain, pour se
distraire, chercha-t-il à s'entourer de ses amis, et à se jeter

_____

(1) *OEuvres chirurgicales de P.-J. Desault,* par XAVIER BICHAT,
t. I, pp. 52-56.

dans une vie plus bruyante. Que pouvoit l'amitié contre le mal dont il portoit le germe !

Tous les symptômes d'une fièvre maligne se déclarèrent dans la nuit du 29 au 30 mai. Leurs rapides progrès firent présager bientôt quelle en seroit l'issue. Ses élèves accoururent dès qu'ils apprirent son état, pour lui donner leurs soins. Soins inutiles ! Dès le premier jour de sa maladie, il étoit tombé dans un délire, dont il ne sortit plus, pendant les trois jours qui précédèrent sa mort.

L'amitié jeta quelques fleurs sur sa tombe, et les vers suivans furent placés au-dessous de son buste :

> *Portes du temple de Mémoire,*
> *Ouvrez-vous : il l'a mérité.*
> *Il vécut assez pour sa gloire,*
> *Et trop peu pour l'humanité.*

Le vulgaire se persuada qu'il avoit été empoisonné. Ce bruit eut pour fondement la promptitude et l'époque de sa mort, qui ne précéda que de quelques jours celle du fils de Louis XVI, qu'il voyoit malade, dans sa prison du Temple. On publia qu'il mouroit victime de son refus constant à se prêter à des vues criminelles sur la vie de cet enfant. Quels sont les hommes célèbres dont la mort n'ait pas été le sujet de fausses conjectures du public, toujours empressé d'y trouver quelque chose d'extraordinaire ? Accoutumé à les voir marcher par des routes différentes des siennes pendant la vie, il se persuade que pour la quitter, ils ne doivent pas suivre la même voie. Quelques détails sur l'ouverture de Desault et sur sa maladie, démentiront ces bruits que la crédulité accueille encore, et que peut-être la malignité s'est plu à entretenir. Je dois ces détails au citoyen Corvisart, professeur de médecine clinique à l'École de Santé, en qui Desault trouva dans ses derniers instants, les tendres soins de l'amitié et les secours éclairés de l'art. Les citoyens Lepreux et Laurens lui furent associés dans ces tristes devoirs.

L'examen des trois cavités, abdominale, pectorale et cérébrale, présenta les objets suivans

1° *Dans le bas ventre :*

Nulle altération sensible ; nul changement de couleur, soit dans la face externe, soit dans la face interne des parois de cette cavité : large échimose dans la gaîne du muscle droit, du côté gauche, située sur les deux faces et dans l'épaisseur de ce muscle, occupant l'espace compris entre l'ombilic et sa partie supérieure et s'étendant au-dessous de l'appendice xiphoïde, à la faveur du tissu cellulaire dans la gaîne du muscle opposé où elle descendoit moins bas et étoit moins considérable. (Un peu de rénitence,et une légère douleur dans la région gauche de l'épigastre furent, pendant la maladie, les seuls indices de cet accident), intégrité parfaite de tous les viscères abdominaux (Desault avoit été sujet, pendant sa vie, à de fréquentes coliques, qu'il n'avoit point éprouvées durant sa maladie, et en particulier des reins et de la vessie, qui offroit ces colonnes charnues qu'il n'est pas rare d'y rencontrer (il avoit rendu assez souvent des graviers).

2° *Dans la poitrine :*

Nul épanchement notable, pâleur et flaccidité plus grandes qu'à l'ordinaire dans la substance charnue du cœur, état naturel dans les autres organes.

3° *Dans la tête :*

Altération particulière de la face, présentant l'empreinte et l'expression d'une vieillesse presque décrépite ; intégrité de la dure-mère ; défaut d'adhérence entre le cerveau et les deux autres membranes, qu'il a suffi de pincer dans une de leurs parties pour les enlever en un seul lambeau de toute l'étendue des circonvolutions ; nulle différence dans leur couleur ni leur consistance, profondeur remarquable des circonvolutions du cerveau ; couleur terne, mollesse extrême dans l'une et l'autre substance de cet organe où ne se remarquoit d'ailleurs aucune altération, sérosité épanchée en petite quantité, vers la base du crâne et le canal vertébral ; aucune trace d'inflammation dans l'aspect des parties ; absence de toute espèce de phénomène de dégénérescence putride.

Si on compare ces différents faits, surtout ceux observés dans la tête, ainsi que la non putridité du corps, à l'ensemble rapidement enchaîné des symptômes de la maladie, il sera facile de se convaincre que sa nature étoit essentiellement maligne et nerveuse, et qu'elle avoit son siège dans l'état de colapsus particulier du cerveau. En effet, dès le premier jour de son invasion, pesanteur de la tête, altération de la face, regard fixe, dès lors, trémoussemens habituels, mouvemens irréguliers et convulsifs des différentes parties, mais toujours nul symptôme inflammatoire, nulle apparence d'état humoral.

Le premier jour, une saignée du pied fut pratiquée, d'après l'avis d'un de ses amis, qui ne lui a guère survécu, et dans la crainte peu fondée d'une inflammation au cerveau. Les cordiaux, les stimulans, les vésicatoires largement étendus, tout l'appareil des moyens propres à exciter l'action vitale, profondément atteinte, ont composé la suite du traitement, qui n'a paru avoir sur les symptômes aucune influence. Leur violence, constamment accrue chaque jour, n'a laissé que quelques intervalles de mieux auxquels succédoit bientôt un état plus fâcheux,

La mort les a terminés le quatrième jour, à neuf heures du soir.

I

NOTE RELATIVE AU PROCÈS-VERBAL ORIGINAL D'AUTOPSIE DE L'ENFANT DU TEMPLE (1).

Les recherches pour découvrir les traces d'une transmission de vingt pièces relatives aux dépouilles mortelles de S. M. Louis XVI, qui aurait (*sic*) été faite par le Ministère de la Justice au Ministère de la Police générale, au mois d'octobre 1817, ont été absolument infructueuses.

Il n'existe aux Archives qu'une seule pièce relative au décès du Prince : c'est une déclaration d'un Sr. Damont, propriétaire à Paris, qui était de garde au Temple, en qualité de commissaire civil de sa section, le jour même du décès et qui fut témoin de la mort du prince et de l'inhumation. Cette déclaration fut reçue au Ministère de la police générale.

Mais il résulte d'une note d'ordre, que l'Archiviste du Ministère remit, le 27 septembre 1816, à M. le comte Decazes :

1° Le Procès-verbal en original et en copie de l'autopsie du Prince qui eut lieu au Temple le 21 prairial an 3 (9 juin 1795).

2° Copie du Procès-verbal d'inhumation dans le cimetière de Ste-Marguerite, rue St. Bernard, daté du 22 prairial an 3.

Ces deux Procès-verbaux n'ont pas été réintégrés aux Archives.

Si l'envoi du mois d'octobre 1817 a effectivement eu lieu, il est probable que ces dernières pièces auront été retenues (sans passer par les bureaux) au cabinet du Ministre, pour

(1) *Archives nationales*, F⁷ 6808.

être réunies aux deux procès-verbaux ci-dessus mentionnés.

Le 15 mars 1826.

J

ANECDOTE PEU CONNUE ET BIEN INTÉRESSANTE
SUR FEU Mgr LE DAUPHIN (1)
(Inédit.)

Un honnête Bourgeois de St.-Étienne en forez, fit solliciter pour sa femme en 1781 la place de nourrice de Mgr le
dauphin. L'ab. (L'abbé) du terray (Terrai) aumonier et directeur de madame *Louise de France* lui remit une lettre
de Recommandation pour M. de *Lassone*, premier médecin
du Roi et de la Reine. Celui-ci accueillit favorablement
l'habitant de St-Étienne, et le présenta lui-même à M. *Brunyer*, médecin des enfans de France, qui après avoir vu et
examiné sa femme, se trouva très décidé à la proposer et
donna les plus grandes espérances mais peu de jours après
il fit recevoir Mme Poitrine, et pour consoler la protégée
de Mme Louise et de l'abbé du Terray, il fut convenu
qu'elle nourriroit l'enfant de Mme Poitrine, et partageroit
avec elle, les gages et les présens. — la femme de St. Étienne
ne fut pas longtemps à s'appercevoir que le fils de Mme poitrine étoit attaqué d'humeurs froides, et à s'assurer que ses
autres enfans étoient sujets à la même maladie. Son mari

(1) Ce curieux document, que nous avons tout lieu de croire
inédit, est d'une écriture du temps et porte la date de 1789.
Nous en devons communication à l'obligeance très empressée
d'un érudit et collectionneur de goût, M. Paul Fromageot. Nous
en avons respecté l'orthographe et la ponctuation.

en parla à l'abbé du Terray qui voulut l'engager à le faire
savoir au roi. Mais il n'osa jamais, intimidé par le médecin
qui avoit exigé de lui qu'il garderoit le silence le plus absolu
sur l'infirmité de l'enfant de Mme Poitrine. Il craignoit
d'ailleurs de perdre la fortune qu'on lui avoit promise et
qu'il regardoit comme assurée. Le malheureux se tut. Sa
femme ne reçut aucun don, jamais il ne fut question de
partage : et la nourriture de l'enfant de Mme poitrine fut
payée si mesquinement que le pauvre nourricier se trouva
avoir perdu cinq à six milles livres, parce qu'il n'avoit rien
épargné dans l'espérance d'être amplement dédommagé de
ses avances — L'abbé du terray lui obtint, par le canal de
madame Louise un petit emploi de 1500 livres de revenu
dans les chantiers, où il étoit en 1786.

Mme poitrine, fille d'un jardinier de Paris, en entrant
dans la salle où se trouvoient réunies les femmes préten-
dantes à la place qu'elle emporta, parut pressant une de
ses mamelles et arrosant de son lait toute l'assemblée, en
jurant très énergiquement selon son usage.

Son ton poissard réussit à Versailles où elle eut le bon-
heur d'amuser fréquemment la Reine et les Dames de sa
cour. Enfin c'est elle qui mit en vogue la chanson de Mal-
brough. Tout le monde sait que le dauphin attaqué par les
humeurs froides dont l'inoculation a doublé la maligne influence, a fini par succomber aux suites de cette maladie.

Louis Joseph Xavier François, Dauphin de France, né à
Versailles le 22 octobre 1781, est mort au château de Meudon, le 4 juin 1789. Ce prince qui donnoit les plus belles
espérances, a emporté les regrets de tous les Français.

K

L'ODYSSÉE POSTHUME D'UN COEUR PRÉTENDU ROYAL

Ah! les pérégrinations de ce cœur, quel thème à développements pour un Chrysostome ou un Bossuet!... On le voit courant le monde sous un nom d'emprunt, cahoté, ballotté dans tous les sens, implorant vainement un asile en un coin de cette terre de France qui a oublié, l'ingrate, de lui dresser de son vivant des autels !

Comment le précieux viscère n'a-t-il pas eu les honneurs de la sépulture dans le caveau de nos rois, à l'abbaye royale de Saint-Denis? C'est une histoire qui, bien connue aujourd'hui dans ses moindres détails, mérite d'être contée.

En 1817, une commission avait été nommée par Louis XVIII, pour « rechercher les personnes encore existantes » qui avaient fait preuve de dévouement à l'égard du Dauphin défunt ou lui avaient donné des soins particuliers. La commission s'était mise en rapport avec les médecins survivants qui avaient pratiqué l'autopsie de l'enfant royal, à savoir Pelletan et Dumangin.

Il y avait une autre raison à cette démarche : Pelletan était connu pour posséder le cœur authentique du défunt Louis XVII, qu'il avait dérobé, mis prestement dans sa poche, et qu'il avait ensuite patiemment conservé, en attendant des jours meilleurs. Lors du retour en France de Louis XVIII, il avait eu la délicate pensée de lui offrir le débris anatomique qu'il avait en sa possession. A son grand étonnement, le monarque avait mis quelques façons à accepter le cadeau. Il hésitait sur l'authenticité de cette relique qui avait subi tant de vicissitudes.

Le roi avait dépêché auprès du chevalier Pelletan un de

ses fidèles, afin de demander au chirurgien les renseignements les plus circonstanciés sur l'état civil du cœur de Louis XVII. L'avocat Eckard, chargé de cette mission, rapporte en ces termes le récit de Pelletan (1) :

« Je fus chargé spécialement, dit Pelletan, des opérations de l'ouverture et de la dissection, ainsi que de celle de restaurer le corps. Tandis que je m'occupais de ce dernier soin, mes confrères, le commissaire civil et l'un des gardiens de la Tour, qui avaient été présents à l'ouverture, s'éloignèrent de la table, et se retirèrent dans l'embrasure de la croisée pour causer entre eux. Je conçus alors le dessein de m'emparer du cœur de l'enfant; j'entourai de son ce viscère, je l'enveloppai de linge et je le mis dans ma poche sans être aperçu. Rien ne me donnait lieu de craindre d'être fouillé en sortant de la prison.

« Rentré chez moi, je mis ce cœur dans un bocal rempli d'esprit de vin, et je le cachai derrière le rayon le plus élevé de ma bibliothèque. Dix ans s'écoulèrent pendant lesquels l'esprit de vin renouvelé plusieurs fois, s'évapora entièrement. Le cœur étant desséché et susceptible d'être conservé sans aucune précaution, je le plaçai dans un tiroir de mon secrétaire, avec d'autres pièces anatomiques.

« Longtemps après, montrant ce cœur et les autres pièces à M..., mon élève particulier (2), demeurant chez moi et à

(1) ECKARD, *Mémoires historiques sur Louis XVII*. Paris, 1818, pp. 309 et suiv.

(2) C'est du docteur Tillos qu'il s'agit. Tillos, Jean-Henry, docteur en médecine, marié à Paris, le 29 janvier 1810, avec Marie-Angélique-Bernardine Guidon, exerça la profession de médecin, à Paris; il y est mort de phtisie pulmonaire, le 15 septembre 1812.

En 1814, Guidon, père de la veuve Tillos, déclara au docteur Pelletan que son gendre lui avait dit, en mourant, qu'i

qui j'accordais toute ma confiance, j'eus l'imprudence de lui révéler mon secret.

« Ouvrant sans cesse mon tiroir, j'avais souvent l'occasion de jeter les yeux sur ce cœur que rien n'enveloppait, lorsqu'un jour je m'aperçus qu'il manquait parmi les pièces anatomiques : je ne pus douter qu'il ne m'eût été soustrait par mon élève qui, seul, possédait mon secret, et qui, seul, avait l'entrée libre de mon cabinet.

« Cet élève m'avait quitté depuis peu pour se marier, et je continuais à le recevoir chez moi : néanmoins je n'osai réclamer de lui une restitution, dans la persuasion où j'étais qu'il nierait le fait, et même que, poussé à bout, il anéantirait l'objet de ma réclamation.

« Au moment que tout annonçait le retour de nos Rois,

avait soustrait chez lui le cœur de Louis XVII, renfermé dans une bourse. Pelletan le reconnut facilement, à cause de son état exceptionnel; il en donna, le 23 avril 1814, un reçu conçu dans ces termes : « Je reconnais avoir reçu des mains de Mme la veuve Tillos, le cœur du dauphin dernier, mort dans les tours du Temple, ayant donné des soins à ce précieux enfant pendant les vingt derniers jours de sa vie (c'était, en réalité, pendant seulement trois jours), et ayant été chargé de faire l'ouverture de son corps, j'en avais extrait le cœur, soit comme objet de mes respects, soit dans l'espérance de le représenter un jour, et M. Tillos, étant alors mon élève intérieur, s'est trouvé chargé de surveiller la conservation de cet objet précieux.

Le procès-verbal de l'ouverture et autres pièces qui y sont relatives fourniront la preuve de ces faits.

Signé : PELLETAN.

Membre de l'Institut,

1ᵉʳ chirurgien de l'Hôtel-Dieu.

(Cf. *Interméd. des Chercheurs*, etc., Nouvelles, 1895, t. II, pp. 20-21).

mon élève succomba à la phtisie pulmonaire qui le consu-
mait depuis longtemps. Alors le père de sa veuve se présenta chez moi ; il m'avoua que son gendre lui avait déclaré
en mourant, et plein de repentir, la soustraction qu'il avait
faite chez moi du cœur de Louis XVII : il m'annonça que sa
fille étant dans l'intention de me le restituer, elle me l'ap-
porterait le lendemain.

« A peine ce monsieur fut-il sorti de chez moi, que je me
transportai chez lui, où je trouvai la veuve de mon élève au
milieu de sa famille. Cette dame me remit à l'instant le
cœur renfermé dans une bourse ; je le reconnus parfaitement, l'ayant touché et examiné avec attention plus de mille
fois.

« Ainsi je possède le cœur de Louis XVII. »

M. Pelletan, ajoutait Eckard, a déposé ce cœur et le conserve dans un vase de cristal, sur lequel sont gravées les
lettres L. C., monogramme de *Louis-Charles* ; dix-sept
étoiles, aussi gravées sur le couvercle, forment une couronne surmontée d'une fleur de lis dorée.

Donc, Pelletan non seulement se faisait gloire de son larcin, mais ne craignait pas d'affirmer tout haut qu'il s'était
joué de ses confrères. Dumangin, plus particulièrement mis
en cause, ne l'entendit pas de cette oreille et se fâcha tout
rouge.

« Vous avez cru, Monsieur, lui répliqua-t-il, pouvoir accuser sans inconvénient de distraction moi et MM. Jeanroy
et Lassus, dans le moment où vous dites avoir soustrait
une partie précieuse du jeune roi. Qu'aviez-vous donc à
redouter de ma part et de celle de nos confrères ? Rien
Vous m'aviez, à la vérité, proposé d'autres adjoints ; et sur
mon observation que, d'après les qualités personnelles et
les rapports qu'avaient eus M. Lassus avec Mesdames de
France, et M. Jeanroy dans la maison de Lorraine, leurs

signatures seraient d'un tout autre poids, vous aviez agréé ce choix. Ce qui vous aurait pu déterminer n'était-il pas plutôt l'œil des gardiens, retirés dans un coin de la chambre? Votre conduite, en elle-même louable, vous rend coupable, j'ose le dire, de la faute grave d'avoir négligé des témoignages qui laissent exister un doute sur un point de fait de cette importance. »

Et Pelletan de riposter :

« Nous procédâmes tous quatre à l'ouverture du corps, dont je fis seul l'opération. Je n'ai certainement pas voulu vous inculper ou vous accuser de distraction en disant que m'occupant seul de réparer le corps vous vous retirâtes dans l'embrasure d'une fenêtre, et que je profitai du moment pour m'emparer de quelques restes précieux.

« Vous ne vous aperçûtes pas de mon larcin, parce que je le cachai bien à tous. Vous savez qu'il pouvait y aller de ma vie, s'il eût été découvert. Vous me demandez cependant si je ne pouvais pas me fier à vous? Non, monsieur, à personne. J'en fis part seulement à M. Lassus, mon ami depuis vingt-cinq ans, et qui avait accompagné Mesdames en Italie ; nul autre ne l'a su. Voilà, monsieur, ce que vous dites qui me rend coupable (1). »

Cette querelle, quelque peu scandaleuse, à propos d'un viscère, ne manqua pas d'amuser la galerie. Mais ce qui fut le plus divertissant, c'est que Louis XVIII finit par refuser la relique, qu'il avait exprimé le désir de posséder (2).

---

1) De Beauchesne, *Louis XVII, sa vie, son agonie*, etc., t. II, p. 533.

(2) Le 4 septembre 1817, le marquis de Dreux-Brézé, grand-maître des cérémonies de France, écrivait au ministre de l'Intérieur, pour lui accuser « la réception des pièces constatant que le cœur de S. M. Louis XVII a été réellement conservé et existe encore aujourd'hui », ainsi que le procès-verbal de l'au-

Il n'est pas exact de dire que Louis XVIII, « en homme
prudent et habile, rendu sceptique par l'expérience des
gens et des choses, n'accepta ni ne refusa l'offre de Pelletan (1) ». Il est faux de prétendre, « qu'il craignait, sinon
une mystification, au moins une erreur peut-être involontaire sur la nature et l'authenticité de ce cœur qui avait

dition des témoins, « d'où il résulte que le cœur conservé chez
le sieur Pelletan est effectivement le cœur de S. M. Louis XVII ».
On a tenté d'expliquer la conduite de Louis XVIII par ce fait,
qu'un des gardiens du Temple, Lasne, avait assuré n'avoir pas
quitté des yeux les médecins pendant la funèbre opération et
qu'il avait juré sur son âme et conscience qu'aucune soustraction n'avait eu lieu en sa présence. N'est-il pas plus vraisemblable d'admettre que ni le roi, ni son entourage n'auraient
hésité à accompagner en grande pompe la relique à Saint-Denis,
s'ils n'avaient eu des doutes sur la mort même de Louis XVII?
(1) La famille Tillos désirait très vivement que ce cœur fût
remis à la famille royale, et elle avait chargé M. Tourret, avocat, d'être son intermédiaire pour arriver à ce résultat. En
conséquence, M. Tourret, qui était en relations personnelles
avec M. le duc Decazes, ministre de la police générale, lui
adressait cette lettre, le 15 février 1818 :

« Monseigneur,

« Au moment, où quelques esprits toujours avides de nouvelles agitations, accordent une misérable confiance au roman
absurde d'un aventurier, permettez-moi de demander à votre
Excellence ce qu'elle veut que je fasse de plusieurs papiers
dont je suis possesseur et constatant l'existence à Paris, dans
le cabinet d'un chirurgien de la capitale, du cœur de S. M.
Louis XVII. J'aurai l'honneur de donner à votre Excellence
tous les renseignements propres à établir l'authenticité de ces
pièces.

« J'ai l'honneur d'être, Monseigneur, de votre, etc., etc.

                                        « TOURRET. »

(*Intermédiaire*, 1895, t. II, *loc. cit.*)

subi quelques pérégrinations (1) ». Il résulte, au contraire, de pièces officielles (2), que le doute supposé n'existait en aucune façon.

C'est ici que commence la « narration simple et vraie (3) » des démarches tentées par Pelletan, pour faire accepter son dépôt par le roi ou l'un des membres de la famille royale.

On avait annoncé la prochaine arrivée à Paris de la duchesse d'Angoulême : nous sommes à l'époque du retour des Bourbons. La princesse était précédée par le comte d'Escars, pair de France et lieutenant général.

Pelletan lui rend visite et lui fait part de ses intentions. M. d'Escars lui conseille de s'adresser plutôt à sa Majesté elle-même, qui doit faire son entrée aux Tuileries le lendemain. Mais on n'arrive pas au Roi sans intermédiaire. Il faut d'abord passer par le grand-maître de la garde-robe. Le comte de Blacas, qui occupe cette charge, accueille d'abord Pelletan « convenablement ». Mais, importuné sans doute par ses visites réitérées, il lui fait répondre, par la suite, qu'il est absent.

Ces visites infructueuses ne découragent pas notre homme, qui s'adresse tour à tour : au premier médecin du roi, M. Lefèvre, à Mme la marquise de Courtebonne, dont le mari était attaché au prince de Condé, puis au vicomte de Montmorency (4).

(1) Corlieu, *la Mort des Rois de France*.

(2) Gruau de la Barre, *Appel à la Conscience publique*, etc.

(3) Le dossier complet a été publié dans la *Revue rétrospective* (mars 1894). Nous ne donnons qu'une analyse, accompagnée d'un commentaire, des pièces mises au jour à cette date.

(4) En 1818, Pelletan s'était déjà adressé à la marquise de Talaru, qui jouissait d'un grand crédit à la cour ; il lui avait montré le cœur dix-sept ans auparavant, elle ne pouvait donc

Sur ces entrefaites, Chateaubriand prend la parole à la Chambre des Pairs et, dans un discours entraînant, demande qu'on rende les derniers devoirs aux restes de l'infortuné dauphin. Pelletan, se croyant cette fois au bout de ses peines, écrit à l'illustre orateur, pour solliciter une entrevue. Il lui expose l'objet de sa visite et obtient que celui-ci en parlera à Sa Majesté, à la duchesse d'Angoulême, voire même à la Chambre. Mais Chateaubriand oublia ses promesses, et Pelletan n'eut plus vent de rien.

C'est alors que la duchesse d'Angoulême vient visiter l'Hôtel-Dieu. Pelletan, qui est chirurgien chef de l'hôpital,

pas douter de l'authenticité de la relique : « On objecte, lui disait-il entre autres choses, la difficulté du cérémonial qu'entraînerait le transport des précieux restes du Roi. Sans doute, si l'on annonçait d'avance l'acceptation du dépôt, l'opinion s'établirait qu'il ne peut être transporté dans le lieu de la sépulture qu'avec cérémonie. Mais s'il plaisait à Sa Majesté de le faire transporter sans pompe et qu'on publiât par suite que *le cœur conservé par le professeur P... ayant été reconnu et constaté par des enquêtes suffisantes, Sa Majesté a ordonné qu'il fût déposé sur le maître-autel de l'église de Saint-Denis ou ailleurs*, personne ne penserait à blâmer la volonté du Roi dans une démarche dont il est le maître, qui est effectivement celle autrefois en usage, et qui consistait à déposer le cœur des princes de la maison royale dans une église, à Paris, ou ailleurs ; tandis que le corps était inhumé avec la pompe convenable... Tandis que les méchants calomnient les sentiments de Sa Majesté, ils ne laissent pas que de faire remarquer dans le public que l'on néglige un précieux objet qui constaterait seul la mort de Louis XVII, et nous mettrait à l'abri des prétentions criminelles et absurdes du premier intrigant qui voudrait se faire reconnaître pour la jeune victime du Temple. Eh ! ne m'accuserait-on moi-même d'être un de ces intrigants, en ne reconnaissant pas l'authenticité du dépôt que je présente?... ».

lui est présenté. « S. A. R., dit-il, daigna s'approcher de moi. Elle me dit avec bonté qu'elle me connaissait depuis autrefois ; me demanda effectivement si j'avais donné des soins à son frère, et s'il était vrai que je pourrais reconnaître son corps à la section du crâne que j'y avais faite (1). Ma réponse fut que oui, et S. A. R. s'éloigna de moi. » Le lendemain, Pelletan était mandé auprès de S. A. Il confirma de vive voix ses déclarations de la veille, et S. A. lui réitéra ses remerciements. Deux jours après, un évènement considérable, le retour de l'île d'Elbe, interrompait toute négociation.

Toutes les démarches faites par Pelletan n'avaient pas manqué d'éveiller l'attention publique. Plusieurs personnes demandèrent à voir de près le fameux viscère, et pendant quelque temps, ce fut comme un pélerinage. Il se présenta un militaire décoré qui affirma qu'un de ses amis possédait le crâne de l'enfant qui avait été exhumé du cimetière

(1) Voici la pièce à laquelle il est fait allusion :

« Je soussigné, Chevalier de l'Ordre Royal de la Légion d'Honneur, membre de l'Académie royale des Sciences, professeur de la Faculté de médecine, certifie de plus, qu'après avoir scié le crâne en travers, au niveau des orbites, pour faire l'anatomie du cerveau dans l'ouverture du corps du fils de Louis XVI, qui m'avait été ordonnée, j'ai remis la calotte du crâne en place, et l'ai couverte de quatre lambeaux de peau que j'en avais séparés et que j'ai cousus ensemble; qu'enfin, j'ai enveloppé toute la tête d'un linge ou mouchoir, ou, peut-être, d'un bonnet de coton fixé au-dessous du menton ou de la nuque, comme il se pratique en pareil cas. On retrouvera cet appareil, s'il est vrai que la pourriture ne l'ait pas détruit; mais certainement la calotte du crâne existera encore enveloppée des débris de ces linges ou bonnet de coton.

« Paris, 17 août 1817.

« PELLETAN ».

Sainte-Marguerite, et qui voulait s'assurer si c'était bien le
véritable. Il vint encore un M. Simien-Despréaux, se quali-
fiant d'auteur des *Annales historiques de la maison de France* ;
puis « un homme très honnête, qui questionna beaucoup »,
Regnault-Warin, auteur de *Mémoires sur Talma* et autres
ouvrages historiques et littéraires, notamment du *Cimetière
de la Madeleine* (1).

Un assez long temps s'était écoulé sans autre incident,
quand Pelletan reçut avis de se rendre chez le ministre de
la police générale, M. Decazes. Le ministre l'interpella en
ces termes : « Le roi m'a dit qu'il savait que vous aviez
le cœur de Louis XVII, et m'a demandé ce qu'il fallait en
faire. — Sire, lui ai-je répondu, il faut prendre ce cœur. —
Eh bien, ajouta S. M., occupez-vous-en. — C'est pour cela,
continua le Ministre, que je vous appelle. » Pelletan remit
à M. Decazes toutes les pièces justificatives qui authenti-
quaient l'objet qu'il avait en sa possession.

Le lendemain, c'est au tour du garde des sceaux, M. Pasquier, à mander Pelletan dans son cabinet. Celui-ci apporte

(1) Ce roman historique, paru en 1801, fut saisi et l'auteur
incarcéré. Grâce à l'entremise de Joséphine, Regnault-Warin
ne tarda pas à sortir de prison. Nous avons une Déclaration
manuscrite, signée de lui, datée du 10 août 1814, qu'il envoyait
sans doute à un journal de l'époque, et où il désavoue les
différentes éditions du *Cimetière de la Madeleine*, « publiées
sans son consentement depuis la Restauration. » Étaient com-
prises dans le désaveu « les deux éditions en 4 vol. in-12 et
in-18, mises en vente chez Mme veuve Le Petit, libraire rue
Pavée... comme truquées quant aux faits et altérées quant aux
principes et aux sentimens. » Plus formellement encore, il déclare ne pouvoir reconnaître le roman intitulé *les Prisonniers
du Temple*, 3 vol. in-12, également mis en vente sous son nom
chez le même libraire, « quoi qu'il soit de notoriété publique
que M. Regnault de Warin n'en est pas l'auteur ».

tous les documents originaux qu'il avait entre les mains, et
même le bocal qui contient le viscère ; mais, sur sa demande,
la garde lui en est conservée.

L'odyssée était loin d'être terminée. M. Pasquier, M. Decazes, le ministre de la guerre, comte de Clermont-Tonnerre,
veulent bien assurer Pelletan » de toute leur sympathie,
mais ne lui fournissent aucun moyen d'aboutir. Le Gouvernement mettait une mauvaise volonté évidente à se
charger de l'encombrant dépôt.

On engage alors Pelletan à s'adresser à l'archevêque de
Paris, qui avait paru s'intéresser à son infortune. Le précieux cœur est présenté à Mgr de Quélen, par la femme de
Pelletan. L'archevêque s'empresse d'accepter et délivre
même un récépissé du don; mais c'était par pure charité
qu'il agissait de la sorte et il ne laissait pas ignorer.

« M. Pelletan, disait le prélat, se trouvant indisposé et
ayant d'ailleurs épuisé tous les moyens qui étaient en son
pouvoir pour remettre ce dépôt à la famille royale m'a prié
de le recevoir, mais je ne le reçois qu'à condition que je
pourrai moi-même le rendre au Roi et je promets, si je ne
puis y réussir, de remettre ce dépôt à M. Pelletan ou à sa
famille. »

Malgré l'invitation pressante de l'archevêque, le Roi, qui
était Charles X, fit la sourde oreille. Et cependant on y avait
mis toutes les formes voulues. « Si Sa Majesté veut or-
donner une enquête, à la suite de laquelle l'identité serait
reconnue et prononcée, on ose lui soumettre quelques pro-
positions, dont l'exécution semble facile. » Et ces proposi-
tions étaient de faire déposer le cœur au bas du sanctuaire
de Notre-Dame, « au même endroit où étaient déposées les
entrailles des rois Louis XIII et Louis XIV ». On ferait, à
cette occasion, un service en grande pompe à l'église métro-
politaine. Si cette proposition n'agréait pas au Roi, on dé-

poserait le cœur, avec le même cérémonial, à Sainte-Gene-
viève, auprès de l'autel de Saint-Louis, ou encore dans le
caveau de l'Eglise de Saint-Louis.

Pelletan succombait cinq mois, jour pour jour, après la
remise de la note de Mgr de Quélen au roi Charles X. Le cœur
de Louis XVII n'avait été ni déposé dans une église, ni res-
titué au docteur, de façon qu'il se trouvait encore à l'archevêché, quand ce monument fut mis à sac, en février 1831.

Peu de jours après le pillage, Philippe Pelletan, fils du
chirurgien Pelletan, dont nous venons de conter les mésa-
ventures, recevait d'un sieur Lescroart, ouvrier imprimeur,
un billet lui faisant connaître qu'un « hasard singulier »
avait fait tomber entre ses mains « les restes de Louis
XVII ».

Lescroart était entré dans le cabinet de travail du cardinal avec les émeutiers, avait aperçu, sur un des rayons de
la bibliothèque un étui en bois et un rouleau de papier. La
curiosité le poussant, il avait dévissé l'étui, et avait découvert dans son intérieur un bocal en cristal, orné d'une riche
monture. Se doutant qu'il avait en mains un objet précieux,
il l'avait emporté avec précaution, pour aller le déposer à
l'Hôtel-Dieu. Mais en chemin, un des forcenés voulant le lui
disputer, fit voler en éclats vase et étui. Il ne restait à Lescroart que le rouleau de papier.

Sur ces indications, Pelletan fils se rend à l'archevêché
et après de longues recherches, est assez heureux pour découvrir, « dans un tas de sable, placé entre la porte attenant
à la grille et l'église, le *cœur entièrement intact*. Il avait
encore conservé son odeur d'esprit-de-vin ». Le manuscrit,
le cœur et les débris du vase furent remis par Philippe
Pelletan à sa mère, accompagnés d'une note justificative.

Grâce aux indications de la *Revue rétrospective*, on suit

pas à pas la filiation des dépositaires successifs de la relique.

Philippe Pelletan meurt en 1879, désignant Me Barre, notaire honoraire, pour son exécuteur testamentaire et M. Deschamps, architecte, comme légataire universel. D'un commun accord, il avait été décidé que le vase en cristal et son contenu, découverts dans la succession, ne seraient pas compris dans l'inventaire, et que M. Barre se mettrait en rapport avec M. Barrande, administrateur des biens du comte de Chambord (1). Il était entendu qu'on proposerait de le restituer au prince, en ayant soin d'ajouter « que l'offre était entièrement désintéressée pour l'avenir aussi bien que pour le présent et faite dans le seul but de remplir un pieux devoir ».

Survint, bientôt après, la mort du comte de Chambord, puis celle de Barrande. Les pièces relatives à l'authenticité de la relique, envoyées par M. Barre au mandataire du comte de Chambord, devenaient la propriété de M. Huet du Pavillon, exécuteur testamentaire du Prince.

En 1885, les héritiers du comte de Chambord n'avaient pas encore pris de décision à l'endroit du viscère.

Le vase contenant « un cœur desséché, tenant à la paroi supérieure (du bocal) par un cylindre en cuivre », et « dans

(1) D'après le docteur Corlieu, le descendant de Pelletan tenta maintes démarches auprès du comte de Chambord, dernier représentant de la monarchie légitime, sans réussir à lui faire accepter le viscère. Le comte de Chambord chargea un de ses conseillers, M. de Damas, de faire une enquête. Aboutit-elle ? Il est à croire que non, puisque l'exécuteur testamentaire du petit-fils de Pelletan se présentait, vers 1870 dans diverses bibliothèques de Paris, pour composer, à l'aide de tous documents nécessaires, le rapport qui servirait à établir l'identité de Louis XVII avec l'enfant du Temple.

son fond intérieur, quinze morceaux de cristaux brisés. »
resta entre les mains de M. Edouard Dumont, beau-fils de
M. Prosper Deschamps, héritier du docteur Pelletan fils,
jusqu'en juillet 1895 (1), époque à laquelle un légitimiste
fervent, M. de Maillé, faisait remise, par-devant notaires (2),
à don Carlos d'Espagne, qualifié chef des Bourbons et héritier des droits du comte de Chambord sur la couronne de
France, d'un vase en cristal, renfermant un cœur réduit à
l'état de parchemin desséché et qu'il affirmait être celui de
Louis XVII, mort au Temple en 1795.

La relique était accompagnée de pièces visant son authenticité : procès-verbal de l'autopsie faite, au Temple, du corps
d'un enfant, déclaré être celui du Dauphin, et papiers divers portant que le viscère avait été recueilli par un des
opérateurs, le docteur Pelletan ; qu'il avait été plongé dans
l'alcool ; qu'il en avait été retiré, après une longue macération, et enfin transvasé dans la cassolette *ci-présente*, laquelle avait été déposée à l'archevêché de Notre-Dame, d'où
elle venait d'être retirée pour être remise à... l'ayant droit,
chef de la famille : don Carlos. Pour achever la démonstration, don Carlos assurait « ses fidèles amis » que l'enquête
à laquelle l'authenticité de cette relique avait été soumise,
avait été entourée, d'après ses ordres, « de toutes les garanties usitées chez les rois ses prédécesseurs (3) ».

Cet amas de témoignages devait, semble-t-il, faire tomber
la croyance à l'évasion du Temple du fils de Louis XVI.
Il n'en fut rien. Le prince de Valori, qui fut pendant
quinze ans le porte-parole de don Carlos, s'inscrivit en
faux contre l'authenticité de la relique offerte par M. Du-

(1) Cf. le *Petit Parisien* du 16 juillet 1895.

(2) L'acte a été publié par la *Nouvelle Revue rétrospective*.
n° 13 (1895), pp. 49-61.

(3) *Nouvelle Revue rétrospective, loc. cit.*, p. 59.

mont et remise aux mandataires du chef de la maison
d'Anjou.

« Don Carlos, écrit-il, assure qu'il a entouré l'enquête qu'il
a ordonnée de toutes les garanties usitées chez les rois ses
prédécesseurs. Cette « déclaration » d'infaillibilité étonnera
à la fois Léon XIII et aussi Lally-Tollendal et autres victimes des « garanties en question ». Admettons un moment
avec don Carlos que la dauphine, la duchesse de Berry et
ses enfants aient visité le cher petit cœur à l'archevêché :
qu'est-ce que cela prouve ? Cela détruit-il ce fait indiscutable: à savoir que, pendant quinze ans, on l'a renvoyé à
toutes les sacristies ? Quoi ! chaque jour, un nouveau duc
de Normandie sortait des sous-sols du mensonge et de l'in-
trigue ; l'honneur, le droit, la majesté royale étaient en jeu,
et Louis XVIII, la dauphine, Charles X, n'auraient pas saisi
au bond l'occasion de démasquer les aventuriers !... »

Le prince de Valori concluait en demandant qu'on s'adressât
au duc de Parme, au comte de Bardi, à la grande-duchesse
de Toscane, à Charette, aux Lucinge. « S'ils reconnaissent,
disait-il, que le reliquaire de MM. Dumont, Deschamps et
Pelletan, dont la loyauté est hors de cause, renferme le cœur
de l'Enfant-Martyr, je ne croirai pas davantage, en terminant, mais je me tairai (1). »

A cette protestation d'un des plus fervents apôtres de la
Légitimité se joignit celle du fils de Naundorff, de celui
qui, il y a quatre-vingt ans environ, s'était révélé au public,
comme étant le Dauphin faussement déclaré mort, mais qui,
providentiellement évadé du Temple, avait fini par trouver
asile en Hollande. Plus tard, reprenant pour son compte les
revendications de son père, le fils Naundorff adressait, de
Teteringen, une lettre dans laquelle il traitait tout uniment

(1) Cf. *Intermédiaire*, 30 août 1895 (*Nouvelles*).

de « sacrilège » la comédie, « qui s'est jouée, dit-il, à propos
du petit *scrofuleux* décédé le 8 juin à la tour du Temple ».

« Comment, ajoutait-il, voilà un objet que les deux rois
de la Restauration et la duchesse d'Angoulême ont repoussé;
que le comte de Chambord, qui en connaissait parfaitement
l'existence, avait dédaigné à l'exemple de ses ancêtres, et
c'est après leur mort à tous qu'on en fait l'exhibition solen-
nelle par devant notaire ! Les motifs de cette résurrection
n'échapperont à personne. Je n'en dois pas moins protester
hautement contre ce nouveau travestissement de l'histoire.

« Tout méconnu qu'ait été mon père de son vivant, il n'en
était pas moins né fils du roi Louis XVI. Si ma naissance
n'avait créé que des droits personnels, j'y renoncerais; mais
elle a créé des devoirs que je remplirai jusqu'au bout ; et
contre cette usurpation et contre toute violation du principe
héréditaire, ma voix s'élèvera toujours du fond de cette
terre d'exil si protectrice aux cendres de mon illustre père. »
Et il signait : *L.-C. de Bourbon, duc de Normandie.*

Qui veut trop prouver ne prouve rien, dit le proverbe. Les
partisans de la mort du dauphin au Temple l'apprirent une
fois de plus à leurs dépens. M. le comte de Maillé, ayant
voulu s'assurer que le cœur qu'il s'était chargé de remettre
à don Carlos était bien celui d'un enfant de dix ans, le soumit à l'examen de quatre de nos confrères, les docteurs
Jouin, Martellière, Siredey et Chevassus, qui certifièrent,
tous les quatre, que le cœur soumis à leur examen appar-
tenait à un enfant « de dix à onze ans (1) ».

Nous nous mîmes en mesure, de notre côté, de faire, en
toute indépendance, une contre-enquête, non plus auprès
des médecins n'ayant aucune compétence déterminée, mais

____

(1) V. dans la *Chronique médicale* (n° du 1ᵉʳ novembre 1895) le
fac-simile des certificats de nos confrères.

auprès de nos maîtres de la Faculté. Nous résumons ci-dessous leurs réponses (1) :

« Je ne crois pas, dit M. SÉE, qu'il soit possible, dans les conditions énoncées, de se prononcer sur l'âge d'un cœur. Des coupes pratiquées sur ce cœur ne pourraient rien apprendre de plus que la simple vue du cœur ouvert. »

Le docteur Mathias DUVAL nous répondit à son tour qu'on a l'habitude de voir des pièces fraîches, d'une conservation certaine, et qu'il en est différemment des pièces conservées depuis cent ans ; surtout qu'il y a conservation et conservation. Avec une bonne conservation on peut affirmer qu'il s'agit d'un enfant et non d'un adulte. Mais le cœur de Louis XVII était-il bien conservé ?

Le docteur TILLAUX, longtemps directeur de l'amphithéâtre de Clamart, qui avait pratiqué un nombre considérable d'autopsies, déclara « la question anatomique du cœur de Louis XVII insoluble ».

Frappé par un deuil de famille, le docteur LABORDE fut très bref, se réservant de parler plus tard:

« Je crains, nous écrivait-il, que ces données ne suffisent pas pour établir la parfaite authenticité du jeune cœur royal, voué à tant d'aventures et de discussions, comme l'identité du personnage. »

Enfin le docteur SAPPEY attestait qu'il lui paraissait *impossible* de dire qu'un cœur, qui a été tour à tour plongé dans l'alcool et laissé à l'air libre, est un cœur d'enfant ou d'adulte.

Le docteur JOUIN crut devoir s'élever contre ces conclusions et maintint son opinion, très formelle, sur l'âge du cœur qu'il avait examiné. Nous ne reviendrons pas sur son

(1) On trouvera les résultats complets de notre enquête dans la *Chronique médicale* du 1er nov. 1895.

argumentation : ce n'est, au surplus, qu'un débat acadé-
mique. Fût-il prouvé que le cœur en litige ait appartenu
à un enfant de 10 à 11 ans, resterait à démontrer que cet
enfant était bien le Dauphin. Or le malheur est que tous
les cœurs des enfants de 10 ans se ressemblent, à peu de
chose près, et que rien ne permet de distinguer un cœur de
Dauphin de France d'un cœur de manant (1).

L (²)

1re DIVISION
3e BUREAU

N°................

Rappeler la Division
et le N°

N° 1496

PRÉFECTURE DE POLICE

—

Paris, le 1er juin 1816.

Monsieur le comte,

Par votre lettre du 1er mars dernier, votre Excellence
m'instruisait du projet du gouvernement de découvrir les précieux restes de Louis XVII et du duc d'Enghien. Elle me
donnait quelques indications générales pour y parvenir et

(1) Dans une lettre en date du 23 avril 1901, M. Maurice
Pascal, celui-là même qui fut jadis chargé de remettre le cœur
de « Louis XVII » à Don Carlos, nous fait connaître que cette
relique se trouve « actuellement en la chapelle de Froshdorff,
auprès du fichu ensanglanté que portait sur l'échafaud Marie-
Antoinette ; auprès des reliques de saint Louis, roi de France,
et des épines de la couronne d'épines de la Sainte-Chapelle de
Paris. » Dont acte.

(2) *Archives nationales*, cote précitée.

m'invitait à prendre les mesures nécessaires pour compléter les renseignements qui devaient précéder les fouilles.

Votre Excellence connaît le succès de celles qui ont pour objet le duc d'Enghien ; je vais avoir l'honneur de lui exposer ce qui a été fait pour s'assurer du lieu où reposent les dépouilles mortelles du jeune et infortuné Louis XVII.

A la réception de la lettre de Votre Excellence, j'ai désigné deux commissaires de police, les sieurs Petit et Simon, pour prendre d'abord, auprès du sieur Dusser, ancien commissaire de police de la section du Temple, qui, en cette qualité avait du assister à l'enterrement du jeune monarque, tous les renseignements qu'il pourrait donner à ce sujet.

Il est résulté des éclaircissements que les commissaires en obtinrent, que le sieur Voisin, vieillard âgé aujourd'hui de 75 ans, et retiré à l'hospice de Bicêtre, était à l'époque de la mort de Louis XVII, conducteur des convois de la Paroisse Sainte-Marguerite, dans le cimetière de laquelle le prince fut enterré, et qu'on pourrait conséquemment obtenir de lui des renseignements sur le lieu même de l'inhumation.

Les sieurs Simon et Petit ont interrogé cet homme et ont tiré de lui plusieurs détails, qui les ont mis sur la voie d'établir un sytème d'informations positives. Il leur a assuré qu'il avait creusé, dans la matinée du jour de cette triste cérémonie, une fosse particulière où le corps du roi fut déposé ; rendu au cimetière avec le commissaire Simon et Petit, il leur a tracé une étendue de terrain, dans l'enceinte de laquelle doit se trouver, selon lui, à six pieds de profondeur le cercueil du Roi, fait en bois blanc et ayant à la tête et aux pieds un D, écrit par lui avec du charbon.

Les commissaires ont vu aussi le sieur Bureau, concierge du même cimetière, depuis 28 ans, il a affirmé que Voisin lui avait demandé, dans la matinée du 12 juin 1795, une bière pour une jeune fille et qu'il sut pendant la journée qu'elle était pour le prince qu'on appelait alors le Dauphin, il a prétendu que Voisin n'avait pas creusé de fosse particulière et que le procès-verbal d'inhumation dans la fosse commune fut dressé dans la maison curiale.

Poursuivant leur enquête, les commissaires ont su de M. le Curé actuel de Sainte-Marguerite, qu'un fossoyeur, nommé Bertrancourt dit Valentin, dont l'épouse vit encore, avait retiré le corps du jeune prince de la fosse commune et l'avait enterré dans un lieu particulier.

On s'est informé auprès de la veuve de cet homme, si elle pourrait donner des renseignements sur le lieu précis de la sépulture.

En confirmant ce que M. le Curé avait dit, elle indiqua un ami de défunt son mari, nommé Decouffet, bedeau de la paroisse des Quinze-Vingts, à qui on s'est adressé et qui a déclaré que Bertrancourt dit Valentin, en creusant une fosse dans le cimetière Sainte-Marguerite en 1802, lui fit remarquer un lieu près du pilastre à gauche de l'église, sur laquelle était une croix ; Bertrancourt ajouta qu'on y ferait un jour un monument, car, disait-il, il y a ci-dessous le cercueil du dauphin.

De tous les renseignements obtenus de ces différentes personnes et consignés dans le procès-verbal qui en a été dressé par les commissaires, il résulte que le 24 Prairial an 3 (12 juin 1795) la dépouille mortelle de S. M. Louis XVII, enfermée dans une bière de bois blanc de quatre pieds et demi de longueur, a été apportée du Temple au cimetière Sainte-Marguerite, vers neuf heures du soir et déposée dans la grande fosse commune, qu'un procès-verbal de cette cérémonie a été dressé dans la maison curiale par le sieur Gille, alors commissaire de police, qu'il paraît vraisemblable que le corps a été retiré de la fosse commune, que cette opération a été exécutée en secret et pendant la même nuit ou la suivante par Voisin ou Valentin ; que si c'est par le dernier, le lieu où reposent les cendres du jeune Roi est au-dessous du pilastre gauche de la porte de l'église, en entrant par le cimetière; que si c'est par le premier, la fosse particulière peut être retrouvée dans l'enceinte que Voisin a désignée à la gauche de la croix élevée dans le milieu du cimetière en tournant le dos à l'église.

Les commissaires qui ont fait l'enquête penchent à croire que si les restes précieux du jeune roi ne sont pas restés confondus avec ceux des autres morts, ils doivent se trouver dans l'endroit désigné par la veuve Bertrancourt ou Valentin et par le sieur Decouflet.

Telles sont les mesures que j'ai prises pour remplir les intentions de votre Excellence et répondre au désir de sa Majesté; tel est l'état des recherches et le résultat qu'elles ont produit pour parvenir à retrouver les dépouilles mortelles du jeune et infortuné roi Louis XVII.

Je prie votre Excellence d'agréer l'assurance de ma haute considération.

Le ministre d'État, Préfet de Police,
Comte ANGLÉS.

Note.

Les recherches faites pour découvrir les restes du roi Louis XVII offrent le résultat suivant :

On a trouvé à l'endroit indiqué dans le cimetière de Sainte-Marguerite, une pierre rompue et une boîte de plomb contenant des papiers qui ont été remis au ministre de la Police.

Les personnes qui veulent faire revivre le malheureux prince prétendent et répandent cela dans le public que la grande faveur de Monseigneur Decazes n'a pas d'autres motifs.

S. Ex. le Ministre Secrétaire d'État au département
de la Police générale.

NAPOLÉON Ier

Mort d'une *hépatite chronique* et d'un *cancer de l'estomac*,
le 5 mai 1821.

A quel mal a succombé Napoléon ? Est-il mort d'un *cancer*, comme certains l'ont dit ; d'un *ulcère gastrique*, comme d'autres l'ont prétendu ; d'une *affection du foie*; d'une *néphrite* (1) ; d'une *neurasthénie chronique* (2) ; car toutes ces hypothèses ont été tour à tour envisagées.

N'a-t-on pas même fait courir le bruit qu'il avait été *empoisonné* ? Et ne croyez pas que ce soient rumeurs vagues, propos en l'air, tels qu'il en circule au lendemain de la disparition, plus ou moins brusque, de ceux qui ont occupé la scène du monde et y ont tenu les premiers rôles : l'écho de ce bruit a été répercuté par les personnages les plus graves, qui

------

(1) Cf. *The Diseases, Death and Autopsy of Napoleon Ier*, by Edmund ANDREWS. Chicago, 1895.

(2) Cf. *Gazette médicale de Paris*, 2 mars 1901, p. 70 ; *ibid.*, 16 mars, p. 81.

l'ont enregistré, l'ont discuté, l'ont pris, pendant un temps, au sérieux.

Le général Lamarque (1) raconte qu'il a vu M. de Montholon, qu'il l'a interrogé à son retour de Sainte-Hélène. « On croyait généralement, ce sont ses propres termes, que Napoléon avait été empoisonné par le gouverneur de Sainte-Hélène, ce sir Hudson Lowe qui commandait à Caprée, lorsque je m'emparai de cette île... J'ai vu M. de Montholon; selon lui, l'Empereur n'a pas été empoisonné, mais bien assassiné (*sic*) par les mauvais traitements des Anglais, par l'influence du climat de Sainte-Hélène et par les aliments qu'on lui fournissait... Aujourd'hui, il paraît certain que l'Empereur a succombé sous le poids des chagrins, des dégoûts, des vexations sans nombre et des privations de tout genre qu'on lui a fait supporter. »

Pour ce qui est de l'empoisonnement, c'est une hypothèse tellement fantaisiste que nous pourrions nous dispenser de l'examiner. A toutes les époques, on a cru qu'un grand homme ne pouvait mourir comme le vulgaire. A la mort de Richelieu, de Mazarin, de Louvois, de Mirabeau et nous pourrions poursuivre la litanie, on chuchota, on clama qu'un poison avait abrégé leur vie.

(1) *Souvenirs et Mémoires du Général Lamarque*, t. I (1835), pp. 213 et 246.

Il fut une époque où ces tentatives criminelles étaient si répétées, que le vulgaire n'avait pas tout à fait tort d'avoir une pareille hantise.

Quand Napoléon mourut à Sainte-Hélène, on avait été imparfaitement renseigné en Europe sur la marche et le développement de la maladie qui l'avait conduit au tombeau ; aussi la nouvelle causa-t-elle tout d'abord une profonde stupéfaction. L'idée d'une mort violente devait venir à l'esprit de ceux, et ils sont légion, qui préfèrent, au théâtre de la vie, le dénouement le plus romanesque.

Que ne colportait-on dans les carrefours de la capitale ? Le gouverneur de Sainte-Hélène avait eu, disait-on, avec l'empereur une algarade des plus vives ; il s'était emporté jusqu'à faire un geste menaçant ; aussitôt une rixe s'était produite, au cours de laquelle l'Empereur avait trouvé la mort.

On disait encore que, sous le prétexte d'une promenade, sir Hudson Lowe avait conduit son prisonnier au bord d'un abîme et l'y avait précipité. Ceux qui voulaient paraître mieux renseignés assuraient que l'empereur ayant franchi, par mégarde, les limites imposées à ses promenades, avait été fusillé par une sentinelle.

Le gouvernement anglais avait toujours mis une sorte d'affectation à laisser entendre que l'illustre prisonnier jouissait d'une santé parfaite. Lorsque était survenue la nouvelle de la mort de l'Empereur, on n'avait pu croire que celle-ci fût la terminaison naturelle d'une maladie dont l'évolution avait été plutôt lente. L'opinion de l'empoisonnement fut donc longtemps admise.

Cette version comptait un grand nombre de partisans. Le général Gourgaud, en analysant un jour le vin destiné au proscrit, n'y avait-il pas découvert de la litharge? L'attentat criminel était évident.

Mais il y avait d'autres apparences.

Quand fut connu le procès-verbal d'autopsie dans toute sa teneur, un passage du document avait particulièrement frappé : il y était question d'ulcérations et de perforation de l'estomac ; de matières noires, semblables à du marc de café, contenues dans cet organe. En fallait-il davantage pour que le public attribuât à un empoisonnement ces érosions, qui simulaient si bien les symptômes d'une intoxication par une substance corrosive?

Et si Napoléon lui-même avait précipité sa fin? Ce n'était pas la première fois, au surplus, qu'il aurait tenté de se suicider. En 1814, à Fontainebleau, il avait déjà fait une tentative qui n'avait pas abouti. Un an plus tard, et l'épisode est moins connu, le 29 juillet 1815, le docteur Héreau conte qu'avant de quitter la Malmaison, l'Empereur avait remis à M...

« un petit flacon long, plat, uni et soigneusement
bouché, contenant environ deux cuillerées d'une
liqueur jaunâtre, très limpide. Il lui ordonna de la
placer dans quelque partie de ses vêtements d'un
usage journalier et qu'il pût facilement atteindre.
Après l'avoir placé dans un petit sachet en peau,
celui-ci l'attacha sous la patte qui boucle la bretelle
du côté gauche.

Les choses restèrent dans cet état jusqu'aux premiers jours du mois d'août ; le 2 ou le 3 de ce mois,
dans la matinée, l'Empereur étant encore à bord du
Bellérophon, et connaissant la résolution prise par
le ministère anglais de le faire conduire à Sainte-
Hélène, prévoyant dès lors, sans doute, le sort qui l'y
attendait, parut avoir pris la résolution de s'y
soustraire ».

Cette fois encore, la Providence en décidera autrement. Désormais, la résolution de l'Empereur est
prise : « quelque affreux que puisse être l'avenir
qu'on lui prépare, il boira la coupe jusqu'à la lie ».

* *
* *

Sans nous attarder à rédiger une observation clinique, qui trouvera mieux sa place dans un travail
plus étendu, il nous suffira de rappeler que, jusqu'en
1817, Napoléon n'avait souffert que d'incommodités
qui n'avaient pas eu de suites graves. Au mois de

septembre de cette année 1817, on constatait, chez l'impérial malade, de l'œdème du membre inférieur. Les médecins l'attribuèrent à l'hydropisie (1).

Le 1er octobre (1817), Napoléon se plaint d'une douleur sourde et d'une pesanteur dans l'hypocondre droit, immédiatement au-dessous des cartilages costaux ; d'une sensation dans l'épaule droite, ressemblant plutôt à un engourdissement qu'à une souffrance véritable : il éprouvait comme un besoin d'appuyer ou de presser son côté contre un objet. A l'examen, le docteur O'Méara reconnaît que le côté droit est plus dur que le gauche ; qu'il y a une tuméfaction sensible à la vue et douloureuse à la pression : il se prononce pour une affection du foie (2). Le docteur Stokoe attribue également le dérangement de la santé de l'Empereur à une hépatite.

Force médicaments sont prescrits : fondants, désobstruants de toute espèce, sans oublier le calomel, qu'on eut beaucoup de peine à faire accepter à l'au-

___

(1) Le 23 novembre 1815, Montholon note que l'Empereur est assez sérieusement indisposé. Le climat l'éprouvait. Le 2 décembre, il était encore malade (*Récits de la captivité de Napoléon*, t. I, pp. 180, 183). Le 2 mars 1816, « l'Empereur ressent de légères atteintes de la maladie qui règne dans l'île et fait de grands ravages dans les camps ; il garde la chambre. » *Id.*, ibid., p. 233. En juillet, rhumatismes, migraines ; fluxion en octobre. L'année suivante, attaque légère de dysenterie. En somme, les premiers signes d'hépatite remonteraient à 1816.

(2) Le rapport d'O'Méara peut se lire, notamment, dans l'ouvrage précité de Montholon, t. II, pp. 309 et suiv.

guste patient. Celui-ci avait beau se débattre, ar-
guer de son invincible répugnance pour toutes sortes
de remèdes et plus spécialement pour le mercure, il
finissait par se rendre à l'insistance des médecins.

« Docteur, implorait-il, pas de drogues ; je vous l'ai
dit bien des fois, nous sommes une machine à vivre,
nous sommes organisés pour cela; c'est notre nature. N'entravez pas la vie, laissez-la se défendre;
elle fera mieux que vos médicaments. » Et, dans
une autre circonstance : « Vos sales préparations ne
sont bonnes à rien. La médecine est un recueil de
prescriptions aveugles qui tuent le pauvre, réussis-
sent quelquefois au riche et dont les résultats, pris
en masse, sont bien plus funeste qu'utiles à l'humanité. Ne me parlez plus de ces belles choses; je ne
suis pas un homme à potions. »

Il finissait par se résigner. Encore ces pilules,
encore ce purgatif et puis ce cautère, et puis ce vésicatoire; et des potions et des irrigations et des bains !
Les médicastres abusaient de leur toute-puissance.
L'aigle aux fortes serres était sous le double joug
d'une politique sans générosité et d'une médecine
sans pitié.

Le 25 juillet 1818, un ordre du gouverneur de
Sainte-Hélène, avait contraint O'Méara à quitter l'île,
laissant Napoléon dans un assez triste état de santé.
Le mal continuait ses progrès, les vertiges étaient

plus fréquents, les élancements douloureux dans l'épaule presque continuels ; la faiblesse était devenue extrême. Seuls, les bains chauds prolongés soulageaient le malade.

Celui-ci avait parfois recours à un moyen empirique qui lui procurait un soulagement passager : il se laissait couler sur un siège, saisissait sa cuisse gauche et la déchirait avec une sorte de volupté : les cicatrices d'anciennes blessures s'ouvraient (1), le sang jaillissait. « Ce sont mes crises, mes époques, disait-il à son médecin ébahi ; dès qu'elles arrivent, je suis sauvé. » Puis la plaie se fermait et s'étanchait d'elle-même.

Ce phénomène datait du siège de Toulon où, devons-nous le rappeler, l'officier d'artillerie Bonaparte avait

(1) Bonaparte avait reçu un coup de baïonnette au siège de Toulon. On trouvera, dans l'*United service Journal* (octobre 1840), un article intitulé : « Les Confessions d'un Espion », article fort curieux où se trouve le passage suivant :

« Nous entrâmes dans la première maison qui s'offrait à nous, et nous y vîmes un chirurgien qui pansait une blessure au bras que le général O'Hara venait de recevoir. Dans une autre chambre, Napoléon Bonaparte attendait que quelque officier de santé vînt panser un coup de baïonnette, dont il avait été atteint à la jambe droite. Il avait noblement renvoyé au général ennemi le médecin qui voulait d'abord s'occuper de lui, sauvant ainsi la vie à cet officier ; car, épuisé par la perte de son sang, O'Hara serait infailliblement mort, si on ne l'avait immédiatement secouru. L'arrivée de Bonaparte l'avait d'ailleurs soustrait à la fureur des soldats qui allaient le massacrer, tant leur exaspération était grande. »

contracté la gale, en saisissant le refouloir d'un
canonnier qui en était atteint. L'éruption avait disparu, à la suite d'un traitement approprié ; mais elle
avait été remplacée par une suppuration, plus ou
moins abondante, de la blessure qu'il avait reçue
dans cette même circonstance : un coup de baïonnette
l'avait frappé au-dessus du genou. Cet écoulement
périodique était comme un émonctoire, une fon-
taine salutaire ; tarissait-elle, les malaises réappa-
raissaient : « Vous le voyez, disait Napoléon, la
nature en fait tous les frais ; dès qu'il y a du trop
plein, elle le rejette et l'équilibre se rétablit. »

Mais l'amélioration ne devait être que passagère :
le 17 décembre 1819 (on était au 27e mois de la maladie), les symptômes graves reparaissaient : dou-
leur vive dans la région du foie, insomnie, toux
sèche, etc.

On voit alors se succéder des alternatives de
bien et de mal, jusqu'à ce qu'éclate une nouvelle
crise (1).

Un jour du mois d'août 1820, Napoléon resta couché sur son canapé, se plaignant de son *coup de
canif* : c'est une douleur qu'il comparait à « l'incision

(1) Nous résumons, nous « ramassons », le plus possible,
l'observation, n'insistant que sur les points nécessaires à l'établissement des causes de la mort. Tout le reste est épiso-
dique. Mentionnons, toutefois, qu'il y eut une rémission de la
maladie, de novembre 1819 à mai 1820, sous l'influence d'un
traitement plus hygiénique que médicamenteux.

que ferait un coup de canif, à une profondeur de deux pouces au-dessous du sein gauche ». Voilà le premier signe, bien nettement caractéristique, d'une lésion de l'estomac.

Un œil clairvoyant pouvait prévoir la suite (1) : aux vomissements, d'abord glaireux, puis muqueux, aux matières filantes, pituiteuses, allaient bientôt succéder des matières noirâtres, mêlées à des substances alimentaires mal digérées et à du sang noir granulé et putride.

Ces *hématémèses* annonçaient ou le *cancer* ou

(1) Nous avons publié (*Chronique médicale*, 15 décembre 1910) le « Récit de la dernière maladie, du décès et de l'autopsie de Napoléon Bonaparte, par Archibald ARNOTT, docteur-médecin-chirurgien au 20ᵉ régiment de l'armée anglaise ». Ce Récit, nous le possédions *depuis* 1896; si nous ne l'avons reproduit plus tôt, c'est que nous nous proposions de l'utiliser à notre heure pour le travail que, depuis plus de quinze ans, nous méditons sur *la santé de Napoléon I^r*. Nous n'avions pas cru devoir annoncer bruyamment, à l'exemple de certains, notre trouvaille. En réalité, ce rapport sur l'état de santé de Napoléon pendant les cinq dernières semaines de sa vie, témoigne chez son auteur d'une ignorance absolue de la nature du mal qui devait emporter l'impérial malade. Outre que le docteur Arnott a méconnu complètement l'hépatite, par ordre du gouverneur de Sainte-Hélène, nous voulons le croire, il n'a soupçonné une « grave altération des organes de la digestion » que dans les dix derniers jours de la vie ! Encore ne semble-t-il, à aucun moment, avoir reconnu le cancer ; il ne l'a constaté que sur la table d'autopsie. Le médecin anglais attribuait les symptômes observés à de l'hypocondrie ! Et il y avait plus d'un siècle que Molière était mort !!!

l'*ulcère*. De laquelle de ces deux maladies s'agissait-il ?

Consultons une pièce dont la lecture est de nature à nous éclairer; feuilletons le « procès-verbal de l'ouverture de Napoléon (1) ». Nous ne retiendrons que les particularités qui pourront nous servir à asseoir une opinion sur la nature du mal auquel a succombé l'Empereur.

« L'Empereur, nous dit Antommarchi (2), avait considérablement maigri... il n'était pas en volume le quart de ce qu'il était auparavant. » Dans le procès-verbal d'autopsie rédigé par les chirurgiens anglais, ceux-ci font au contraire ressortir la polysarcie, c'est-à-dire l'embonpoint exagéré: « La couche de tissu cellulaire qui recouvrait la poitrine avait un pouce d'épaisseur ; celle de l'abdomen, un pouce et demi. » Passons sur ces contradictions, sans grande importance d'ailleurs.

Le cœur était recouvert d'une couche de graisse, de même que l'épiploon. C'est ce qui expliquerait

---

(1) Ou plutôt les procès-verbaux, celui des médecins anglais, le rapport remis par le Dr Antommarchi aux comtes Bertrand et Montholon trois jours après la mort de Napoléon, et le récit reproduit par le même dans ses *Mémoires*.

(2) Le procès-verbal rédigé par Antommarchi figure *in extenso* dans ses *Mémoires*. Le docteur Corlieu l'a reproduit dans son ouvrage, *la Mort des Rois de France*. pp. 295 et suiv. de la dernière édition.

comment, de son vivant, on percevait à peine les battements cardiaques. La contractilité de son cœur était si peu prononcée que la main, appliquée sur la poitrine, ne ressentait qu'un léger frémissement vibratoire (1). D'après l'aide-major Henry, le cœur de Napoléon était remarquablement petit.

L'estomac parut d'abord n'avoir pas subi d'altération ; mais, en l'examinant avec soin, on découvrit, « sur la face antérieure, vers la petite courbure et à trois travers de doigt du pylore, un léger engorgement comme *squirrheux* ». La surface supérieure de l'estomac adhérait, sur une grande étendue, à la concavité du lobe gauche du foie.

En ouvrant l'estomac, le long de sa grande courbure, il fut reconnu « qu'une partie de sa capacité était remplie par une quantité considérable de matières consistantes et mêlées à beaucoup de glaires, très épaisses et d'une couleur analogue à celle du marc de café ; elles répandaient une odeur âcre et infecte... Presque tout le reste de la surface interne de cet organe était occupé par un *ulcère cancéreux*, qui avait son centre à la partie supérieure, le long de la petite courbure de l'estomac ». Le foie, par son adhérence, fermait ce trou.

La rate et le foie, *durcis*, étaient volumineux et gorgés de sang ; mais le tissu de ce dernier ne présentait aucune altération notable de structure.

(1) V. le *Précis de l'Histoire sous Napoléon Ier*, par G. BARRAL.

« Le foie, qui était affecté d'*hépatite chronique,*
était uni intimement, par sa face convexe, au diaphragme. » Cette phrase, extraite du rapport
d'Antommarchi, nous paraît suffisamment significative.

Le poumon gauche avait son lobe supérieur parsemé de *tubercules* et quelques petites excavations
tuberculeuses.

Il y avait un épanchement peu notable dans le
péricarde, ainsi que dans la plèvre costale gauche.
On constata une légère adhérence entre celle-ci et
la plèvre viscérale du même côté.

Le procès-verbal des médecins anglais ne diffère
pas sensiblement de celui d'Antommarchi, dont nous
venons de donner l'essentiel. Par ce fragment, le
lecteur jugera :

« En examinant l'estomac, on s'aperçut que ce viscère était le siège d'une grande maladie : de fortes
adhérences liaient toute la surface supérieure, surtout vers l'extrémité du pylore, jusqu'à la surface
concave du lobe gauche du foie. En séparant, on
découvrit qu'un ulcère pénétrait les enveloppes de
l'estomac, à un pouce du pylore et qu'il était
assez grand pour y passer le petit doigt. La surface
intérieure de l'estomac, c'est-à-dire presque toute
son étendue, représentait *une masse d'affections*
cancéreuses ou de parties squirrheuses se chan-

geant en cancer : c'est ce qu'on remarqua surtout près du pylore, etc (1). »

Les documents sont suffisants pour nous autoriser à conclure : pour nous, il ne paraît pas douteux que le prisonnier de Sainte-Hélène a succombé à un *cancer de l'estomac*, et non à une « affection gastrique bénigne, d'origine neurasthénique, ayant provoqué à la longue un ulcère perforé de l'estomac », comme l'a pensé un de nos confrères.

Qu'il y ait eu ou non prédisposition héréditaire, il importe peu de le rechercher, aujourd'hui surtout où la doctrine de l'hérédité cancéreuse est si fortement battue en brèche.

Napoléon avait, de très bonne heure, présenté des troubles gastriques ; passée à l'état chronique, cette inflammation, de l'estomac, a-t-elle pu être activée par les causes morales, le régime, le traitement qui lui ont été infligés ? A coup sûr, si elles n'ont pas créé la lésion, toutes ces influences combinées ont dû contribuer à l'entretenir, à la développer.

Qu'on juge quel bouleversement dut s'opérer dans l'organisme de cet homme, habitué à commander et qui se voyait forcé d'obéir, lorsqu'on s'avisa de compter ses pas, de peser ses aliments, de mesurer son atmosphère ; à lui, qui ne pouvait respirer à

(1) Cf. *le Figaro* du 21 mars 1891 (Rapport. des chirurgiens anglais.)

l'aise dans l'Europe, *cette petite et misérable taupinière !*

Le climat était malsain, le captif en a certainement souffert. Les affections du foie étaient endémiques à Sainte-Hélène : à l'autopsie, on a trouvé cet organe très congestionné (1). Il n'est pas douteux que Napoléon ait été affecté d'*hépatite*. Ainsi s'expliquent les douleurs qu'il a éprouvées, à maintes reprises, dans cette région, le teint subictérique, les irradiations dans l'épaule droite, etc.

Comme nous en causions un jour avec le professeur Gilbert, si versé dans l'étude des maladies du foie, il voulut bien nous faire connaître en ces termes son sentiment : « Napoléon, nous dit cet éminent maître, est un exemple, fameux entre tous, de *cholémique*. Fils d'une mère lithiasique, Napoléon Ier avait, étant officier d'artillerie ou premier Consul, ce teint bilieux spécial, sur lequel vous appelez mon attention ; les témoins de son arrivée à Sainte-Hélène signalent de même son teint olivâtre. On retrouvait, de plus, chez lui, la plupart des symptômes que nous plaçons sous la dépendance de la *cholémie familiale* : c'est ainsi qu'il eut, entre vingt et trente ans, de profonds accès d'hypocondrie ; il était, à certains mo-

(1) A la pluralité des voix, le foie fut déclaré sain ; mais il ne faut pas oublier que Hudson Lowe avait donné des instructions aux médecins anglais, qui devaient éviter de trop insister sur une maladie imputable au climat de Sainte-Hélène.

ments, en proie à des crises dyspeptiques violentes ; il avait du prurit, et le diagnostic de gale pourrait bien avoir été erroné ; il était sujet aux somnolences ; enfin, sa brachycardie (pouls lent permanent) trouverait ainsi une explication assez naturelle. Sans entrer dans la discussion de la maladie qui l'emporta, sans insister sur divers arguments que nous pourrions tirer de la santé de ses frères, ou de leurs descendants, nous croyons avoir suffisamment justifié le diagnostic rétrospectif de *cholémie simple familiale*. » Fermons la parenthèse et revenons à notre sujet.

On a pu être frappé, dans la relation sommaire que nous avons donnée de l'examen *post mortem*, d'une particularité (1) qui ne nous avait pas échappé, lorsque nous avons étudié les causes de la mort du duc de Reichstadt. L'Aiglon, disions-nous, fils d'une mère lymphatique et d'un père tuberculeux, était fatalement voué à la bacillose. Pourquoi la tuberculose n'évolua-t-elle pas chez Napoléon ? C'est que le terrain ne se prêtait pas à la germination.

Comme nous le disait un jour le professeur Pon-

(1) Une autre particularité, notée par le chirurgien anglais Henry, en latin, mérite d'être ici consignée : *partes viriles*, dit-il en parlant de Napoléon, *exiguitatis insignis, sicut pueri*. Il avait les mains et les pieds également très petits, pour un homme, et une peau d'une blancheur et d'une finesse qu'auraient pu lui envier nombre de femmes. Et, ajoute l'aide-major anglais, « le pubis ressemblait beaucoup au mont de Vénus chez les femmes. » (*sic*.)

cet, à qui nous soumettions nos doutes, Napoléon
était un type d'*arthritique tuberculeux*, comme l'ont
été Scarron, Calvin, Couthon, et tant d'autres dont
le dossier pathologique serait à reviser.

Une dernière question nous a été posée : pouvait-
on guérir l'Empereur ? S'il eût vécu de notre temps,
aurait-on réussi à prolonger ses jours ?

Il est hors de doute que la thérapeutique dont on
usa était, selon l'expression très juste du docteur
Hereau, « affreusement incendiaire ». C'était la médecine, anglaise ou italienne, de l'époque, « dans
tout le luxe de leur impitoyable droguerie, de la
polypharmacie la plus rebutante ».

Les médecins ont-ils, par ce moyen, prolongé son
agonie ? Il ne semble pas que la marche du mal en
ait été ni activée ni retardée.

Dans l'état actuel de nos connaissances, qu'aurait-
on fait de plus, ou de moins ? Les uns, les pusilla-
nimes, auraient conseillé l'expectation, tout au plus
un traitement palliatif ; les autres, les audacieux,
auraient peut-être réclamé une intervention chirurgicale, auraient demandé de procéder à l'extirpation
de l'organe ulcéré. Mais cette intervention, à moins
qu'elle n'eût été précoce, et alors la diagnose était
trop incertaine, n'aurait sans doute réussi qu'à préci-
piter le dénouement.

Mort, de *gangrène sénile*, le 16 septembre 1824.

Après Saint-Simon racontant les derniers moments de Louis XIV, après le duc de La Rochefoucauld-Liancourt traçant le saisissant tableau de l'agonie de Louis XV, il n'est pas de récit plus dramatique d'une mort royale que celui du vicomte de Reiset, relatant dans les plus minutieux détails la phase ultime de la vie de Louis XVIII.

Le vicomte de Reiset, en sa qualité de commandant des gardes du corps et gentilhomme de la chambre, était appelé aux Tuileries par son service quotidien ; nul n'était mieux placé pour noter au jour le jour et, on pourrait presque dire heure par heure, l'état du vieux monarque. En suivant sa relation et le journal inédit tenu par Madame Adélaïde d'Orléans, nous aurons la narration la plus circonstanciée de la maladie qui emporta le souverain.

Dès le mois de mars de l'année 1824, il apparais-

sait à tous les yeux que la santé de Louis XVIII dé-
clinait rapidement. En faisant, à l'ouverture de la session des Chambres, le discours d'usage, la voix du
roi s'était voilée : il avait « ânonné et bredouillé d'une
façon lamentable ».

En même temps, sa vue avait baissé et il avait
eu grand'peine à lire sa harangue, bien qu'on eût pris
la précaution d'écrire le morceau oratoire sur un très
grand papier où les lettres étaient tracées en caractères énormes.

Il n'entendait pas mieux qu'il ne voyait. Il fallait
lui souffler si fort les phrases à l'oreille que toute la
salle en était avertie. Ce fut un soupir de soulagement quand fut terminée la cérémonie.

Rien de particulier à signaler jusqu'au mois d'août.
Le 17 août, M. de Reiset note que « la santé du roi
empire chaque jour. Souvent, il demeure assoupi ou
dormant dans son fauteuil et lorsqu'il paraît se réveil-
ler, les paroles lentes et embarrassées qu'il prononce
avec peine feraient croire que ses idées ne sont pas
toujours nettes, si parfois un éclair de gaieté inattendu ou une fine répartie ne venaient pour un instant
montrer qu'il n'a rien perdu de sa lucidité d'esprit
habituelle ».

Mais on voit qu'il fait effort et, après ces fugi-
tives lueurs, il ne tarde pas à retomber dans sa tor-
peur coutumière.

C'est peu de temps après que survenait un incident

sur lequel on s'attacha à garder le silence et qui ne fut connu que plus tard.

S. M. était depuis plusieurs heures dans son cabinet et on ne l'entendait pas faire le moindre mouvement. Le gentilhomme de service, après avoir gratté plusieurs fois à la porte, se décida, sans souci de l'étiquette, à entr'ouvrir celle-ci.

Quel spectacle s'offre à ses yeux ! Le roi est affaissé sur son bureau, la tête pendante, semblant privé de tout sentiment. M. de Damas, s'approchant, l'appelle à voix basse d'abord, puis sur un ton plus élevé ; il se hasarde, devant un mutisme qu'il ne s'explique pas, à lui toucher le bras, puis à le secouer plus fortement. Le roi reste toujours inerte ! Alors on court prévenir les médecins, qui ne dissimulent pas leur inquiétude, quand ils ont constaté que le pouls est à peine perceptible et que la tête, en heurtant le bureau, a reçu, à la base du nez, un traumatisme assez violent pour déterminer une plaie saignante.

Monsieur, qui est accouru en toute hâte, conjure les médecins de ne pas différer à donner de l'émétique, à pratiquer une saignée; mais le roi, reprenant tout à coup ses esprits, entrait dans la plus vive colère et rabrouait son frère en termes qui n'admettaient pas de réplique.

La scène s'était passée à Saint-Cloud ; quelques jours plus tard, Louis XVIII, en dépit des observations de son entourage, se faisait transporter aux

Tuileries, qu'il ne devait quitter que dans un cercueil.

Le 25 août était le jour de sa fête. Le roi tint, comme de coutume, à présider la solennité, malgré l'état de fatigue extrême dans lequel il se trouvait. « C'est à peine s'il pouvait se soutenir sur son trône où on l'avait assis, couché en deux et regardant de côté. Sa tête, qu'il a toujours eue très forte, a diminué de moitié ; elle est maintenant de la grosseur de celle d'un enfant et est ployée au point de toucher presque ses genoux... C'est dans cet état qu'il a voulu se faire voir à tout Paris, alors que les gazettes n'avaient même pas annoncé qu'il était malade ! »

Les jours suivants, contre l'avis de son premier médecin qui lui conseille de garder ses appartements, le roi s'obstine à vouloir se montrer à son peuple. Mais ses forces trahissent sa volonté ; il va de plus en plus mal.

A la date du vendredi 10 septembre, « son état empire d'une façon très sensible, sa tête se courbe de plus en plus, la décomposition monte et augmente avec une rapidité effrayante, la gangrène dévore les pieds ».

Ici un détail effroyable, dans sa crudité réaliste : « Baptiste (le valet de chambre), en retirant les bas de Sa Majesté, y a trouvé des fragments de doigts du pied gauche ; l'orteil et un autre doigt sont presque tombés. Cet excellent homme, qui lui est très attaché, a failli se trouver mal d'émotion, mais le roi ne s'en est pas aperçu ; toutes les chairs sont comme molles et insensibles. Il est vraiment épouvantable de le voir ainsi s'en aller tout vivant par morceaux... On dit que c'est dans les neiges de Russie, lorsqu'il fut obligé de quitter brusquement Mittau, sur l'ordre inique de l'empereur de Russie, qu'il a eu les pieds gelés et qu'il a contracté cette pénible maladie qui l'a rendu infirme pendant tout le reste de son existence. La moindre chaussure de cuir le faisait cruellement souffrir, et il avait dû adopter les bottes de velours qu'on lui a toujours vues. »

Il y a bien des années que le roi avait des plaies aux jambes. Chez un homme variqueux, goutteux et obèse, il n'y a rien là qui surprenne.

Il n'était que comte de Provence lorsque ces plaies se sont pour la première fois manifestées. Il avait fait appel aux lumières d'un des frères de la Charité, le père Élisée, qu'il nommera son premier chirurgien, en marque de gratitude.

Monté sur le trône, Louis XVIII conservera son titre à celui qui avait réussi à lui procurer du soulagement et qu'il honorera de ses faveurs jusqu'à sa mort, survenue le 27 novembre 1817.

Les médecins de la cour, qui toujours avaient considéré avec dédain celui qu'ils n'étaient pas loin de traiter d'empirique, pour ne pas dire de charlatan, se refusèrent à appliquer, ils ne cherchèrent pas même à connaître la méthode de pansement employée par le père Élisée. Le mal, abandonné à lui-même, n'avait pas tardé à faire des progrès rapides.

Le samedi 11 septembre, le roi vient prendre sa place au déjeuner comme de coutume, mais il perd la mémoire et a des moments d'absence : au déjeuner, il croit être au dîner ; cependant il montre toujours la même force de volonté et semble ne pas vouloir se rendre compte de son état.

La Faculté se concerte ; il est décidé que, le lendemain, à la première heure, sera publié un premier bulletin de la santé du roi.

Bien que le malade s'affaissât graduellement, il n'en remplissait pas moins les devoirs apparents de la royauté. Un mot le peint tout entier. Un jour que le docteur Portal, pendant la première maladie du roi, disait aux valets de chambre avec quelque impatience : *Otez-lui donc sa chemise !* le vieux roi, se mettant sur son séant, répliqua d'une voix forte : « Monsieur le docteur Portal, je m'appelle Louis XVIII ; vous devriez dire : *Otez la chemise de Sa Majesté !*

Il a trôné jusqu'au bout (1).

Voulant être mis dans le secret de sa fin, le roi questionna son premier médecin. Il lui demanda si ses derniers moments seraient accompagnés de beau-

_____

(1) *Manuscrits Monmerqué,* nouvelles acquisitions, fonds français, n° 4749.

coup de souffrances et d'un long séjour dans son lit.
Portal refusait de répondre, ou s'en sortait par des
mots plus ou moins évasifs. Mais le roi insistant,
Portal dut obéir : « Sire, lui dit-il, vous souffrirez
peu et vous mourrez dans votre fauteuil, si vous le
voulez, et dans tous les cas, vous resterez peu de
temps dans votre lit. » — « Tant mieux, répondit
le roi, je serai préservé des souffrances de mon
frère (1). »

Le roi répugnait à s'aliter ; le dimanche soir cependant (12 septembre), il consentit à se coucher. Il ne
devait plus se relever.

Il n'était plus possible désormais de dissimuler
l'état du moribond. Un premier bulletin de santé
était porté officiellement à la connaissance du public ;
il était ainsi rédigé :

Chambre du Roi.

Premier bulletin de la santé du Roi.

Aux Tuileries, le 12 septembre 1824 »
Six heures du matin.

Les infirmités anciennes et permanentes du roi ayant
augmenté sensiblement depuis quelques jours, sa santé a
paru plus profondément altérée et est devenue l'objet de
consultations plus fréquentes : la constitution de Sa Ma-

____

(1) *Mémoires du duc de Raguse.*

jesté et les soins qui lui sont donnés ont entretenu pendant plusieurs jours l'espérance de voir sa santé se rétablir dans son état habituel ; mais on ne peut se dissimuler aujourd'hui que ses forces n'aient considérablement diminué, et que l'espoir qu'on avait conçu ne doive aussi s'affaiblir.

> Signé : Portal, Alibert, Montaigu, Distel, Dupuytren, Thévenot.
> Le premier gentilhomme de la Chambre du roi,
>> Comte de Damas.

Le même jour, à 9 heures du soir, un deuxième bulletin était affiché, qui était encore moins rassurant.

Deuxième Bulletin.

> Dimanche, 12 septembre 1824.
> Neuf heures du soir.

La fièvre a augmenté dans cette journée, il est survenu un grand froid dans les extrémités ; la faiblesse s'est accrue ainsi que l'assoupissement ; le pouls a constamment été faible et irrégulier.

> Signé : Portal, Alibert, Montaigu, Distel, Dupuytren, Thévenot.
> Le premier gentilhomme de la Chambre du roi,
>> Comte de Damas.

Par ordre du Ministre de l'Intérieur, les spectacles, les fêtes publiques avaient été suspendus. La Bourse fermée.

le sommeil du roi n'était pas de —
bon augure. les forces sont ——
absolument anéanties. nous avons
engagé S. M. à se recoucher après le —
pansement. ———

Alibert

Le peuple envahit le Carrousel et le jardin des Tuileries. Tout le monde se précipitait aux nouvelles.

Le lendemain matin, à 8 heures, il était publié un troisième bulletin, dont la lecture produisit sur la foule qui le commentait une vive impression.

Sa Majesté, y était-il dit, a éprouvé du calme pendant plusieurs heures de la nuit; mais la faiblesse a été extrême. Il y a moins de froid ce matin dans les extrémités. Le pouls est plus lent et plus faible. Les facultés morales sont pour le moment dans leur état d'intégrité.

Signé : Portal, Alibert, Distel, Thévenot.

Deux autres bulletins se succédaient dans cette même journée.

Quatrième bulletin.

Du 13 septembre, à deux heures de l'après-midi.

Le roi est tranquille; il a pris trois fois du bouillon, et se trouve en ce moment sans fièvre. La faiblesse est toujours la même.

Signé : Alibert, Distel.

Cinquième bulletin.

Du 13 septembre, sept heures du soir.

La fièvre est plus forte ce soir; il y a beaucoup d'agitation, de chaleur et de soif. Le roi conserve sa connaissance, et éprouve quelques douleurs dans les jambes.

Signé : Portal, Alibert, Montaigu, Distel, Dupuytren, Thévenot.

A côté de la pièce où agonise le souverain, dans la salle à manger, le couvert est mis, tout son service est là comme s'il allait venir dîner, seulement son propre couvert est voilé. La duchesse d'Angoulême s'est mise à la droite de ce couvert, la duchesse de Berry, à la gauche ; Monsieur, à côté de la duchesse d'Angoulême ; le duc d'Angoulême, auprès de la duchesse de Berry et Mme Adélaïde, entre celui-ci et le duc de Bourbon. « Enfin, tout était et se passait comme si le roi était là (1). »

En sortant de table, les convives retournaient dans le cabinet attenant à la chambre royale. Les médecins allaient et venaient et quand ils sortaient, on leur demandait : Est-ce que cela se prolongera encore longtemps ? » Ils répondaient : « Nous ne pouvons pas savoir, mais cela n'est pas immédiat. »

On entend tousser le malade. Au docteur Alibert, qui traversait le salon, on demande si le roi a sa pleine connaissance. « Oui, par moment, répond le praticien et quand on fixe son attention, il donne des signes de connaissance. Quand nous approchons, il donne son bras pour lui tâter le pouls ; quand on lui donne à boire, il dit : c'est assez, quand il n'en veut plus, mais, sans cela, il ne parle pas ni ne donne aucun signe. »

Ce soir-là même, on essaie de lui faire son panse-

(1) *Journal inédit de la mort du roi Louis XVIII*, par Mme ADÉLAÏDE D'ORLÉANS.

ment. D'ordinaire, on le transportait dans son cabinet; les médecins l'ont jugé si faible qu'ils l'ont laissé dans sa chambre.

Mais le roi s'est étonné qu'on ne se soit pas conformé aux usages : « Pourquoi ne me mène-t-on pas là-dedans ? » s'est-il écrié un peu rudement. Pour le contenter, on a roulé son lit dans sa chambre, comme si on le transportait dans une autre pièce.

Le pansement a duré trois quarts d'heure et l'a fait souffrir affreusement. Le malade va s'affaiblissant de plus en plus, ainsi que le constatent les bulletins, qui se succèdent dans leur monotonie désespérante.

Septième bulletin.

Du 14 septembre, à cinq heures du matin.

Le roi est dans le même état qu'hier. Le redoublement a été très orageux. la respiration laborieuse pendant toute la nuit.

Le roi vient de prendre quatre cuillerées de bouillon.

Signé : ALIBERT, THÉVENOT.

Le premier gentilhomme de la Chambre du roi,

Signé : Comte de DAMAS.

Huitième bulletin.

Du 14 septembre, à huit heures du matin.

Le roi a été toute la nuit dans un grand affaiblissement ;

la fièvre a toujours été très vive; la faiblesse va toujours en augmentant.

> Signé : Portal, Alibert, Montaigu, Distel, Dupuytren, Thévenot.

> Le premier gentilhomme de la Chambre du roi,

>> Signé : Comte de Damas.

Neuvième bulletin.

Du 14 septembre, à deux heures.

S. M. a éprouvé une défaillance un peu plus forte à une heure. La respiration est devenue plus pénible et entrecoupée; le pouls est extrèmement faible, et avec des intermittences.

Il a été récité dans la chambre de S. M., en présence de sa famille, les prières des agonisans et de la recommandation de l'âme, que le roi a entendues avec toute sa connaissance.

> Signé : Portal, Alibert, Distel, Dupuytren, Thévenot.

Dixième bulletin.

Du 14 septembre, neuf heures du soir.

La syncope alarmante éprouvée par S. M. vers le milieu du jour, a été suivie d'un calme qui s'est prolongé jusqu'à six heures. Ce soir, la fièvre a redoublé, et renouvelé toutes les inquiétudes.

> Signé : Portal, Alibert, Montaigu, Distel, Dupuytren, Thévenot.

> Le premier gentilhomme de la Chambre du roi,

>> Le Comte de Damas.

Ce soir-là, le pansement a été particulièrement pénible et douloureux. Le roi perd un œil qui coule et tout
le corps se décompose insensiblement. Il se rend
compte, malgré tout, de ce qui se passe autour de lui
et s'apercevant que Portal s'apprêtait à passer la
nuit autour de son lit, il lui dit avec bonté : « J'espère que vous allez dormir, M. Portal, ménagez vos
forces, votre vie est trop précieuse pour l'humanité. »

Le mercredi 15, la gangrène monte, mais la tête
est libre. Le onzième bulletin donne des nouvelles de
la nuit précédente. Celle-ci a été « des plus orageuses ;
la fièvre a redoublé ce matin avec des anxiétés et des
faiblesses réitérées ; la respiration est de plus en plus
laborieuse ».

Le douzième bulletin est plus laconique : « L'affaissement de toutes les fonctions va toujours croissant. »

A deux heures après midi, « la situation du roi ne
s'est pas améliorée depuis huit heures du matin ».
A neuf heures du soir, le quatorzième bulletin annonce un redoublement de fièvre. « La respiration
est devenue râleuse ; le pouls est d'une débilité
extrême et de plus en plus intermittent. »

Alibert dit que le moribond peut encore aller quelques heures. « Il conserve sa connaissance, il
regarde, veut ouvrir la bouche et ne fait entendre
que des sons inarticulés. »

Bientôt l'agonie allait commencer ; le roi tombait, par intervalles, en des syncopes si complètes qu'on croyait que c'était la fin. Le bruit sourd que faisait sa respiration, courte et entrecoupée, avertissait seul que le malheureux prince était encore vivant.

A deux heures du matin, Alibert et les autres médecins annoncent que le roi n'a plus de pouls. Cependant, on entendait toujours sa respiration forte. L'odeur était affreuse et la chaleur excessive. Le silence n'était interrompu que par la respiration du Roi, ou par les prières du grand aumônier et des prêtres.

Tout à coup on entend un bruit plus fort : tout le monde croit que c'est le râle final... Point du tout, « c'était ce pauvre M. d'Havré qui s'était endormi et qui ronflait !... »

Cependant la respiration diminuant toujours, le confesseur, les médecins, les gentilshommes de la Chambre, tout le monde s'approche du mourant. On apporte un bougeoir aux médecins, qui le mettent devant le visage du Roi.

« Il était noir et jaune, la bouche ouverte, une figure effrayante. »

Le duc d'Angoulême dit à deux ou trois reprises à Monsieur : « Mon frère, c'est fini ! » Le comte Charles de Damas, s'approchant du futur souverain, lui dit d'un ton solennel : « Sire, le Roi est mort ! »

L'odeur auprès du lit était à renverser (*sic*).

Le roi est mort, comme quatre heures du matin sonnaient à ses pendules ; toutes les lumières se sont éteintes. C'était, dit un témoin, une scène vraiment imposante !

Vingt-huit heures après le décès du Roi, on procédait à l'autopsie du cadavre, en présence de plusieurs grands officiers de la Couronne et de deux gentilshommes de la Chambre, spécialement désignés à cet effet.

Nous avons deux relations de cette opération : l'une publiée sous le titre d'*Histoire de l'ouverture et de l'embaumement du corps de Louis XVIII* et qui a pour auteur F. Ribes père, médecin ordinaire de l'Hôtel royal des Invalides (1) ; l'autre, beaucoup moins connue, et qui est due à l'anatomiste Gilbert Breschet (2).

Le 17 septembre 1824, Breschet (3) avait été

(1) Cet opuscule, paru en 1834, a été partiellement reproduit par le docteur Corlieu (*la Mort des Rois de France* : Paris, 1892). Nous le publions plus loin *in extenso*.

(2) Nous l'extrayons d'un recueil technique peu consulté, le *Répertoire général d'anatomie et de physiologie pathologique*, 1829, pp. 36 et suiv. Nous avons mis en note quelques variantes, d'après un manuscrit original qu'a bien voulu nous communiquer le docteur Paul Hélot (de Rouen).

(3) Breschet avait, paraît-il, son franc-parler. Arrivé aux Tuileries et mis en présence des restes mortels du souverain qu'il était chargé d'autopsier, il lui échappa de dire : *Voilà le Roi*

chargé, avec Ribes, d'opérer l'ouverture du corps de Louis XVIII, en présence de Dupuytren, Portal, Alibert et autres médecins. C'est son récit que nous allons emprunter.

devenu sujet ! Cet inconvenant jeu de mots fut très mal accueilli par les gentilshommes de service, qui furent sur le point de mettre à la porte le chirurgien malappris.

PIÈCES JUSTIFICATIVES

PROCÈS-VERBAUX DE L'OUVERTURE ET DE L'EMBAUMEMENT
DU CORPS DU FEU ROI LOUIS XVIII

Le 17 septembre 1824, à huit heures du matin, le corps
du feu roi Louis XVIII a été remis, par M. le prince de
Talleyrand, grand chambellan de France, et par M. le duc
d'Aumont, premier gentilhomme de la chambre, à M. Portal,
premier médecin du roi, lequel l'a reçu en présence des
autres médecins et chirurgiens attachés au service de Sa
Majesté, et aussi en celle de deux médecins et de deux chirurgiens de la Faculté de médecine de Paris, désignés par
le doyen de ladite Faculté, d'après une lettre de M. le marquis de Dreux-Brézé, grand-maître des cérémonies de
France, pour être présens à l'ouverture du corps, et à son
embaumement, et de suite, M. Distel, premier chirurgien
ordinaire (1), y a procédé en présence de M. Marie-François-
Emmanuel de Crussol, duc d'Uzès, pair de France ;

M. Bon-Adrien Moncey, duc de Conégliano, pair et maréchal de France, chevalier des ordres du roi, grand-croix de
l'ordre royal et militaire de Saint-Louis, et de l'ordre royal de
la Légion d'honneur, gouverneur de la 9e division militaire ;

M. Charles-Maurice de Talleyrand-Périgord, prince, duc
de Talleyrand, grand chambellan de France, chevalier des
ordres du roi ; M. Louis-Merci-Céleste, duc d'Aumont, pair
de France, premier gentilhomme de la chambre du roi, chevalier des ordres ; M. Henri-Evrard de Dreux, marquis de
Brézé, pair de France, grand-maître des cérémonies ;

(1) Le manuscrit porte *honoraire*.

M. Joseph-Théophile-Parfait Bésiade, marquis d'Avaray, lieutenant-général, premier chambellan de la garde-robe ;

Et M. Anne-Joachim-Joseph, marquis de Rochemore, maître des cérémonies de France, maréchal de camp, commandeur des ordres de Saint-Louis et de la Légion d'honneur.

Ledit procès-verbal, ainsi que ceux de l'ouverture et de l'embaumement y annexés, sont signés par les personnes ci-dessus et d'autre part dénommées.

Le prince de Talleyrand, le duc d'Uzès, le duc d'Aumont, le maréchal duc de Conégliano-Moncey, le marquis de Dreux-Brézé, le marquis d'Avaray, le marquis de Rochemore (et Portal premier médecin) (1).

PROCÈS-VERBAL DE L'OUVERTURE DU CORPS

Nous soussignés, médecins et chirurgiens convoqués par ordre de Sa Majesté le roi Charles X, pour faire l'ouverture du corps de feu le roi Louis XVIII, son auguste frère, décédé le 16 septembre 1824, à quatre heures du matin, avons procédé à ladite ouverture, le 17 du même mois, à huit heures du matin, vingt-huit heures après le décès, et nous avons remarqué ce qui suit :

Signes de la mort.

Le corps est froid et décoloré ; les muscles (2) sont roides ; on observe des traces de décomposition aux membres inférieurs, ainsi que l'odeur propre à la putréfaction.

(1) Mots ajoutés sur la pièce manuscrite, probablement par Portal lui-même.
(2) Le manuscrit porte *membres.*

État extérieur.

On remarque à la partie supérieure et gauche du front la trace d'une cicatrice ancienne (1) ; les membres sont dans un état de maigreur très prononcé. Le tronc conserve quelques restes d'embonpoint et offre un grand développement dans ses parties osseuses. La cuisse gauche présente la plaie d'un vésicatoire ; le pied droit est au tiers détruit par

(1) Sans doute celle que lui avait laissée la balle qu'il avait reçue dans des circonstances qui ont été rapportées ailleurs (*Mémoires, Souvenirs et Portraits*, par ALISSAN de CHAZET, t. I, p. 356) en ces termes :

« Le roi ayant quitté l'armée de Condé, S. M. se rendit dans le plus grand incognito, accompagné de trois de ses serviteurs, à Dillingen, petite ville près du Danube, appartenant à l'électeur de Trèves ; elle comptait s'y arrêter un moment et se remettre ensuite en route pour aller chercher un asile en Saxe, et attendre, comme elle l'avait dit en partant à ses compagnons d'armes, des circonstances plus heureuses pour venir de nouveau combattre pour le salut de ses malheureux sujets.

« Le 19 juillet au soir, le roi était à son auberge : il avait travaillé toute l'après-midi pour expédier le comte d'Avaray, qu'il chargeait d'aller préparer plusieurs choses relatives à son voyage. Celui-ci venait de quitter S. M. pour passer dans sa chambre ; il était environ 10 heures du soir. Le roi, fatigué par le travail et la chaleur, s'était mis à la fenêtre avec le duc de Fleury ; il faisait clair de lune qui ne donnait cependant pas sur la maison, les lumières qui étaient en arrière sur la table éclairaient la tête du roi. Il y avait à peine un quart d'heure que S. M. s'était mise à la fenêtre, qu'un coup de carabine fortement chargée part dans l'obscurité d'une arcade voisine : la balle atteint le roi au sommet de la tête, frappe le mur et tombe dans la chambre. Au mouvement que fait le roi, le duc de Fleury s'écrie, le duc de Grammont accourt, le comte d'Ava-

un sphacèle. Plusieurs orteils manquent ; plusieurs os sont
tombés, d'autres sont à nu. A la région du sacrum existe

ray revient sur ses pas ; ils croient leur maître blessé mortelle-
ment en le voyant tout couvert de sang. Le prince leur dit
tranquillement : « Rassurez-vous, mes amis ; ce n'est rien,
rien du tout ; vous voyez bien que je suis resté debout, quoique le coup soit à la tête. »

« Il ne se trouvait pas là de chirurgien ; celui du roi était
auprès d'Ulm aux équipages de l'armée ; il fallait cependant étan-
cher le sang, couper les cheveux pour juger de la profondeur
de la plaie : ce fut là le cruel office des trois serviteurs de S.
M., qui voyaient ruisseler le sang précieux de leur maître, dont
le calme et les discours ne pouvaient dissiper leur juste effroi.
Le roi ne s'était assis qu'après quelques minutes ; sa plaie
était profonde, affreuse ; et il ne fallait rien moins que le raisonnement, qu'à l'exception du roi chacun avait perdu, pour
juger qu'une blessure mortelle à la tête ne permet pas de marcher, ni d'agir. Un chirurgien de la ville s'étant présenté, il
posa le premier appareil en attendant l'arrivée du chirurgien
de S. M., qui arriva à quatre heures de l'après-midi le lendemain, et donna le bulletin suivant, après avoir enlevé l'appareil
provisoire :

« La balle qui a frappé S. M. a été portée et dirigée à la
partie supérieure de la tête : le péricrâne a été légèrement
offensé : jusqu'à présent il n'y a point de fièvre ; il y a tout lieu
de croire que l'issue n'en sera pas fâcheuse.

« Signé : Colon,
Chirurgien du roi. »

Le 20 juillet 1796.

Il est impossible de montrer plus de douceur, plus d'intérêt
pour ses serviteurs éperdus que le roi ne l'a fait dans cette
occasion. L'un d'eux s'étant écrié : « Ah ! mon maître, si le misérable eût frappé une demi-ligne plus bas ! — Eh bien ! mon
ami, reprit-il froidement, le roi de France se nommerait
Charles X. »

une large escarre. Le pied gauche est intact, mais amaigri et couvert d'une croûte d'épiderme fort épaisse.

Ouverture de la tête (du crâne).

La tête est volumineuse ; son côté gauche est plus développé que l'autre ; les os du crâne sont d'une couleur jaune très marquée ; ils sont très minces en arrière et fort épais en avant. La voûte du crâne étant enlevée, une grande quantité de sérosité s'écoule. Le tissu cellulaire sous-arachnoïdien en est infiltré. La moitié antérieure de la faux du cerveau est épaissie et ossifiée, de manière que les points osseux font saillie vers les hémisphères du cerveau. Cette ossification a trois ou quatre lignes dans sa plus grande épaisseur. Les circonvolutions du cerveau sont très saillantes ; ses anfractuosités sont très profondes ; sa substance est très consistante. La partie médullaire du cervelet est injectée et moins blanche encore que celle des hémisphères du cerveau (1). La glande pinéale est un peu volumineuse et offre des granulations. Les autres parties de la tête sont dans l'état naturel.

Ouverture de la poitrine.

La poitrine est encore recouverte d'une couche de tissu cellulaire chargé de graisse d'une couleur très foncée ; ses parois offrent une infiltration sanguine du côté droit. Les côtes sont très minces et très friables ; leurs cartilages sont en partie ossifiés. La cavité de la poitrine est fort dimi-

---

(1) *Variante* : La partie médullaire est moins blanche que le contenu et elle est injectée de sang. Les ventricules contiennent très peu de sérosité. Les plexus choroïdes sont pâles et infiltrés. La partie médullaire du cervelet, etc.

nuée dans son diamètre vertical par le refoulement du diaphragme vers cette cavité. Derrière le sternum, dans le médiastin antérieur et autour du péricarde, on remarque une grande quantité de tissu cellulaire chargé de graisse. Il existe une adhérence intime et très circonscrite de la base du poumon droit au diaphragme, et environ 4 onces de sérosité rougeâtre dans la cavité gauche de la poitrine. Dans tout le reste de leur étendue les poumons sont sains. Ils offrent seulement à leur partie postérieure une légère (1) infiltration sanguine.

Le cœur est très volumineux ; il est enveloppé de beaucoup de graisse jaune ; ses parois ont peu d'épaisseur et de consistance, et ses cavités sont très amples. L'oreillette droite ne contient qu'une petite quantité de sang fluide. Sa face interne est d'un rouge très intense ; sa communication avec le ventricule droit est d'une grande dimension. Le (2) ventricule est vide, quoiqu'il ait une grande capacité. La coloration observée dans l'oreillette droite s'étend à tout le ventricule du même côté, et jusque dans l'artère pulmonaire.

L'oreillette et le ventricule du côté gauche sont très amples, mais vides de sang et colorés en rouge, comme le côté droit. Il existe quelques traces d'ossification au cercle fibreux qui sépare l'oreillette du ventricule.

Deux des valvules sigmoïdes de l'aorte offrent aussi quelques points osseux. La couleur de la membrane interne de l'aorte est beaucoup moins intense que celle des cavités du cœur. Du reste, toutes les autres parties contenues dans la poitrine sont dans l'état naturel.

(1) Mot supprimé dans l'autre texte.
(2) Ce.

Ouverture du ventre.

Le ventre a un grand développement. Sous la peau se trouve une couche épaisse de tissu cellulaire graisseux. Les muscles sont très minces. Le diaphragme est fort distendu et (1) aminci. L'épiploon n'est pas chargé d'une très grande quantité de graisse. Le foie est d'un médiocre volume. Sa couleur est d'un gris foncé. Son lobe moyen est surtout très petit, et le lobe de Spiegel est relativement plus gros. La vésicule biliaire est très volumineuse. Elle est pleine de bile d'un jaune foncé, dans laquelle nagent une trentaine (2) de calculs polyèdres, noirs à l'extérieur, jaune foncé à l'intérieur, d'un aspect cristallin et d'un volume qui varie depuis celui d'un grain de millet jusqu'à celui d'une fève de haricot. Les parois de la vésicule sont épaisses, et les canaux hépatique, cystique et cholédoque, sont larges et parfaitement libres dans tout (3) leur trajet.

La rate est (4) petite (5) fort consistante. Elle contient dans son intérieur une tumeur de tissu vasculaire du volume d'une noisette. L'estomac est d'un très grand volume.

Sa cavité très ample est remplie d'une grande quantité de fluides élastiques et d'une petite quantité de mucosités noires. La face interne de cet organe est tapissée d'un dépôt de cette même matière. Ce dépôt enlevé, la membrane interne est parsemée çà et là, et surtout vers le grand cul-de-sac, d'injections vasculaires en forme d'arborisations. Dans quelques points, la rougeur se présente sous forme de pla-

(1) Fort.
(2) Centaine.
(3) Mot supprimé.
(4) Très.
(5) Mais.

ques. L'orifice duodénal offre, dans un point de son contour, une petite tumeur de la grosseur d'un pois et de (1) nature graisseuse. A la base du mésentère existe une agglomération de parties intestinales et mésentériques, formant une tumeur irrégulière de deux à trois pouces de diamètre, au centre de laquelle on trouve une cavité allongée, dans la direction du bord supérieur, du pancréas, à parois blanches, épaisses, percées de beaucoup d'orifices, conduisant à des prolongements de la tumeur, et contenant une assez grande quantité de matière concrète brune et sans odeur. Cette tumeur était probablement formée par un kyste stéatomateux.

L'intestin grêle est rempli et tapissé par une matière noirâtre, semblable à celle que l'on a observée à la face interne de l'estomac.

Au commencement de l'iléon est une injection assez forte de la membrane interne de l'intestin dans l'étendue d'un pied ; les portions ascendante et transverse du colon offrent une rougeur générale intense. Les reins sont enveloppés d'une grande quantité de graisse. La vessie est vide et contractée ; elle offre quelques (2) colonnes charnues.

Le col de la vessie est sain, de même que tous les autres viscères du ventre.

État des membres inférieurs.

La peau du pied droit est épaisse, rugueuse (3), indurée et comme tuberculée ; le tissu cellulaire sous-cutané est épais, dense et lardacé. Les muscles sont convertis en un tissu jaune et comme graisseux. Les os du pied sont ramollis,

(1) D'un tissu.
(2) Prolongements celluleux
(3) Supprimé.

et se laissent facilement diviser par l'instrument tranchant.
Le pied et la jambe gauche offrent les mêmes altérations
mais à un (1) moindre degré. Les muscles de tout le corps
sont en général pâles et faciles à déchirer.

Des lotions faites avant, pendant et après l'ouverture du
corps, avec le chlorure d'oxyde de sodium du pharmacien
Labarraque, ont détruit l'odeur qui existait, et ont empêché
son développement pendant tout le cours de l'opération.

> *Signé :* PORTAL, ALIBERT, DISTEL, THÉVE-
> NOT, MONTAIGU, REGNAULT, BOURDOIS,
> M.-A. PETIT, LANDRÉ-BEAUVAIS, BOYER,
> baron DUPUYTREN, RICHERAND, SAL-
> MADE, RIBES, PELLETAN, GUENEAU DE
> MUSSY, AUVITY, DALMAS, BARON, BOUGON,
> BRESCHET, DALMAS fils, MARX, NICOD (2),
> LACROIX, J.-P.-H. BARDENAT, VESQUE,
> FOURNIER.

Procès-verbal de l'embaumement.

Aujourd'hui 17 septembre 1824, immédiatement après
l'ouverture du corps du feu roi Louis XVIII, et conformément aux instructions qui nous ont été données par M. le
marquis de (3) Brézé, grand-maître des cérémonies de France,
nous soussignés, avons procédé à l'embaumement (4) de la
manière suivante :

1° Le cœur du (5) Roi, après avoir été (6) lavé et macéré

(1) Beaucoup.
(2) Moreau.
(3) Dreux.
(4) Du corps.
(5) De S. M.
(6) Ouvert, vidé.

pendant (1) quatre à cinq heures dans une solution alcooli-
que de deuto-chlorure de mercure ou sublimé corrosif, et
avoir été rempli et environné d'aromates choisis, a été enfermé dans une boîte en plomb, portant une inscription in-
dicatrice de l'objet précieux qu'elle renferme ;

2° Les viscères des trois grandes cavités du corps, après
avoir été (2) incisés, lavés et macérés pendant six heures
dans la solution susdite, ont été pénétrés (3) remplis et en-
vironnés d'aromates, et enfermés dans un baril en plomb,
portant une inscription indicative des parties qu'il renferme (4) ;

3° La totalité de la surface du corps et celle des grandes
cavités a été lavée successivement avec une solution de
chlorure d'oxyde de sodium et avec une dissolution alcoo-
lique de deuto-chlorure de mercure ;

4° Les parties charnues, tant du tronc que des membres,
ont été incisées largement et profondément ; elles ont été
lavées ensuite avec les solutions susdites ;

5° Les surfaces du corps, celles de ses cavités et des incisions, ont été enduites à plusieurs reprises d'un vernis à
l'alcool ;

6° Toutes les cavités ont été remplies de poudres formées
d'espèces aromatiques et (5) résineuses variées ;

7° Ces cavités ont été fermées par l'application de leurs
parois, soutenues par le moyen de sutures nombreuses (6) ;

8° Les membres, le bassin, le ventre, la poitrine, le col

(1) Six.
(2) Pareillement ouverts.
(3) Supprimé.
(4) Contient.
(5) De substances.
(6) Par juste application des parois et au moyen de sutures
nombreuses.

et la tête ont été successivement entourés de plusieurs (1)
bandes méthodiquement appliquées ;

9° Toute la surface du corps ainsi enveloppée a été couverte de plusieurs couches de vernis ;

10° Sur ce vernis, ont été appliquées des bandes de diachilon gommé ;

11° Sur les bandes de diachilon, d'autres bandes de taffetas vernissé *ont été appliquées* (2) ;

12° Enfin, une dernière couche de bandes a été appliquée
sur le taffetas vernissé (3) ;

13° L'embaumement terminé, la tête du feu roi a été couverte d'un bonnet, son corps d'une chemise, ses bras et sa
poitrine d'un gilet à manches en soie blanche ; tout le corps
d'un linceuil de batiste.

C'est dans cet état que le corps du roi a été remis à M. de
Brézé, pour être déposé dans le cercueil qui doit enfermer
ses restes mortels (4) *à Saint-Denis*

> *Signé* : PORTAL, ALIBERT, DUPUYTREN,
> FABRE, DISTEL, THÉVENOT, PORTAL pour
> RIBES, AUVITY, BRESCHET, MARX, MO-
> REAU, BARDENAT, VESQUE, DALMAS, DE-
> LAGENEVRAYE (5).

(1) Supprimé.

(2) N'existe pas dans l'autre texte.

(3) Mots supprimés.

(4) A la suite des restes mortels : *Fait et clos au château des
Tuileries, le 18 septembre à 8 heures du matin.*

(5) La pièce communiquée par M. le docteur Paul Hélot se
termine ainsi. Signés : PORTAL, ALIBERT, DISTEL, THÉVENOT,
DUPUYTREN, FABRE, BRESCHET, RIBES, DELAGENEYRAVE, MOREAU,
VESQUE, BARDENAT, DALMAS, MARX, DELECROIX et VAUTROT.

> Pour copie conforme.
> Le Premier Médecin du Roi,
> Le baron PORTAL (signature autographe).

A titre de document complémentaire, nous donnons ci-après l'*Histoire de l'ouverture et de l'embaumement du corps de Louis XVIII*, par Ribes. On pourra la comparer avec le récit de Breschet, dont il diffère sur un certain nombre de points. En général, il est plus précis et rentre dans des détails intimes, qu'on chercherait vainement dans la pièce précédente, d'un caractère plus officiel.

Il y a, notamment, sur les organes génitaux du feu roi, un passage qui ne manque pas d'une certaine saveur. On s'explique sinon l'impuissance absolue, au moins la frigidité génésique du monarque dont Mme de Balbi se moquait ouvertement.

On connaît l'anecdote.

A Coblentz, pendant l'émigration, le comte de Modène, alors jeune page de Monsieur, était logé chez Mme de Balbi, maîtresse avouée de ce dernier.

Surprise un jour par son amant en galant tête-à-tête avec un émigré, elle reçut de Monsieur les reproches les plus amers. Elle se défendit d'avoir eu des bontés pour l'heureux rival que supposait le prince. Emportée par la vivacité de la discussion, Mme de Balbi finit par dire à Monsieur :

« Mais, au reste, que pourrait vous faire que je disposasse *d'une chose dont vous ne pouvez faire usage ?* »

Cela se passait devant le comte de Modène, qui s'empressa de le raconter au chevalier de Cussy,

lequel n'a pas manqué de le consigner dans ses
curieux *Souvenirs* (1).

Quoi qu'il en soit, s'il est avéré que le roi ne fut
jamais un rude jouteur au jeu d'amour, ce n'est pas
que lui manquèrent les attributs de la virilité. Sur
ce point, le document dont on va prendre connaissance donne un démenti formel à la légende qu'on
a cherché longtemps à accréditer.

Voici donc le récit du docteur Ribes, qui ne fut
pour la première fois livré à la publicité que sous
le règne de Louis-Philippe, en 1834 ; il est superflu
d'en rechercher le motif.

HISTOIRE DE L'OUVERTURE ET DE L'EMBAUMEMENT
DU CORPS DE LOUIS XVIII

Le roi Louis XVIII mourut le jeudi 16 septembre 1824, à
quatre heures du matin. Le vendredi 17, vingt-huit heures
après le décès, l'ouverture du corps fut faite en présence de
plusieurs grands-officiers de la couronne.

Dans la journée du jeudi, j'avais reçu, de la part de M. le
premier médecin, l'invitation de me rendre le lendemain, à
sept heures du matin, au château des Tuileries. Lorsque
j'y arrivai, je trouvai déjà réuni dans les appartements un
grand concours de monde. On y remarquait M. le prince de
Talleyrand, grand chambellan ; M. le duc d'Aumont, premier gentilhomme de la chambre du roi ; M. le marquis de
Boisgelin, grand-maître de la garde-robe ; M. le baron Por-

_____

(1) V. le t. I, chap. VIII, de cet ouvrage, rempli de piquantes
indiscrétions.

tal, premier médecin du roi ; M. le baron Alibert, médecin
en second ; M. Landré-Beauvais, médecin consultant (il y
était à titre de doyen de la Faculté) ; M. le baron Dupuytren, premier chirurgien ; M. Distel, premier chirurgien
honoraire ; M. Fabre, premier pharmacien ; les deux médecins et les deux chirurgiens ordinaires; la plupart des médecins et des chirurgiens par quartier. Il y avait encore des
médecins étrangers à la maison du roi, et un grand nombre
d'autres personnes qui avaient été invitées.

L'aspect imposant qu'offrait cette réunion, semblait plutôt
annoncer la célébration de quelque cérémonie extraordinaire que la simple autopsie d'un corps inanimé.

Tous les assistants s'attendaient à voir M. Dupuytren
procéder lui-même à l'ouverture du corps, lorsque M. le
premier médecin nous désigna nommément, M. le professeur
Breschet et moi, pour faire cette opération, et nous chargea
de l'embaumement (1).

M. Pelletan, médecin par quartier, professeur de physique à la Faculté de Médecine, fut invité par M. Portal à
prendre la plume et à rédiger le procès-verbal de l'autopsie.

Avant l'ouverture des principales cavités, la surface extérieure du corps fut examinée.

Les membres supérieurs et inférieurs semblaient être
bien en rapport avec la tête et la poitrine, mais l'abdomen
paraissait être un peu hors de proportion avec ces parties.

Les membres inférieurs, sans être contrefaits, étaient un
peu difformes, et les hanches étaient très écartées.

(1) Il paraît que, dans cette occasion, M. Portal suivit un ancien usage : en effet, à l'ouverture des corps de Charles IX,
d'Henri III, et d'Henri IV, les premier médecin et premier chirurgien de ces rois assistèrent à l'autopsie, mais Guillemeau,
chirurgien ordinaire, fut chargé de l'opération.

Nous trouvâmes la peau en général souple, blanche et saine, mais à l'abdomen elle tirait un peu sur le jaune. Il nous fut impossible de reconnaître les traces d'une cicatrice qu'on nous assura devoir exister à la partie gauche et supérieure de la tête, comme résultat d'un coup de balle. Un valet de chambre nous rapporta qu'en recevant sa blessure, Sa Majesté avait dit : « Un peu plus bas, le roi de France s'appellerait Charles X. » Il ne fut pas fait mention de la circonstance dans laquelle cet accident était arrivé.

Les yeux étaient ternes, mais non flétris ; le nez portait une petite plaie contuse que le monarque s'était faite en tombant sur le bord d'une table. La langue et la bouche étaient sèches ; il manquait plusieurs dents.

Au bras droit il y avait une cicatrice ancienne, résultat d'un cautère ; au bras gauche, un cautère ouvert.

On voyait un ulcère assez profond dans la région du sacrum et du coccix, et à la cuisse gauche les traces d'un vésicatoire.

A la moitié inférieure des jambes et aux pieds, la peau était d'un brun foncé jaunâtre. Elle était rugueuse, avait l'apparence desséchée, et présentait des tubercules en forme de petites éminences cornées.

La partie externe du pied droit présentait des traces très marquées de gangrène sénile. Les trois phalanges du petit orteil étaient tombées, et la moitié antérieure du cinquième os du métatarse était détruite par la carie. Les deux dernières phalanges des quatrième et troisième orteils étaient aussi tombées par gangrène ; les premières phalanges de ces doigts étaient à découvert et entièrement dénudées. Les premier et second orteils étaient intacts. Toutes les parties molles de la moitié externe du pied jusques y compris celle de la malléole externe, étaient frappées par la gangrène.

Après avoir examiné l'extérieur du corps, nous avons procédé à l'examen des cavités splanchniques et des parties qui s'y trouvent contenues.

Extrémité encéphalique.

Le côté gauche de la tête nous a paru plus élevé que le droit.

Les téguments du crâne ont été crucialement incisés jusqu'aux os, et les lambeaux ont été renversés sur les côtés. Nous avons remarqué que le péricrâne se détachait avec la plus grande facilité, et presque comme s'il n'avait été que simplement appliqué sur les os. Il a suffi de tirer avec la main les lambeaux par leurs angles, pour les séparer des os.

Les muscles crotaphites étant détachés, et la région temporale ruginée, le crâne a été scié circulairement, depuis la bosse nasale jusqu'au-dessus de la protubérance occipitale externe, et bientôt la voûte du crâne a été séparée de la base.

Les sutures étaient encore assez marquées. L'épaisseur des os du crâne était très peu considérable, surtout dans les régions temporales : cette épaisseur était un peu plus grande dans les régions frontale et occipitale ; mais en général elle était si mince, qu'au second trait de scie l'instrument a pénétré dans la cavité encéphalique. Les os du crâne étaient très blancs, et ils avaient très peu de densité.

L'adhérence de la dure-mère aux os du crâne n'était pas très grande : ces deux parties se séparaient par une médiocre traction, surtout vers les côtés ; dans le milieu, cette adhérence était plus considérable, à cause des sutures.

Les éminences mammillaires et les impressions digitales

étaient très marquées relativement à l'épaisseur du crâne ;
les sillons pour loger les artères méningiennes étaient bien
apparents.

Vers la partie antérieure de la face interne du pariétal
droit, près de la suture sagittale, on apercevait une cavité
profonde ; l'os dans ce point était extrêmement mince et
cédait à la moindre pression : un petit effort aurait pu le
fracturer. Cette cavité logeait une espèce de ganglion qu'on
nomme glande de Pacchioni. Ce corps était environné et
pénétré d'un appareil vasculaire beaucoup plus grand qu'on
ne l'observe ordinairement.

La dure-mère était molle, flasque et un peu colorée en
rouge. La faux du cerveau présentait une large ossification
qui commençait à trois lignes de l'apophyse *crista-galli*, et
se prolongeait en arrière dans l'étendue de deux pouces.
Elle avait environ huit lignes en largeur ; elle était mince
et comme tranchante en haut, mais vers son bord libre elle
avait à peu près quatre lignes d'épaisseur. Elle était dans
ce point inégalement bosselée, et comme si elle avait été
exostosée. La dure-mère, du reste, n'offrait rien de parti--
culier.

Le sinus longitudinal supérieur et les sinus latéraux
avaient le développement et l'étendue ordinaires ; mais ils
étaient rouges et paraissaient enflammés dans leur intérieur : ils contenaient très peu de sang.

Entre la dure-mère et l'arachnoïde, entre cette dernière
membrane et la pie-mère, sous celle-ci, dans les anfractuosités du cerveau, dans les intervalles des hémisphères et
dans les ventricules, il y avait de la sérosité qui abreuvait
toutes ces parties, et dont la quantité pouvait être évaluée
au moins à trois onces.

L'arachnoïde était plus épaisse que dans l'état ordinaire.
La pie-mère était légèrement enflammée, principalement

vers la partie supérieure des hémisphères du cerveau. Les circonvolutions de cet organe étaient extrèmement marquées et les anfractuosités très profondes ; de sorte que, préparé d'après le procédé du docteur Gall, le cerveau, par le développement de ses circonvolutions, aurait présenté une surface d'une très grande étendue. Je n'ai point observé de différence dans le volume entre l'hémisphère droit et le gauche.

L'organe encéphalique était consistant dans toutes ses parties, mais cette consistance s'est principalement fait remarquer au pont de Varole, aux prolongements du cerveau, du cervelet, et à la queue de la moelle allongée. La substance corticale et la substance médullaire étaient très distinctes ; cependant la couleur grise de la première semblait moins prononcée que dans l'état ordinaire, et celle de la seconde était réellement d'un blanc tirant un peu sur le gris. Les vaisseaux qui traversent ces substances étaient pleins et gorgés de sang.

Les plexus choroïdes étaient décolorés par leur macération dans la sérosité dont les ventricules latéraux étaient remplis.

Les corps cannelés et les couches des nerfs optiques étaient peu développés relativement au reste de l'organe encéphalique, et présentaient moins de consistance que les autres parties du cerveau.

La glande pinéale, un peu plus volumineuse qu'on ne l'observe ordinairement, contenait des graviers dans son épaisseur. Cette disposition, comme je l'ai dit il y a longtemps, semble annoncer qu'il se fait une grande circulation dans l'intérieur de ce corps, ou plutôt dans le réseau vasculaire qui l'entoure. Le canal vertébral n'a pas été ouvert, mais il s'en est écoulé environ deux onces de sérosité.

Thorax.

Après la tête, nous avons passé à la poitrine et au ventre.
Nous avons d'abord fait une incision à la partie supérieure
de la poitrine, un peu au-dessous des clavicules. Cette
incision a été prolongée vers le bord antérieur de l'aisselle :
nous l'avons fait descendre sur les côtés de la poitrine et
de l'abdomen, et nous l'avons prolongée encore jusqu'à la
crète de l'os des iles.

Cela fait, nous avons disséqué la peau et les muscles, que
nous avons renversés sur le thorax ; nous avons scié en
travers la première pièce du sternum, ainsi que les côtes
dans leur milieu ; alors le sternum, la moitié antérieure des
côtes et leurs cartilages ont été également renversés sur
l'abdomen.

Ces opérations terminées, nous avons d'abord examiné
les parois de la poitrine, et ensuite les organes contenus
dans cette cavité.

Il y avait l'épaisseur d'un pouce de tissu cellulaire graisseux, de couleur jaune, qui semblait être le reste d'un grand
embonpoint. Les muscles de cette région étaient pâles, décolorés, et pénétrés de beaucoup de graisse. Les côtes et le
sternum étaient mous, cédaient facilement à la pression
entre les doigts, et ont été très aisément divisés par la scie ;
on les coupait aussi avec les ciseaux sans éprouver une
grande résistance. Les cellules de ces os étaient pénétrées
et abreuvées de sang.

Organes de l'intérieur du thorax.

Les poumons doivent être restés sans altération jusqu'aux derniers jours de l'existence du roi, car ils étaient
de couleur naturelle, mous, souples, crépitants et parfai-

tement sains : seulement, au poumon gauche, on voyait en
arrière les traces d'une légère phlogose ; tout à fait en bas,
et antérieurement, il y avait une faible adhérence qui ne
devait exister que depuis très peu de temps, car elle s'est
décollée fort aisément : il y avait également une adhérence
molle qui unissait les deux lobes du poumon.

Nous avons trouvé environ cinq onces de sérosité sangui-
nolente dans la cavité gauche de la poitrine, résultat de la
légère inflammation de la plèvre pulmonaire et costale. La
cavité droite de la poitrine n'avait de sérosité dans son intérieur que ce qu'il en fallait pour la lubréfier ; le poumon
droit offrait, en haut et en arrière, une adhérence peu
étendue, mais forte et paraissant ancienne.

Le péricarde ouvert ne nous a point présenté de sérosité ;
cette surface était seulement légèrement humide. Le cœur,
sans être malade, était d'un grand volume ; on remarquait
sous la membrane capsulaire une grande quantité de graisse
qui l'entourait en entier.

Les parois du ventricule et de l'oreillette droite étaient
minces, molles, d'un rouge pâle. A son attache à la zone tendineuse, le bord membraneux de la valvule tricuspide présentait quelques points qui s'étaient ossifiés. Les valvules
sigmoïdes, du côté de l'artère pulmonaire, présentaient
aussi de légères ossifications. Les colonnes charnues n'offraient rien de particulier. Il n'y avait ni sang ni fibrine
dans le ventricule droit. Cependant les parois de cette
cavité étaient d'un rouge foncé, et cette couleur se continuait dans l'intérieur de l'oreillette droite, dans les veines
caves supérieure et inférieure, où elle devenait plus marquée ; elle se continuait aussi à l'artère pulmonaire, mais
la rougeur était moins intense.

Le ventricule gauche et l'oreillette du même côté ne contenaient point de sang : ces cavités étaient absolument vides.

La couleur rouge des parois était moins forte que dans l'oreillette et le ventricule droits. La portion membraneuse de la valvule mitrale, jusqu'à peu de distance de son attache à la zone tendineuse, était ossifiée et se présentait sous la forme d'une lame osseuse circulaire. Les valvules sigmoïdes de l'origine de l'artère aorte étaient presque entièrement ossifiées; seulement, à leur attache de l'origine de l'aorte, elles étaient encore membraneuses, et cette portion membraneuse leur servait comme de ligament, ce qui leur permettait de se mouvoir et de remplir encore, en partie, la fonction qui leur était destinée. Il en était de même pour la valvule mitrale, qui, quoique ossifiée, exécutait des mouvements, parce qu'à son attache elle était restée membraneuse: sans doute ces mouvements devaient être très gênés.

Malgré les altérations que nous avons trouvées à la poitrine, les fonctions des organes qu'elle contient ne paraissent pas avoir été sensiblement troublées, et l'inflammation légère de la plèvre a probablement été l'effet de la maladie principale dans les derniers temps de la vie.

L'artère aorte était blanche, et les veines caves rouges ; mais ces vaisseaux étaient d'un calibre très petit, relativement à la grandeur du corps. Les nerfs étaient blancs, et le tissu cellulaire jaune.

Abdomen.

L'ouverture de l'abdomen n'a point laissé exhaler d'odeur, et pour ne pas altérer la couleur des parties, on n'a pas fait usage du chlore. L'abdomen était volumineux, arrondi, et la saillie qu'il formait était produite par la graisse des parois de cette cavité, par la graisse des épiploons, par celle qui entoure la région des reins, et surtout par une grande quantité de gaz renfermée dans le canal intestinal, qui contenait très peu de matières stercorales. Il n'y avait point de sérosité épanchée dans la cavité de l'abdomen : les viscères étaient seulement lubréfiés par une légère vapeur séreuse ; ils étaient simplement humides.

Le grand épiploon était libre ; il recouvrait tous les intestins et s'étendait jusqu'à la partie inférieure de la région hypogastrique ; il était épais et contenait beaucoup de graisse.

Le foie était peu volumineux, le lobe gauche peu développé ; le petit lobe de Spigel, une fois plus gros que dans l'état ordinaire, était d'une couleur brun foncé, mais d'ailleurs très sain. La vésicule biliaire, très développée, contenait beaucoup de bile d'une couleur jaune foncé ou presque noir ; elle contenait aussi trente calculs d'un jaune tirant sur le noir. Il y en avait du volume d'un gros poids. Les canaux cystique et cholédoque étaient très dilatés et présentaient un calibre assez grand pour permettre un libre passage à la sortie de ces calculs : ainsi leur présence dans la vésicule n'a pu donner lieu à aucun accident, et ils n'ont eu aucune part à la maladie.

La rate, de forme triangulaire, était aussi très peu volumineuse ; elle était saine, excepté dans un point où il y avait un corps rond, de couleur rouge, du volume d'une grosse cerise, résistant à la pression : il nous a paru être un corps ou une tumeur vasculaire, qui, par la suite, aurait pu prendre plus de développement.

Entre les deux feuillets du mésocôlon transverse, nous avons trouvé une tumeur ovale de la grosseur d'un œuf de poule ; elle était placée en travers, près du bord supérieur du pancréas ; elle était molle et contenait dans son intérieur une matière d'un rouge noirâtre, mêlée dans quelques points d'une matière blanche pâteuse. Elle était renfermée dans une sorte de kyste assez épais, qui présentait des ouvertures comme celles qui partent de l'intérieur d'une artère ou qui vont s'ouvrir dans un gros tronc de veines.

Les avis ont été partagés sur la nature de cette tumeur. Les uns ont pensé que c'était un anévrysme : ils fondaient leur opinion sur la couleur de la matière renfermée dans la tumeur, sur l'épaisseur des parois du kyste et sur les ouvertures dont il était percé, ouvertures qu'ils prenaient pour l'origine des branches artérielles qui semblaient en partir, et qu'ils jugeaient analogues aux parois des artères.

Les autres étaient d'une opinion contraire : ils regardaient cette tumeur comme veineuse ou variqueuse, se fondant de leur côté sur ce que la matière qu'elle contenait n'était pas formée de sang coagulé, et disposée par couches appliquées les unes contre les autres, comme dans les anévrysmes, mais ressemblait bien à la matière qui se trouve dans les veines variqueuses, et qui est le produit du sang qui s'y est arrêté, et a cessé d'y circuler : ce sang ainsi épaissi forme des fibres enlacées les unes dans les autres en différents sens. Ils fondaient encore leur opinion sur ce que les vaisseaux courts étaient très développés, sur ce que l'artère splénique donne dans son trajet moins de branches que la veine splénique, qui, outre les vaisseaux courts, fournit un grand nombre de branches, et de très grosses, dont les embouchures, dans cette veine, sont analogues à celles qu'ils voyaient dans l'intérieur des parois de la tumeur. M. Portal dit que ce n'était ni une tumeur anévrysmale, ni une tumeur variqueuse, mais que c'était bien une tumeur stéatomateuse. M. le docteur Salmade pensait comme M. Portal. Il était trop facile de vérifier le fait pour laisser plus longtemps la question indécise. Comme M. Breschet et moi nous tenions le scalpel, nous mîmes à découvert le tronc cœliaque, et nous suivîmes l'artère splénique jusqu'à la rate. Cette artère fut reconnue saine et sans la moindre altération ; ainsi toute idée d'anévrysme fut évanouie. Nous mîmes ensuite à nu la veine porte ventrale ; nous disséquâmes la veine splénique jusqu'à la rate, et l'on fut convaincu que c'était cette veine qui formait la tumeur. Alors nous examinâmes de nouveau la matière qu'elle contenait. Nous reconnûmes qu'elle était formée d'une substance fibrineuse, d'un rouge tirant sur le noir. On la voyait, comme il a été dit plus haut, entremêlée d'une petite quantité de matière blanchâtre, molle, pâteuse, douce au toucher, semblable dans quelques points à de la gélatine, dans d'autres à du suif ou du pus épaissi ; de sorte qu'à elle seule cette tumeur réunissait les qualités de la varice obstruée, du stéatôme, de l'athérôme, du mélicéris, et l'on aurait pu même lui trouver dans son ensemble quelque rapport avec certaines tumeurs cancéreuses : ainsi, au premier abord, M. Portal avait presque désigné la nature de la maladie ; mais ce qu'il y a de très positif, c'est que les parois du kyste de cette tumeur étaient formées par la veine splénique dilatée.

Cette petite discussion, à laquelle plusieurs médecins prirent part, ne présenta rien de contraire aux convenances et à la considération que méritaient les circonstances, les lieux et de personnes. Elle fut calme, pleine de dignité, et quoique rapportée ici, peut-être un peu longuement, elle passa presque inaperçue pour beaucoup d'assistants un peu distraits.

Les parties qui environnaient la tumeur étaient saines n'offraient aucune altération.

Le pancréas était très volumineux et d'une densité remarquable, mais cependant très sain.

L'estomac et le canal intestinal, distendus par des gaz, étaient d'un gris brunâtre à l'extérieur. Dans sa face interne, l'estomac nous a présenté, vers son grand cul-de-sac ou sa grosse tubérosité, des traces bien évidentes d'inflammation. La membrane muqueuse dans ce point avait ses vaisseaux, et leurs dernières divisions s'unissaient et se confondaient dans le point enflammé. A l'ouverture du pylore, il avait une petite tumeur du volume d'un gros pois, et de la nature des corps fibreux.

La tunique muqueuse de l'intestin duodénum et celle du commencement du jéjunum étaient aussi enflammés, et cette inflammation se faisait surtout remarquer aux bords des valvules conniventes, et aux villosités de ces portions d'intestin. Le reste du canal alimentaire ne présentait rien de particulier.

Les reins étaient d'un volume ordinaire, et plutôt petits que volumineux. Ils étaient plongés dans une grande quantité de graisse. Les capsules surrénales étaient assez développées relativement aux reins, et entourées aussi de beaucoup de graisse. L'uretère offrait un canal très étroit ; la vessie, qui ne contenait point d'urine, était petite, peu développée.

Je ne sais quelle raison avait fait croire qu'il n'y avait qu'un testicule dans le scrotum, et que l'autre était resté dans l'abdomen : je me suis assuré que les deux testicules étaient réellement dans les bourses. Ces organes avaient peu de volume.

Le gland était recouvert de son prépuce, qui avait une ouverture très étroite, ce qui constituait un phimosis naturel.

Cette ouverture était si petite qu'il paraît difficile que le gland ait jamais entièrement été mis à découvert. Cette disposition, chez les personnes avancées en âge, est presque la preuve qu'elles n'ont pas eu l'habitude de la masturbation, et qu'elles n'avaient pas abusé du coït.

Les autres parties du corps se sont présentées dans l'état suivant :

Le bassin était large, évasé ; les cavités cotyloïdes étaient très écartées et paraissaient dirigées très en dehors, ce qui devait donner à la démarche une allure gênée, et la rendre difficile.

Les os, qui étaient en général petits, avaient perdu de leur solidité, surtout à leur partie spongieuse. Le scalpel, plongé sur les condyles du fémur, à l'extrémité supérieure du tibia, dans les os du tarse, a pénétré très facilement dans leur épaisseur, comme aussi dans les côtes et le sternum. Les cartilages des côtes étaient ossifiés.

Les muscles étaient en général mous, pâles, décolorés, et se déchiraient facilement. Beaucoup de couches ou lames graisseuses les pénétraient. A la moitié inférieure des jambes, les muscles, leurs tendons, et les aponévroses étaient confondus avec le tissu cellulaire sous-cutané, qui était comme lardacé ; à la moitié supérieure, les fibres musculaires étaient plus marquées.

Les artères étaient généralement vides, d'un petit-calibre : la couleur de leurs parois était très blanche.

Les veines aussi étaient vides ; la couleur de leurs parois était rouge ; la tunique interne surtout présentait les traces les plus évidentes d'inflammation, mais cette affection est constante chez toutes les personnes qui périssent atteintes de gangrène sèche.

Cette inflammation doit s'être présentée par des caractères très évidents pendant la vie : malheureusement, la médecine ne possède encore aucun moyen efficace contre la phlébite accompagnant la gangrène sénile.

Nous n'avons pu rien observer sur les vaisseaux lymphatiques, sur les glandes, ni sur les nerfs.

En général, dans ce corps qui, durant la vie, avait ses innombrables vaisseaux remplis de sang et de lymphe, qui avait les aréoles et les vacuoles de tous les tissus pénétrés abreuvés par une énorme quantité d'humeur, maintenant, comme il a déjà été dit, on ne trouvait plus de sang ; les artères et les veines étaient vides ; aucun tissu n'était infiltré ; la vessie ne contenait point d'urine ; il n'y avait pas une goutte de fluide dans la partie droite du thorax, dans le péricarde, ni dans l'abdomen. Mais la graisse était encore assez abondante dans toutes les parties ; la vésicule du fiel était pleine de bile ; il s'était épanché beaucoup de sérosité entre les méninges, dans les différentes surfaces du cerveau, dans le canal vertébral, ainsi que dans la cavité gauche de la poitrine. Toutefois cette graisse et cette sérosité étaient loin de présenter la très grande quantité d'humeurs qui avaient disparu par le seul fait de la mort.

Ici s'est terminée l'autopsie.

Immédiatement après l'ouverture du corps, nous avons procédé à l'embaumement, d'après la manière décrite dans l'ouvrage de Dionis, et dans l'anthropotomie de Tarin. Dix heures ont été employées à cette opération, qui a été faite avec tout le soin dont nous étions capables.

Le lendemain de l'embaumement, le corps fut posé dans un cercueil en présence des grands officiers de la couronne, et remis par le premier médecin au grand-maître des cérémonies. Après plusieurs jours d'exposition, les restes de S. M. Louis XVIII furent portés à Saint-Denis, accompagnés d'un nombreux cortège : mais, contre l'usage, et au grand étonnement de beaucoup de personnes, le corps ne fut pas présenté à l'église de Notre-Dame de Paris.

Les détails que je publie aujourd'hui sur l'ouverture du corps du roi Louis XVIII, je les écrivis le soir même, en rentrant chez moi : les objets m'étaient aussi présents que si je les avais eus encore sous les yeux.

> Segniùs irritant animos demissa par aurem,
> Quam quæ sunt oculis subjecta fidelibus, et quæ
> Ipse sibi tradit spectator.
>
> Hor., Art poétique.

Nous ne nous doutions guère que peu de temps après notre opération, nous serions accusés, dans un petit journal de médecine, du crime de sacrilège et de lèse-majesté, pour avoir osé porter le scalpel sur le corps mort du roi Louis XVIII ; aussi me déterminai-je, à cette époque, à composer un petit article, qui avait pour but de repousser l'accusation. Je le communiquai à M. Portal, qui l'approuva, mais qui me donna le conseil d'en remettre la publication à un temps plus reculé. Je crois qu'à présent ce que j'ai rédigé sur ce sujet peut être publié sans conséquence.

L'auteur rappelle plusieurs exemples d'embaumement, entre autres celui de Jésus, d'Alexandre, et décrit ensuite la manière dont se faisaient autrefois les funérailles des rois de France... Cela pour se justifier d'avoir autopsié et embaumé S. M. le roi Louis XVIII !

CHARLES X

Mort, du *choléra*, le 6 novembre 1836.

Les derniers mois de la vie de Charles X devaient
être troublés par de continuelles angoisses. Tandis
qu'il était à Teplitz, qui lui offrait « le charme de
ses riantes promenades et l'action salutaire de ses
eaux », on annonçait au vieux roi que la Dauphine
venait de tomber tout à coup malade à Carlsbad,
de manière à donner les plus vives inquiétudes à son
entourage.

A peine était-il remis de cette émotion, qu'une
épidémie éclatait, qui causait les plus vives alarmes. Venu d'Italie, le choléra s'était rapidement
étendu jusqu'aux extrémités de la Transylvanie.
Trieste, Udine et les lieux intermédiaires entre
Saltzbourg et Goritz étaient cruellement ravagés.

On conseilla au monarque déchu de fuir les lieux
infectés. En attendant de fixer sa résidence, le roi

s'arrêta dans une petite auberge de village, à Budweiss, avec tout sa suite, qui n'y trouva qu'un logement très insuffisant et dépourvu de tout confort.

C'est sur ces entrefaites que le duc de Bordeaux tombait grièvement malade. Les craintes des médecins ne furent heureusement pas vérifiées et la convalescence survint rapidement.

On pressa le départ du souverain pour Goritz qui, jusque-là, était resté à l'abri du fléau. Le 21 octobre 1836, Charles X arrivait dans cette petite ville du littoral autrichien, où il allait terminer ses jours.

Le 1er novembre, il eut une incommodité, en apparence légère et qui ne changea rien à ses habitudes. Trois jours plus tard, on célébrait la Saint-Charles à la chapelle du château. Pendant la messe, la roi éprouve un frisson et se plaint d'un malaise général. Il ne se sent pas la force d'assister au déjeuner donné en son honneur ; il n'en reçoit pas moins les hommages de tous les dignitaires et de tous les Français de la colonie qui ont demandé à lui être présentés.

Le soir, il ne paraît pas au dîner. Après le repas, il se rend dans le salon où se trouvent réunis un grand nombre de personnages. Tous sont frappés du changement subit qui s'est opéré depuis quelques heures. Sa voix, éteinte, avait quelque chose de caverneux, sa physionomie et ses traits semblaient

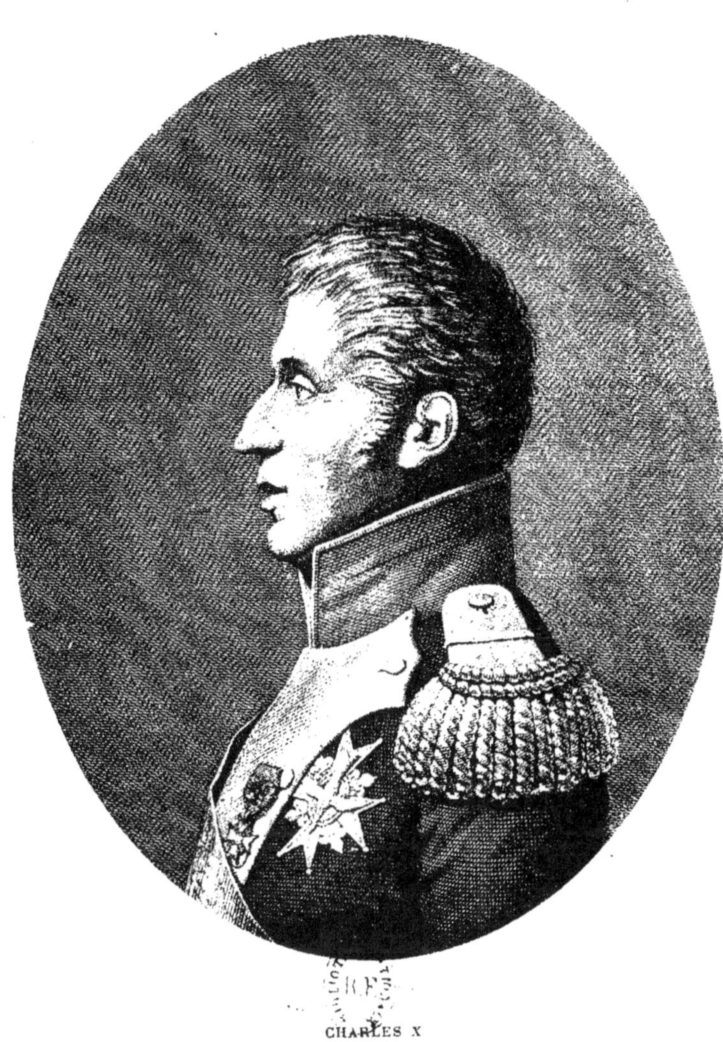

CHARLES X

(Collection de l'auteur.)

frappés d'une caducité soudaine. « Je me sens bien faible, dit-il, mais j'ai voulu vous voir encore et vous remercier des vœux que vous venez de former pour moi (1). » Il se retira bientôt, laissant ceux qui venaient de l'approcher en proie aux plus sombres pressentiments.

Dans la nuit, conte un témoin oculaire, son état s'aggrava ; des vomissements se déclarèrent, des crampes violentes fatiguèrent tous ses membres et se manifestèrent jusque dans la région du cœur. Le docteur Bougon reconnut les symptômes caractéristiques d'une violente attaque de choléra.

En présence de la gravité de la situation, on fait appel aux lumières de deux autres médecins : le docteur Marini, de Goritz, et le docteur Marcolini, médecin en chef de l'hôpital d'Udine, très estimé pour son savoir et son expérience.

Les symptômes s'accusent de plus en plus. Les évacuations, qui tout d'abord ne s'étaient pas accompagnées de douleurs, deviennent plus fréquentes, et, pour employer les termes mêmes du procès-verbal de la maladie, « présentent les caractères d'un liquide séreux, blanchâtre, inodore, dans lequel étaient suspendus des flocons de matières albumineuses ».

L'altération de la voix devient plus prononcée, les

____

(1) *Dernière époque de l'histoire de Charles X*, par M. de MONT-BEL, pp. 43 et suiv.

yeux s'enfoncent dans les orbites, les ongles des doigts et des orteils prennent la couleur violacée.

Les urines deviennent rares et ne tardent pas à être complètement supprimées ; des crampes répétées se manifestent aux extrémités inférieures.

On tente une action révulsive sur les membres, avec des bains fortement sinapisés et des alcools spasmodiques et stimulants. Les accidents semblent un moment enrayés. Mais ils ne tardent pas à reparaître avec plus d'intensité et les crampes envahissent bientôt les muscles de la respiration et du cœur.

Le diagnostic de choléra est nettement confirmé.

Cependant le 5, à 5 heures de l'après-midi, quelques symptômes de réaction eurent lieu : le pouls sembla se ranimer, la chaleur put être appelée aux extrémités, elle devint même un moment générale ; mais, vers 8 heures, ces symptômes favorables disparurent, les forces vitales s'anéantirent rapidement, une sueur froide et gluante recouvrit tout le corps, et, à minuit, Sa Majesté, qui jusque-là avait conservé toutes ses facultés intellectuelles, les perdit sans retour (1).

L'âge du roi n'avait pas permis une réaction salutaire. Les forces vitales avaient rapidement décliné ; peu à peu elles s'étaient graduellement éteintes. Le 6 novembre, à une heure un quart du matin, le docteur

(1) D'après le document précité.

Bougon annonçait que le roi n'avait plus que quelques instants à vivre. A une heure et demie, le duc de Blacas s'approchait pour fermer les paupières de Charles X, qui avait rendu le dernier souffle sans un râle, sans une plainte.

On avait été, en toute hâte, chercher un médecin autrichien en qui on avait la plus grande confiance. M. de Weingarten, tel est son nom, dit à M. de Blacas que, sans attendre les ordres de son gouvernement, dans des circonstances aussi funestes, il se mettait entièrement à la disposition de la famille royale. Il se montra surpris qu'un fléau disparu de Trieste, et qui semblait étranger à Goritz, eût frappé, au milieu de toute cette population, une seule victime... le roi Charles X ! Il demanda que le médecin arrivé avec lui assistât à l'autopsie, qui devait précéder l'embaumement du corps.

C'est le lendemain qu'eurent lieu ces tristes cérémonies. Après un rapport du docteur Bougon sur les circonstances de la maladie et de la mort du roi, M. le duc de Blacas fit la remise du corps aux médecins; celui de Trieste s'était joint aux trois autres. Ils firent transporter les restes dans une salle d'avance disposée pour leurs travaux.

L'opération était bien superflue. Elle ne pouvait que confirmer ce que l'examen clinique n'avait que trop démontré. Il fut constaté, par les praticiens présents, que « le corps était sain, bien conformé, d'une blancheur parfaite ; il avait conservé une apparence de jeunesse bien surprenante dans un octogénaire. L'inspection des viscères indiqua plusieurs symptômes cholériques, regardés comme décisifs par M. le docteur Bougon, qui dirigeait l'autopsie, ainsi que par les docteurs Marini et Marcolini, mais contestés comme douteux par le médecin de Trieste, jusqu'au moment où l'examen du cœur ne laissa plus la moindre hésitation sur la nature du mal ; on le trouva rempli de sang carbonisé, caractère essentiel et spécifique du choléra. »

Voici, au surplus, le texte même des pièces officielles, qui précisent, sans conteste possible, la nature du mal auquel a succombé Charles X.

PIÈCES JUSTIFICATIVES

I

Procès-verbal de l'exposition du corps de feu Sa Majesté Charles X^e du nom, roi de France et de Navarre.

Le six novembre mil huit cent trente-six, à quatre heures du matin, le sieur Bougon, déjà désigné au procès-verbal précédent, a fait procéder à l'exposition du corps de feu Sa Majesté Charles X, sur le lit de parade, dans la chambre où Sa Majesté avait succombé; et préalablement il a fait remarquer et fait observer à MM. les officiers de la chambre la continuation des contractions qui au moment de la mort avaient lieu dans tous les muscles de la face, la persistance de l'état violacé des doigts, des orteils et du pourtour des yeux, l'affaissement déjà très prononcé des cornées transparentes, enfin la roideur, comme tétanique, des muscles des extrémités inférieures, et surtout de ceux des mollets.

Puis, le corps de feu Sa Majesté, après avoir été successivement lavé avec des eaux aromatiques et frotté à plusieurs reprises avec des alcools également chargés de substances aromatiques, a été placé dans le lit, en suivant, à cet égard, les usages de la Cour de France.

Ledit procès-verbal fait et signé à Goritz, lesdits jour et an que dessus, et ont signé.

BOUGON.   Baron BOURLET.

LEGROS.

BARTHÉLEMY MOORS.

II

Procès-verbal de l'ouverture et de l'examen anatomique du corps de feu Sa Majesté Charles X^e du nom, roi de France et de Navarre.

Aujourd'hui, sept novembre mil huit cent trente-six, les soussignés, déjà désignés au premier procès-verbal, se sont en présence de Son Excellence Monseigneur le duc de Blacas d'Aulps, premier gentilhomme de la chambre du Roi ; de Son Excellence M. le comte de Montbel ; de M. Billot, ancien procureur-général ; de M. le baron Bourlet de Saint-Aubin ; de M. Louis de Falklai, docteur en médecine, commissionné à cet effet par Son Excellence Monseigneur le gouverneur du littoral, et assistés de M. Joseph Marini, chirurgien municipal de la ville de Goritz, réunis, trente-six heures après la mort de Sa Majesté Charles X, pour l'ouverture et l'examen anatomique de son corps, et avant qu'il fut déplacé du lit de parade où il était exposé, ils ont remarqué : 1° un affaissement considérable des yeux par suite de l'absorption presque complète de leurs parties fluides ; 2° une grande contraction des doigts et surtout des pouces, qui s'appliquaient fortement sur la racine des annulaires ; 3° les ongles étaient très noirs, des taches violacées recouvraient le dos des mains, on observait des marbrures noirâtres sur les pieds, et les orteils participaient de la couleur des doigts ; 4° enfin il y avait une rigidité considérable du tronc et des extrémités.

On a transporté ensuite le corps de Sa Majesté dans la salle destinée à l'examen anatomique, et là, les deux cavités thoracique et abdominale ayant été simultanément ouvertes, les soussignés y ont observé et fait observer :

1° Une injection évidente des extrémités capillaires veineuses dans le grand épiploon, aux différentes circonvolutions intestinales et spécialement à la petite courbure de l'estomac;

2° Ce viscère était fortement distendu par des gaz, tandis que toutes les autres parties du canal intestinal en contenaient très peu;

3° L'estomac étant ouvert, a laissé échapper une grande quantité de liquide blanchâtre, semblable à celui que plus tard on a trouvé dans le gros intestin, et pareil à celui qui avait été rendu par le Roi dans la journée du cinq novembre;

4° La membrane muqueuse du duodénum était peu colorée par la bile, celle de l'iléum injectée dans les capillaires, et les glandes de Peyer et de Brunner sensiblement développées vers la fin de cette portion intestinale;

5° Cette injection veineuse existait encore, quoique à un moindre degré, dans le cæcum, au commencement du colon, mais plus loin, on n'en apercevait plus aucune trace;

6° La consistance de toutes les membranes intestinales, considérées dans leur ensemble, était flasque, et elles se laissaient facilement détacher et diviser par les instruments;

7° La vésicule était distendue par un fluide dense et noirâtre, le foie injecté, mais cependant son volume et sa consistance ne s'écartaient pas de l'état naturel;

8° La rate s'est trouvée petite et mollasse, les reins dans l'état sain; mais un calcul mural, du volume d'une amande, était engagé dans le bassinet droit, et cependant Sa Majesté n'avait jamais éprouvé aucune douleur à la région du rein droit, jamais chez elle ni la sécrétion ni l'excrétion de l'urine n'avaient été troublées, mais à différentes époques de sa vie elle avait été atteinte par la goutte;

9° En fendant les reins selon leur longueur, leur paren-
chyme, d'ailleurs dans l'état normal, a laissé sortir une très
petite quantité de sérosité muqueuse, blanchâtre, et n'ayant
pas même l'odeur de l'urine;

10° La vessie contenait quelques gouttes d'une semblable
sérosité; ce viscère était très contracté, et il paraissait y
avoir une légère injection vers le col;

11° Les poumons étaient sains, mais tout le droit adhérait fortement aux parois du thorax et particulièrement à la
partie supérieure;

12° Le volume du cœur était naturel, mais son tissu mus-
culaire était flasque, et le ventricule gauche, qui contenait
une grande quantité de sang noirâtre, poisseux et comme
dissous, l'a laissé s'en échapper, à la manière d'un sirop,
par l'ouverture aortique et l'aorte, lorsqu'on a suffisamment
incliné le cœur de sa pointe vers sa base. Cet état pathologique du sang est d'ailleurs l'un des caractères spécifiques
de la maladie qui a terminé si rapidement les jours de Sa
Majesté, et il est en outre à noter qu'on n'a trouvé dans
aucune partie du système vasculaire sanguin du sang
coagulé.

La cavité cérébrale ayant été ensuite ouverte, on y a remarqué que le cerveau, le cervelet, la moelle allongée et
leurs membranes étaient dans l'état naturel, à l'exception
toutefois d'un peu d'injection qu'on observait dans la substance corticale, à la partie supérieure des hémisphères.
Enfin, il faut observer ici que le système nerveux ganglion-
naire abdominal n'offrait aussi aucune altération dans son
apparence et dans sa texture.

Maintenant, si de toutes ces observations anatomico-patho-
logiques, faites d'ailleurs avec le plus grand soin et dans le
désir sincère de s'éclairer sur la nature de la maladie à laquelle a succombé Sa Majesté Charles X, les soussignés se

rappellent : 1° l'état déjà décrit du sang dans le cœur et dans
les vaisseaux sanguins; 2° les apparences des liquides
trouvés dans l'estomac et dans le canal intestinal; 3° la qualité de la bile vésiculaire; 4° l'absence de l'urine dans les
reins et dans la vessie ; 5° l'affaissement rapide des yeux ;
6° la coloration en noir des extrémités ; 7° enfin la contraction des doigts et la flexion des pouces dans la paume de
des mains, ils croient pouvoir y trouver la confirmation de
l'opinion qu'ils ont précédemment émise dans leur premier
procès-verbal.

Fait à Goritz, lesdits jour et an que dessus, et ont signé,
après lecture :

> BLACAS D'AULPS, J.-M. MARCOLINI,
> MONTBEL, BRILLOT, BOUGON, docteur
> J. MARINI, Baron BOURLET, docteur
> LOUIS DE BALKLAI, JOSEPH MASINI,
> chirurgien de la ville de Goritz.

LOUIS-PHILIPPE

Mort, le 26 août 1850, d'une *pneumonie.*

Quelle mort plus bourgeoise que celle du plus bourgeois de nos rois !

Louis-Philippe avait vu successivement disparaître son frère, Antoine-Philippe, duc de Montpensier, mort phtisique, en Angleterre, à l'âge de trente-deux ans (1807) ; un an après, son second frère, le duc de Beaujolais, succombait à Malte, de la même maladie, seulement âgé de vingt-neuf ans ; sa sœur, Madame Adélaïde le précédait elle-même dans la tombe de trois années, le 31 décembre 1847, déjà septuagénaire (1).

(1) Le fils de Louis-Philippe et de Marie-Amélie, le duc d'Orléans, héritier présomptif de la couronne, mourut, comme on le sait, des suites d'un accident de voiture, le 13 juillet 1842, sur la route de la Révolte, à Neuilly. On crut d'abord qu'il n'y avait pas fracture du crâne, mais qu'il s'était produit une commotion cérébrale violente, outre des contusions nombreuses sur la joue droite, sur le sourcil du même côté et sur le côté

Louis-Philippe devait vivre un des plus vieux de la famille; il avait soixante-dix-sept ans quand il fut pris du mal qui devait terminer ses jours.

Il s'éteignit à Claremont, où il s'était retiré après la chute du trône, le 26 août 1850.

Voici la relation de ses derniers moments, telle que nous la transcrivons dans un journal des mieux informés de l'époque, la *Chronique de Paris*, que dirigeait alors M. de Villemessant :

« Lorsque les médecins eurent déclaré à Louis-Philippe, sur sa demande, que les palliatifs de la science étaient désormais impuissants devant la marche rapide de la maladie, le roi fit un léger signe de

droit du front, un hématome (tumeur sanguine) à la partie postérieure de la tête, etc. L'autopsie démontra qu'en réalité, il existait des fractures multiples de la base du crâne. Le mécanisme de la mort du prince a été comparé à celui qui a occasionné celle de deux rois de France, Charles VIII et Henri II (V. la *Relation chirurgicale de la mort du duc d'Orléans*, par M. MARCHAL (de Calvi): extrait des *Annales de Chirurgie*, août 1842; cf. la *Relation historique et médicale de la mort de S. A. R. Mgr le duc d'Orléans, prince royal*, par le docteur F. BOMMY, Paris, Félix Locquin, 1842) et un récit emprunté aux *Annales de l'Anatomie et de la Physiologie pathologiques*, publiés par J.-B. Pigné, conservateur du Muséum-Dupuytren, fascic. 1 à 9 (Paris, 1846), pp. 71 et suiv., par la *Médecine moderne*, qui l'a reproduit dans son n° du 30 septembre 1903, sous la signature C (docteur CAPITAN). Récemment, il a été à nouveau question de la mort du duc d'Orléans, dans les si curieux *Souvenirs du chevalier de Cussy*, t. II, pp. 216-218. Paris, 1909.

tête qui voulait dire : « C'est bien ! je vais m'arran-
« ger pour mourir. »

Comme s'il eût calculé, avec sa pensée toujours
ferme et prompte, le temps que l'organisme devait
fonctionner encore, il voulut employer le restant de
ses forces à régler des affaires importantes, réservant pour sa famille éplorée les derniers battements
du cœur, le suprême rayonnement de l'âme.

Assis dans un large fauteuil, le corps enveloppé
d'une robe de chambre en tissu léger des Indes, dont
il s'était vêtu de préférence parce qu'elle fatiguait
moins son corps brisé, Louis-Philippe dictait à
Marie-Amélie un codicille à son testament.

Le général Dumas, aide de camp de Louis-Philippe, entra sans se faire annoncer et sans bruit dans
la chambre à coucher de l'auguste mourant ; la reine,
assise devant une table, tournait le dos au général ;
mais le roi, voyant faire à ce dernier un mouvement
de retraite, lui dit :

« Restez donc, mon cher Dumas, j'ai bien besoin de
« vous ; nous avons à travailler ensemble. Les méde-
« cins, ajouta-t-il en souriant, viennent de signer mon
« bail à l'éternité ! »

Puis, se tournant vers la reine, froide et blanche
comme une morte : « Hâte-toi, Amélie ! ces dispositions dernières sont d'une grande importance. »

Le codicille qu'il dictait à la reine renfermait des
legs au profit de MM. d'Houdetot, Dumas, de Rumi-

gny, de Chabannes, et des souvenirs pour MM. de
Montmorency, Dupin aîné, et Scribe, avocat.

Au moment de signer, le roi sortit sa main droite
qu'il tenait enveloppée dans sa robe de chambre :
« Oh ! oh ! fit-il en remuant ses doigts roidis,
mes mains sont déjà froides. Et maintenant, à nous
deux, mon cher Dumas. Nous avons à ajouter une
dernière page à mes *Mémoires*. Prenez tous les papiers, là, dans l'armoire à gauche. »

Le général prit un trousseau de clefs ; mais sa
main tremblait si fort, et ses yeux, dans lesquels rou-
laient de grosses larmes, y voyaient si mal que l'aide
de camp resta debout devant l'armoire, cherchant
inutilement la clef qui devait l'ouvrir.

« Décidément, murmura le vieux roi, moi seul n'ai
pas perdu la tête, et c'est heureux ! Voyons, venez ici,
maladroit... », ajouta-t-il moitié riant, moitié gron-
dant. Puis, mettant sans hésitation la main sur la clef
introuvable, il la prit entre le pouce et l'index, l'agita
avec un mouvement de satisfaction, en disant à
M. Dumas : La voici.

Le général s'assit à la place qu'occupait la reine.
Louis-Philippe lui dicta sans hésiter, sans courir
après l'idée qu'il voulait rendre, la conclusion de ses
Mémoires, trouvant toujours le mot propre et reve-
nant même, pour la rectifier, sur une expression qui
lui avait échappé dans la rapidité de l'improvisation ;
cette expression, qu'il trouvait un peu crue, lui sem-

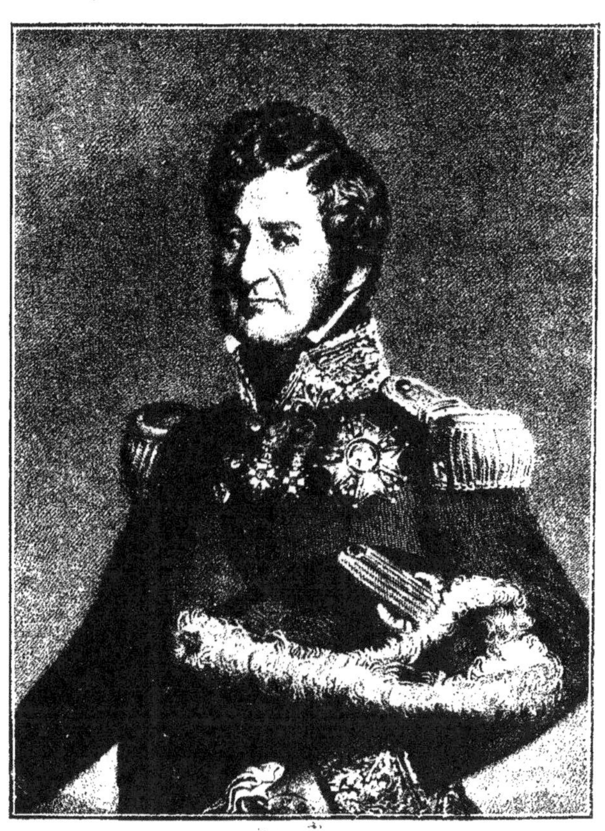

LOUIS-PHILIPPE Ier

(Collection de l'auteur.)

blait exagérer sa pensée. Il signa d'une main encore ferme la page que son secrétaire venait d'écrire.

Ce dernier soin accompli, le roi, le politique avait cessé d'être : le père de famille seul allait se retrouver en face de la mort.

« Et maintenant, fit-il à haute voix, je vais où Dieu m'appelle. »

Il se coucha alors, et il expira trois quarts d'heures après. »

Ce récit, purement anecdotique, ne nous éclaire, en aucune manière, sur la nature de la maladie du roi. Mais nous savons, par ailleurs (1), que, vers le milieu du mois d'août (1850), le roi avait été pris d'un refroidissement et d'une douleur vive au côté, accompagnée de frissons. Il n'y avait pas à s'y méprendre : c'étaient les signes classiques d'une *pneumonie*.

(1) Cf. *La Mort des Rois de France*, par le docteur A. Corlieu (1892).

NAPOLÉON III

Mort, le 9 janvier 1873, d'*infection urineuse*.

***

Grâce aux révélations, aux mémoires, aux documents de toute nature, qui nous ont été fournis sur Napoléon III et son règne ; grâce aussi, nous sera-t-il permis d'ajouter, aux communications bienveillantes qui nous furent adressées, à des recherches qui ont heureusement abouti, il nous est, à l'heure actuelle, permis de reconstituer l'observation à peu près complète — des lacunes sont toujours, en telle matière, inévitables — de la maladie du défunt souverain.

Si nous devons revenir sur des faits déjà connus ou que nous avons exposés ailleurs, ce sera pour nous prétexte de les préciser, ou de les rectifier.

Il n'est plus contesté aujourd'hui que les premiers symptômes de la maladie à laquelle devait succomber le dernier Empereur des Français se soient manifestés, contrairement à une version généralement accréditée, bien des années avant la fatale guerre qui amena le démembrement de notre pays.

C'est en 1840, au fort de Ham, où il était détenu, que le prince Louis semble avoir pris le germe de l'affection qui ne devait avoir son dénouement que plus de trente ans après.

Dès 1831, M. de Peyronnet, l'un des ministres de Charles X, se plaignait que la prison de Ham fût « fort mal établie et malsaine ». Elle est, ajoutait-il, « entourée de terres basses et marécageuses. Les brouillards l'enveloppent la moitié du jour. La promenade consiste en un bout de rempart d'une trentaine de toises, où deux personnes, sans plus, peuvent marcher de front, et du pied duquel s'élèvent continuellement des exhalaisons infectes. »

Les portes fermées et les fenêtres mal jointes préservaient mal de l'humidité dans ce pays marécageux. Espérant se garantir des perfides courants d'air, le prince s'était fait faire un grand paravent, qu'il s'amusait à décorer des meilleures caricatures du *Charivari*, soigneusement découpées.

En dépit de ces précautions, il fut bientôt atteint de rhumatismes (1), qu'il attribuait « à l'humidité du pays et au manque d'exercice ». Ce que les courants d'air de sa cellule avaient commencé, l'inaction physique l'achevait (2).

(1) Lettre de Louis-Napoléon à son père, du 20 août 1845.
(2) Cf. *Napoléon III intime,* par F. GIRAUDEAU. Paris, 1895.

Faute de renseignements, nous n'avons rien de notable jusqu'en 1853.

Le 1er mai 1853, un agent aux gages de M. de Maupas consigne, dans un rapport secret, que « l'empereur est toujours dans un état de maladie et de souffrance... *la vessie paraît être l'organe particulièrement atteint* (1) ». C'est la première mention que nous ayons rencontrée d'un symptôme morbide qui ira s'accusant avec les années.

En 1856, on prescrit au souverain les eaux de Plombières. Le séjour de Napoléon III dans cette station devait se prolonger bien au delà du terme ordinaire. L'amélioration qu'il avait ressentie fit différer son départ et il ne quittait Plombières que le 8 août ; il y était arrivé le 2 juillet.

Il y fit deux autres saisons : en 1857, il y séjournait du 26 juin au 1er août ; en 1858, il retournait à Plombières, où il arrivait le 30 juin. « Sa Majesté, relate un des journaux de l'époque (2), a adopté à Plombières un genre de vie qui seconde parfaitement l'action thérapeutique des eaux... son temps se partage entre un travail modéré et des exercices de l'effet le plus favorable pour sa santé. »

Tant le repos que l'action des eaux avaient, en effet, exercé l'influence la plus salutaire sur l'Empe-

(1) Cf. *le Curieux*, par Charles NAUROY, n° du 1er mars 1884.
(2) *Le Monde illustré*, 1858.

reur, qui rentrait à Paris pleinement satisfait du résultat de la cure thermale.

Deux passages à cette même station, le 9 août 1859, après la campagne d'Italie, puis le 25 août 1861, montrent l'intérêt que portait le souverain à Plombières, où il revint encore en juillet 1865, enfin en juillet-août 1868, pour ses deux dernières saisons (1).

En 1860, Napoléon avait 52 ans, sa santé laissait fort à désirer : outre les rhumatismes et la goutte (2), il souffrait d'une irritabilité exagérée de la peau, avec une exacerbation très pénible du côté des cuisses.

L'année suivante, son conseil médical proposait de l'envoyer à Vichy. Les médecins pensaient que certaines sources de Vichy, ferrugineuses et plus minéralisées que Plombières, se montreraient plus efficaces, notamment contre l'anémie qui s'était déclarée

---

(1) J. D. HAUMONTÉ, *Plombières ancien et moderne*. Paris, 1905.

(2) L'Empereur était un arthritique on ne peut mieux caractérisé. Dans une lettre adressée par le docteur A. Bell au docteur Brochin père, alors rédacteur en chef de la *Gazette des hôpitaux*, nous en trouvons l'évidente confirmation. D'après les symptômes énumérés, le diagnostic s'impose : « sensibilité très prononcée au froid, migraines affreuses, dyspepsie habituelle ; gastralgie, entéralgie, flatulences ; catarrhes de tout genre : stomacal, intestinal, bronchique, vésical ; hémorroïdes ; névralgies, hyperestésies, sciatique ; hyperestésie de la plante des pieds : d'où la claudication fréquente observée chez l'Empereur ; arthrite des gros orteils ; engorgement de la prostate : sensibilité excessive du canal de l'urèthre ; lithiasis. »

consécutivement aux manifestations arthritiques et
à des pertes de sang fréquentes dont était affecté
l'Empereur.

Donc, au commencement de 1861, il était officiellement décidé que Napoléon III irait dans le plus
strict incognito, selon l'expression même du *Moniteur*,
faire une saison à Vichy.

L'Empereur arriva dans cette ville le 4 juillet. Il
était parti de Paris le matin, à 10 heures. Le chemin
de fer s'arrêtait alors à Saint-Germain des Fossés.

Sa Majesté partit de Saint-Germain, en service de
poste, attelé à la Daumont, accompagné d'un déta-
chement des Cent-Gardes, de ses aides de camp et de
sa maison civile et militaire. Elle descendit de voiture à la porte de la résidence, qui était préparée à
son intention, à 6 heures du soir (1).

La vie de Napoléon à Vichy était celle d'un malade
villégiaturant et buvant chaque jour de l'eau miné-
rale à la source de l'Hôpital et aux Célestins, et
prenant des bains dans une cabine luxueusement
aménagée.

Le matin, après le traitement, l'Empereur travail-
lait aux affaires de l'État; dans l'après-midi, il fai-

(1) Au mois de mai 1861, Napoléon III écrivait à l'Impératrice : « Je me sens mieux ; cependant je t'avoue que les douleurs sourdes que j'éprouve dans les jambes m'inquiètent,
parce que je suis persuadé que c'est le symptôme d'un mal
qu'on pourrait guérir, si les médecins savaient en découvrir
la cause. »

sait généralement de longues promenades en voiture, visitant les environs.

L'Empereur quittait Vichy le 31 juillet, à 11 heures, pour arriver à Fontainebleau vers 7 heures du soir.

Il y retournait l'année suivante (1862). Il arriva le 11 juillet, cette fois en gare de Vichy. Comme l'année précédente, l'Empereur logea à la villa Strauss, tandis que sa suite occupait l'hôtel des Thermes.

La vie du souverain fut ce qu'elle avait été un an auparavant. L'Empereur suivit très docilement les prescriptions de son médecin traitant. On le rencontrait chaque jour à l'Hôpital, aux Célestins ou à la Grande-Grille. Chaque jour il se baignait et se promenait entre ses verres d'eau.

Il quitta la villa Strauss le 9 août, dans la matinée. Un train spécial l'emmena directement à Saint-Cloud, où il arrivait le soir même.

En 1863, Napoléon descendit dans un chalet construit spécialement pour lui et qui est connu aujourd'hui sous le nom de *Villa Marie-Louise*. Le chalet Clermont-Tonnerre avait été aménagé, en même temps que le chalet impérial, pour y loger la suite et les différents services (1).

(1) Les détails précis qui vont suivre nous ont été obligeamment fournis par M Mallat, de Vichy, à qui nous exprimons ici toute notre gratitude.

Parti de Fontainebleau, l'Empereur était arrivé à Vichy le 7 juillet ; il en repartait le 5 août.

Tous les matins à 6 heures, l'Empereur se rendait à l'établissement thermal, pour prendre son bain. Il fut fort gêné, cette année-là, par la disposition extérieure de son chalet. Le balcon et la terrasse où, le soir, il aimait se reposer et « prendre le frais », donnait sur le boulevard, toujours encombré de quémandeurs ou de curieux. Afin de parer à cet inconvénient, S. M. demanda qu'on lui construisît, pour l'année suivante, un second chalet proche du premier, communiquant souterrainement avec celui-ci, mais dont les façades seraient en sens inverse. La petite rivière qui sillonnait, du sud au nord, le Nouveau Parc, et qu'on accusait d'être la cause des quelques accès de fièvre dont le souverain s'était plaint, dut disparaître et faire place à des gazons et à des massifs de plantes et de fleurs.

Le chalet occupé par Napoléon en 1863 était celui-là même qui appartient actuellement au docteur Willemin.

En 1864, l'Empereur quittait Fontainebleau le 7 juillet, pour arriver à Vichy, le même jour, vers 4 heures (1). Il en repartit le 7 août.

Le 30 août, il était au camp de Châlons, où Larrey soupçonnait, pour la première fois, l'existence

(1) Sur le séjour de l'empereur à Vichy en 1864, v. la *Revue de Paris*, des 1ᵉʳ et 15 janvier 1910.

d'un calcul dans la vessie impériale (1). Mais ce n'est que deux ans plus tard que le cathétérisme pratiqué par le docteur Guillon père, à Vichy (2), confirmait le diagnostic resté en suspens.

A la suite de quelles circonstances fut appelé le docteur Guillon auprès de l'Empereur, nous le savons aujourd'hui de la façon la plus formelle, par les déclarations de l'intéressé lui-même, qui en a témoigné à maintes reprises et toujours dans des termes à peu près identiques (3).

(1) Cf. les *Indiscrétions de l'Histoire*, 2ᵉ série (La maladie de Napoléon III).

(2) En 1866, l'Empereur voulut revenir à Vichy, malgré ses médecins. Le 28 juillet, il quittait le palais de Saint-Cloud à 11 heures du matin. Il arrivait à Vichy le soir, à 7 heures. Il habita encore, pendant cette dernière et courte saison, le chalet où il avait logé en 1864 (il n'était pas venu en 1865), le chalet Willemin. Les accès de fièvre qu'il avait éprouvés en 1864 reparurent en 1866. En 1865, Napoléon et sa suite avaient fait un voyage en Suisse. C'est le 24 août de cette année qu'il faillit être victime d'un accident de voiture La voiture où se trouvait l'Empereur était conduite par un commandant d'artillerie, père d'un de nos confrères de Neuchâtel, M. le docteur Stauffer, qui nous a fait connaître les circonstances de l'accident. Ce n'est pas l'Empereur, mais les dames d'honneur de l'Impératrice qui furent grièvement blessées, notamment la lectrice de la souveraine et la duchesse de Mouchy. On fit venir de Paris Nélaton, pour donner ses soins aux blessées.

(3) V. *Le prince impérial, Napoléon IV*, par le comte d'Hérisson ; cf. le *Courrier médical et la Réforme médicale*, 9 octobre 1869 ; la *France médicale*, 15 janvier 1873 ; la *Revue médicale*,

Depuis plusieurs années, le docteur Guillon, qui était goutteux, allait régulièrement à Vichy pour s'y soigner, lorsque, le 29 juillet 1866, le docteur Alquié, médecin-inspecteur des eaux, vint le chercher, pour le conduire auprès de l'Empereur, qui n'avait pu uriner depuis la veille au soir.

Il était 9 heures du matin quand le docteur Guillon fut introduit auprès de Sa Majesté, qu'il sonda et à qui il prescrivit un grand bain tiède, dans lequel le malade urina un peu.

L'Empereur jugea indispensable de se montrer, dans la journée, à la promenade et, le soir, au théâtre.

Le 2 août, nouveau cathétérisme, à huit heures et demie du matin, suivi d'un bain, comme le premier.

Des troubles digestifs et de la fièvre s'étant manifestés — l'Empereur était pris de fièvre toutes les fois qu'on le sondait (1) et c'est pourquoi il avait une véritable appréhension de cette manœuvre — on administrait de la quinine au malade.

Ces accès fébriles préoccupaient le docteur Guillon, qui demanda que l'on fit venir de Paris le méde-

9 mars 1874 ; *OEuvres chirurgicales et médicales du docteur Guillon père*, 1879.

(1) Ceci est un renseignement donné par l'impératrice ; d'autres prétendent que la fièvre était due à l'humidité de l'habiation occupée par l'Empereur.

cin de l'Empereur, le docteur Rayer, qui arriva le 3 août.

Le docteur Rayer conseilla à l'Empereur de quitter Vichy ; mais un troisième cathétérisme fut pratiqué avant le départ, le 7 août, à 9 heures du matin, toujours par le docteur Guillon.

Ces trois opérations furent, à ce que prétend le spécialiste sus-nommé, exemptes de douleur et n'occasionnèrent pas la perte d'une seule goutte de sang : le docteur Guillon s'était servi, dans ses trois interventions, de sondes en gomme, à bout olivaire, de moyen et de petit calibre.

L'Empereur rentra à Paris avec le docteur Rayer, qui fit prévenir le docteur Guillon fils de se tenir à sa disposition, pour se rendre à Saint-Cloud, si besoin était.

C'est alors que Nélaton aurait été appelé (1) et,

(1) Qu'il nous soit permis de rappeler dans quelle circonstance Nélaton pénétra aux Tuileries, où Jobert régnait chirurgicalement et vit pâlir son étoile. Ce fut à l'accident de voiture, dont il a été précédemment question, que Nélaton dut ce succès. Un télégramme, adressé immédiatement à Paris, disait : « Envoyez Jobert ; en son absence, Nélaton. » Jobert, hélas ! n'était pas à Paris. Le malheureux avait ambitionné les honneurs de conseiller général de son département; c'était pendant la session, et il se trouvait à Saint-Brieuc. Nélaton, qui eut la sagesse et le bon sens de ne briguer aucun honneur politique, départemental ou municipal, ne quittait guère Paris que pour aller en consultation, Nélaton fut trouvé chez lui et partit incontinent. Nélaton plut à l'impératrice et à son entourage. Ce

pour sonder le malade, aurait fait usage d'un instrument métallique, dont le passage fut douloureux et
aurait produit une érosion de la paroi uréthrale et,
par suite, une hématurie.

Quelques semaines plus tard (22 septembre), Sa
Majesté qui se trouvait à Biarritz, mandait à nouveau auprès d'elle le docteur Guillon père, qui se
trouvait encore à Vichy. Par le toucher rectal, celui-
ci constatait « des hémorroïdes internes, une pros-
tatite aiguë et de la cystite du col ».

Des lavements émollients et des cataplasmes ame-
naient une détente rapide et atténuaient notable-
ment les souffrances éprouvées par le patient.

Ayant remarqué du sable dans les urines; le docteur Guillon se disposait à tenter une nouvelle exploration. Cet examen ne fut pas pratiqué, l'entourage
de l'Empereur ne l'ayant pas jugé nécessaire.

Cinq semaines après, l'Empereur montait à cheval, se rendait au camp de Châlons, allait à la chasse,
en un mot présentait toutes les apparences d'une
santé parfaite (1).

pauvre Jobert, froidement accueilli, ne fut plus que rarement
appelé. L'affaire de Garibaldi venant par dessus, et son reten-
tissement énorme, achevèrent de troubler l'esprit de ce malheureux Jobert qui, quelques mois après, succombait à la para-
lysie générale. (*Union médicale*, 27 septembre 1873.)

(1) Le 2 octobre 1867, il écrivait : « Je me remets tous les
jours, cependant il me faut encore beaucoup de ménagements. »

En 1869, au mois d'août, le mal reparaissait (1). Les médecins temporisaient sans but, ne se souciant aucunement de prendre une responsabilité qu'ils sentaient des plus lourdes.

Ricord fut alors consulté. On parla même d'appeler auprès de l'Empereur un spécialiste allemand, le docteur Chelius, un élève de Civiale, le docteur Caudmont, mais ces projets n'eurent pas de suite.

Le 20 juin 1870, sur les instances de la duchesse de Mouchy, on se décidait à mander Germain Sée, alors jeune professeur, auprès de l'Empereur, à Saint-Cloud (2).

Le 1er juillet, Nélaton, Ricord, Fauvel, Germain Sée, Corvisart et Conneau se réunissaient en consultation et, malgré les divergences qui avaient pu se produire au cours de la délibération (3), les médecins

(1) « Tout le monde me fait compliment sur ma bonne mine, écrivait l'Empereur à l'Impératrice, en octobre 1869, mais mes joues ne reviennent pas ; je n'ai pu continuer les chasses, quoiqu'elles fussent très raccourcies. »

(2) Le fait a été reconnu exact par l'Impératrice ; il a été seulement contesté que M. Piétri ait attendu le praticien à la grille du palais et l'ait conduit de là auprès de l'Empereur : simple détail d'étiquette, sans importance du reste.

(3) G. Sée insistait pour qu'on sondât le malade et l'opérer, s'il y avait lieu. Nélaton était pour la temporisation. Fauvel et Corvisart se rallièrent à son opinion, tandis que Ricord approuvait G. Sée. « Laissons passer l'été, décidait Nélaton ; en septembre nous aviserons. » En septembre, l'Empereur était prisonnier de guerre à Wilhemshoehe.

s'entendirent sur la nature de la maladie et le traitement à lui opposer : le texte de la consultation, retrouvé dans les papiers des Tuileries, au 4 septembre, est, à cet égard, suffisamment probant (1).

« Pyélocystite calculeuse, avaient prononcé les consultants ; cystite d'origine calculeuse, que ce calcul soit placé et enchâtonné dans la vessie, ou qu'il ait eu son siège primitif dans les reins. » Et ils concluaient : « Nous considérons comme nécessaire le cathétérisme de la vessie, *à titre d'exploration*, et nous pensons que *le moment est opportun*, par cela même qu'il n'y a actuellement aucun phénomène aigu. »

Il avait été convenu que Germain Sée, en sa qua-

(1) La consultation du docteur G. Sée a été trouvé dans les *Papiers de la famille impériale* (Paris, librairie Beauvois, 25, quai Voltaire, t. II, p. 59). Elle ne fut révélée au public qu'après le 4 septembre. « Le docteur Conneau, nous écrivait naguère M. Henri Welschinger, rassura l'Impératrice, qui ne connut la vérité que beaucoup plus tard. » En réalité, elle ne tarda pas longtemps à la connaître. Causant, vers la fin de décembre (1870), avec la duchesse de Mouchy, des mauvaises nouvelles qu'elle avait reçues le jour même de l'Empereur, l'Impératrice les attribuait au climat, fort rude, de Wilhemshoehe (il y avait 22° de froid), et elle exprimait l'espoir que l'Empereur se trouverait mieux du climat de l'Angleterre. Par sa réponse, la duchesse de Mouchy laissa voir qu'elle partageait peu cet espoir et qu'une opération lui paraissait inévitable. « Une opération ! s'écria vivement l'Impératrice, très troublée... Que voulez-vous dire ? » — « La consultation du docteur Sée ne l'a laissé que trop pressentir. » — « Quelle consultation? » s'exclame l'Impératrice. Et la duchesse se trouva alors dans la pénible obligation de lui révéler la vérité.

27

lité de plus jeune des médecins présents, rédigerait la consultation. Une fois sa signature apposée au bas de la pièce, celle-ci devait être présentée aux autres consultants et le docteur Conneau s'était chargé de la communiquer à l'Impératrice. Mais Nélaton refusait de la signer; à son exemple, Ricord, Corvisart et Fauvel s'abstenaient pareillement. *L'Impératrice affirme, de son côté, qu'elle a eu, pour la première fois, connaissance du rapport du docteur Sée en Angleterre : il fut trouvé cacheté dans les papiers du docteur Conneau.*

Pourquoi le docteur Conneau avait-il gardé le secret pour lui ? Il ne s'est jamais expliqué à cet égard. Il avait craint, a-t-on présumé, de troubler à une pareille heure l'Impératrice et l'Empereur, en leur faisant connaître un diagnostic dont les conclusions lui semblaient beaucoup trop alarmistes. Ne serait-ce pas simplement parce que Conneau n'aimait pas G. Sée, qu'il ne voulut pas, d'accord avec Nélaton, rendre public un document qui montrait la clairvoyance de l'homme dont il jalousait l'ascension rapide ?

L'Empereur aurait donc ignoré, en 1870, qu'il avait la pierre. Ce n'est que plus tard, à Chislehurst, que ce diagnostic lui aurait été révélé !

L'Impératrice et l'Empereur, qui n'avaient été instruits que postérieurement à 1870 des résultats de la fameuse consultation des Tuileries, eurent, dit-

on (1), le plus grand désir de faire appeler Germain
Sée. L'Impératrice écrivit à la princesse Murat,
pour la prier de dire à G. Sée que LL. MM. dési-
raient avoir l'avis du savant professeur, mais qu'il
ne devrait venir qu'accompagné de Nélaton (2). Or,
s'il faut en croire G. Sée, Nélaton n'était plus en faveur
auprès de l'Empereur depuis la malheureuse opération
à laquelle avait succombé le maréchal Niel (3) et

(1) Cf. *Journal de la Santé*, 24 mai 1896.

(2) Péan nous a jadis conté que Nélaton fut, à certain moment, appelé à Chislehurst, pour examiner l'Empereur et, au
besoin pour l'opérer. Il partit avec ses instruments et c'est le
docteur Conneau qui se serait alors opposé à l'opération, en
raison d'accidents de pyélonéphrite.

(3) Quelque temps avant la mort du maréchal Niel, alors
ministre de la guerre, Ricord donnait ses soins à cet illustre
ministre. Il avait constaté chez lui la présence d'une pierre volumineuse dans la vessie et des désordres tels qu'il était impossible de l'opérer. Il lui avait ordonné un traitement, le
suppliant d'attendre patiemment. Le maréchal se trouvait bien
de ce régime, mais il était désolé de ne pouvoir monter à
cheval. Un jour, en sortant du Conseil des ministres aux Tuileries, le maréchal rencontra Nélaton, qui venait voir l'Empereur.
— Maréchal, dit le grand chirurgien, comment allez-vous ? Il me
semble que votre maladie dure bien longtems et je suis persuadé que vous pourriez être soulagé plus rapidement. J'irai
vous voir demain matin. » Le lendemain, Nélaton visite le
maréchal et, deux ou trois jours après, lui broie la pierre dans
la vessie, sans prévenir Ricord.

Ce dernier avait été averti, néanmoins ; il était au courant de
tout ce qui s'était passé. Aussi quelle ne fut pas sa surprise
de voir Nélaton venir, le jour même, à sa consultation et lui
dire : « Mon cher confrère, le vice-roi d'Égypte, en ce moment

aussi, dit-on, depuis son attitude dans la consultation du 1er juillet 1870. C'est ainsi qu'on dut recourir aux lumières d'un chirurgien anglais, quand une intervention fut reconnue indispensable.

Dès le mois de juillet 1872, le baron Corvisart avait émis l'avis de procéder à une exploration vési-

aux eaux de Bourbonne-les-Bains, nous fait demander par dépêche pour que nous partions immédiatement en consultation près de lui. » Ricord se fit un peu tirer l'oreille. Enfin, par déférence pour le vice-roi, il accepta. Mais Nélaton ne lui avait pas dit un mot de l'opération faite au maréchal, le matin.

Tout le long de la route, à chaque station, les dépêches arrivaient inquiétantes à Nélaton. Il les lisait, paraissait soucieux et ne disait rien.

— Diable, se disait Ricord qui l'observait du coin de l'œil, il me semble que ça ne va pas trop bien. Ils arrivèrent près du vice-roi, lui prescrivirent un traitement et repartirent après avoir reçu quinze mille francs d'honoraires (7.500 fr. chacun).

Le lendemain, le maréchal Niel allait très mal ; on manda Ricord. Ce dernier, arrivé près du malade, manifesta son étonnement et son regret de voir l'opération faite dans de telles conditions ; il vit le malade dans un état désespéré. En effet, il mourait deux jours après cette opération. A ce récit du docteur E. Barré nous pouvons ajouter que Nélaton avait eu recours à la lithotritie et qu'au cours de l'opération, un des mors de lithotriteur s'était cassé et était resté dans la vessie. Pour retirer le corps étranger, on avait dû faire la taille et le maréchal aurait succombé aux suites de cette opération. Le docteur Théophile Anger, qui fit l'autopsie du maréchal, nous a déclaré qu'il n'avait rien trouvé d'anormal à l'ouverture de la vessie ; cela s'explique, si Nélaton avait, comme nous l'assurait Péan, fait la taille pour retirer l'instrument qui y était tombé.

cale et, s'il le fallait, à une opération. Il fut, un instant, question de faire appeler Nélaton, mais il ne fut pas donné suite à ce projet (1).

Cependant, le mal empirait et l'Empereur était souffrant « au point de ne plus descendre pour dîner (2) ».

Le jeudi 27 décembre, le malade éprouva des douleurs presque intolérables. Alors fut décidée l'opération, à la suite d'une consultation générale de tous les médecins réunis à Camden Place, au chevet de l'Empereur.

Les praticiens présents étaient, outre le service médical de l'Empereur, représenté par les docteurs

(1) On parla également à l'Empereur de M. Félix Guyon. Guyon avait guéri Pietri de la pierre. Celui-ci voulut un jour présenter son « sauveur » à l'Empereur ; mais l'Impératrice s'y serait opposée. Peu de temps après la mort de Napoléon III, Paul de Cassagnac, dont Guyon avait opéré le père, vint le trouver et lui fit lire un article très vibrant qu'il venait d'écrire et où il comparait Thompson à Guyon et vantait fort l'habileté de ce dernier. — « Si vous voulez me désobliger, lui dit Guyon, vous n'avez qu'à publier cet article. » Paul de Cassagnac n'insista pas et l'article ne parut point. Dans son *Éloge de Dolbeau*, Saint-Germain prétend que l'on avait aussi pressenti Dolbeau, « dont les travaux relatifs aux voies génito-urinaires, travaux inspirés par la fréquentation de Civiale.., avaient donné dans le public une grande notoriété. Dolbeau se préparait à partir pour l'Angleterre, quand une haute influence lui fit préférer Thompson. »

(2) Francis AUBERT, *le Journal de Chislehurst*. Paris. E. Lachaud, 1873.

Conneau et Corvisart, le chirurgien anglais sir Thompson, assisté de sir James Paget et de sir William Gull (1).

Sir Thompson avait été appelé, pour la première fois, auprès du souverain déchu, au mois de juillet 1872, en même temps que sir William Gull.

Ce jour-là, l'Empereur allait mieux qu'à l'ordinaire ; il se plaignait principalement d'une douleur dans le rectum et demanda seulement qu'on examinât la prostate. Sir Thompson se rendit à son désir. Il déclara

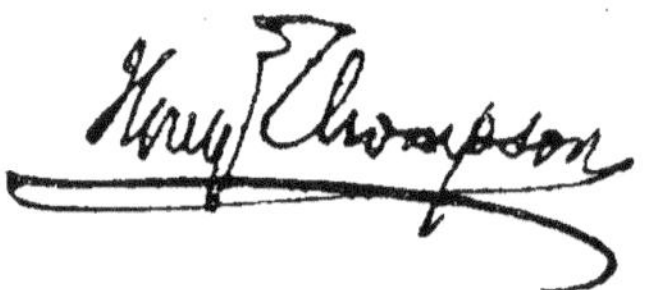

Signature autographe du chirurgien anglais Henry Thompson.

que la prostate ne présentait rien d'anormal, qu'elle n'était pas même hypertrophiée. Il conseilla de faire le cathétérisme, pour s'assurer que la vessie se vidait bien par les seuls efforts physiologiques ; mais le malade refusa de se soumettre à cette épreuve (2).

(1) Thompson avait été appelé auprès de S. M. Léopold Ier, en remplacement de Civiale, qui avait demandé des honoraires trop élevés. Un calcul royal fut donc, comme le disait le docteur Herpin, dans une lettre restée inédite, « la pierre angulaire de la renommée du chirurgien anglais. » Le caillou impérial fut, par contre, « un affreux pavé » pour le même *surgeon*.

(2) *The Lancet*, 11 janvier 1873.

Le 31 octobre, sir James Paget était mandé à
Chislehurst, en consultation avec sir William Gull :
à cette époque, l'impérial malade avait été obligé de
renoncer successivement à ses promenades à cheval,
en voiture et à pied ; il avait dû garder la chambre.
Comme la vessie était fort irritée et les douleurs
très violentes, on s'abstint ce jour-là de toute exploration.

Vers la fin du mois de décembre, l'Empereur se
décidait à revoir sir Thompson. Ce chirurgien vint
en compagnie de sir William Gull, le 24 décembre.
Il passa une sonde flexible, en présence des médecins ordinaires de l'Empereur, et reconnut qu'il n'y
avait pas ou très peu d'urine dans la vessie après
la miction. Il aurait, à l'entendre, constaté dès ce
jour-là la présence d'une pierre phosphatique, de la
forme et de la dimension d'une grosse datte (1).

D'après une autre version, il ne put, en raison de
la sensibilité extrême de l'organe, procéder à un
examen complet et il fut arrêté, d'un commun accord,
que celui-ci serait pratiqué sous le chloroforme. La
décision fut prise à l'unanimité ; le patient en accepta,
dès ce moment, toutes les conséquences.

Nous n'avons plus qu'à suivre les différentes
phases et les péripéties de cette intervention mémo-

---

(1) V. le *Catalogue to the collection of calculi of the Bladder*,
publié à Londres en 1893 et traduit dans la *Chronique médicale* du
15 juin 1896.

rable, dans la relation qu'en a donnée un grand journal médical anglais (1), à la date même où se passaient les événements.

Les chirurgiens se rendirent à Chislehurst, accompagnés de M. Clover, qui donnait le chloroforme.

L'Empereur fut endormi rapidement. Sir H. Thompson introduisit une sonde et découvrit immédiatement un large

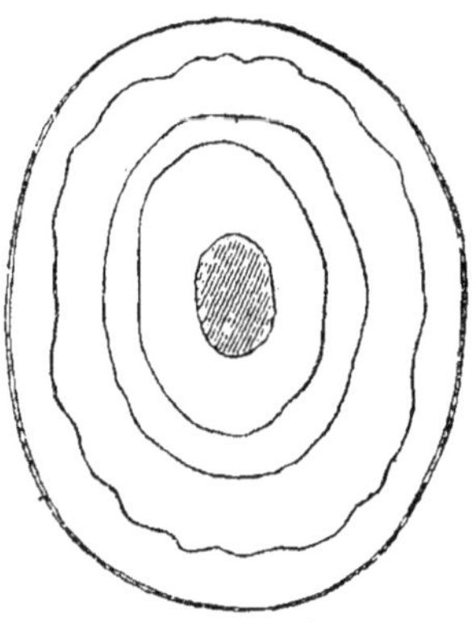

CALCUL DE NAPOLÉON III.

calcul. Il passa alors un lithotribe, saisit la pierre et la mesura. *Il pensa qu'elle était composée de phosphates et grosse comme une noix* (2). Le résultat de la consultation

(1) *The Lancet*, traduit par la *Chr. méd.*, 15 janvier 1901.

(2) Sir Henry Thompson montra des fragments de la pierre de l'Empereur à différents médecins, notamment au docteur Desnos et au docteur Debout d'Estrées, de Contrexéville. Le noyau de ce calcul était formé d'acide urique et d'urates, les couches périphériques, de phosphates. Le chirurgien anglais prétendait que l'abus des alcalins avait amené la formation de

fut que la pierre étant phosphatique, elle était opérable par
la lithotritie, tout en tenant compte de la sensibilité des
organes et des troubles qui siégeaient depuis longtemps
dans la région rectale ; mais si, par hasard, on venait à
découvrir que sa base était d'acide urique ou d'oxalate de
chaux, avec une croûte de phosphates, la taille restait la
seule intervention à tenter.

Quant à l'urine, elle était alcaline, épaisse et trouble ; elle
laissait déposer une couche épaisse de pus et de mucus,
avec plus ou moins de sang. On y trouvait aussi une grande
quantité de cristaux de phosphate de chaux tribasique, des
globules de sang et de pus ; mais on n'observait aucune
autre lésion de l'organe.

L'Empereur se plaça immédiatement entre les mains de
ses chirurgiens, exprimant seulement le désir qu'on pratiquât l'opération aussi promptement que possible.

2 JANVIER 1873. — 3 H. 30 DU SOIR. Étaient présents
Sir William GULL, Sir H. THOMPSON, docteur CONNEAU,
docteur baron CORVISART, M. CLOVER et M. FOSTER.

Sir H. Thompson brisa la pierre sans difficulté et enleva
le plus de débris possible, ce qu'il jugea prudent de faire en
présence d'un cas aussi grave. A six heures du soir, l'Empereur eut un léger frisson, suivi des phénomènes fébriles
habituels. Urine claire, très peu de sang ; le malade dormit de temps en temps ; mictions très fréquentes.

Elles devinrent plus fréquentes et plus douloureuses pendant les deux ou trois jours suivants. Les remèdes cal-
mèrent un peu, mais n'enlevèrent pas les douleurs et l'irri-

ces couches périphériques, encore augmentées, dans les derniers temps, par une irritation consécutive de la vessie (Cf.
l'*Histoire des eaux minérales de Vichy*, par MALLAT et CORNIL-
LON, fascicule IV, p. 659).

tation de la vessie et du rectum, ainsi que le ténesme de ces deux organes, qui était constant et douloureux. On décida alors de pratiquer sans retard une nouvelle opération, afin d'enlever les fragments de calcul qui produisaient cette irritation.

6 JANVIER, 10 HEURES DU MATIN. — Tous les chirurgiens étant présents, on prit ses dispositions pour procéder sans retard à l'opération. A ce moment, Sa Majesté fut prise *d'un frisson soudain et on remit l'opération à plus tard.* Une heure et demie après, l'empereur était mieux et comme il était de la plus absolue nécessité de soulager la vessie, à midi M. Clover donna le chloroforme.

Au commencement de l'opération, on trouva un fragment de calcul assez gros arrêté dans la portion prostatique et membraneuse de l'urètbre et qui rendait complètement impossible la pénétration d'un instrument dans la vessie. On l'écarta avec beaucoup de soins et de précautions, de façon à pouvoir introduire le lithotribe (1). La présence de ce

(1) Le baron Corvisart, qui tenait journellement M. Rouher au courant de l'état de santé de Napoléon III, écrivait à l'ancien ministre, le lundi 6 janvier : « La deuxième opération a été faite aujourd'hui... Cette deuxième opération a été assez laborieuse au début; un fragment déjà passé dans la portion prostatique de la vessie bouchait l'entrée et blessait l'organe, mais M. Thompson l'a tourné enfin et saisi avec habileté.

« On a encore enlevé par l'instrument lithotriteur une portion un peu plus considérable que la dernière fois. La première portion était, très *grosso modo*, estimée 1/5 du tout. Cela devait faire à peu près la moitié d'enlevé. Mais il se trouve que le noyau de la pierre, loin d'être dur est formé d'oxalate de chaux, comme cela aurait pu être, est beaucoup plus friable et mol que le reste, c'est-à-dire la croûte extérieure : chance heureuse qui permet d'espérer que plus de la

fragment avait sans aucun doute empêché le passage spon-
tané des débris depuis la première opération. La lithotritie
fut pratiquée et on enleva une quantité plus grande de calculs qu'à la première séance. Ajoutons, en passant, que
l'Empereur était assez sujet à un frisson occasionné par des
troubles dans l'abdomen.

7 JANVIER. — De petit débris passèrent librement pendant
la nuit, mais la miction était très fréquente (deux ou trois
fois par heure, quelquefois même plus souvent). L'urine
était très chargée et contenait beaucoup de sang. Le matin,
on constata une obstruction évidente dans les régions profondes de l'urèthre ; on s'en assura en introduisant un
cathéter ; mais, eu égard à l'extrême irritabilité des organes
et comme la vessie était suffisamment soulagée, on jugea
prudent de ne pas faire pour le moment une nouvelle tentative pour déloger les fragments de calcul. Ces résultats,

moitié est fait. A partir de la huitième heure qui a suivi la
première opération, il n'y a pas eu un seul instant de fièvre,
malgré qu'il y ait eu de grandes souffrances ; espérons qu'il
en sera de même après cette deuxième séance plus laborieuse.

« Nous avons dû toutefois reculer de deux heures l'opération
de ce matin ; elle devait avoir lieu à 10 heures, mais l'Empereur
avait eu un frisson et un peu d'envie de vomir ; toutefois cela
parut un symptôme nerveux de faible importance, relativement
à la convenance de l'opération. On attendit. Tout rentra péniblement dans l'ordre. Le malaise fut considéré comme purement nerveux et l'opération fut faite comme je vous l'ai dit.

« L'Empereur est dans l'état que vous a dit le bulletin télé-
graphique. Maintenant, 3 heures, il vient de dormir, n'a pas de
souffrance plus grande qu'au même terme de la première opération et demande du thé.

« Recevez...

                              Baron CORVISART. »

atteints avec beaucoup de difficultés, furent assez satisfai-
sants pendant quelque temps.

8 JANVIER. — On veille avec anxiété l'Empereur pendant
la nuit. Les chirurgiens le virent à onze heures du soir (1).

(1) Ce jour-là même, l'Impératrice donnait des nouvelles de
Napoléon III expirant, à la sœur de lait de l'ex-Empereur,
Mme Cornu. Sa très intéressante lettre a été publiée par
M. G. MONTORGUEIL, dans l'*Eclair* (de Paris), du 23 mai 1905.
Nous la transcrivons :

8 janvier.

« Ma chère madame Cornu, je reçois à l'instant votre lettre
et je ne veux pas tarder un seul instant à vous donner des
nouvelles de notre bien, bien, bien cher malade. Vous dire
tout ce qu'il a souffert est *impossible*. Il a, je crois, résumé la
plus grande part de douleurs morales et physiques qu'il est
donné à un homme de supporter. Enfin, on a constaté, après
examen, la présence d'une pierre grosse comme un *marron*.
Sir H. Thompson a fait déjà deux opérations aujourd'hui. Les
phénomènes locaux sont toujours sérieux. Les forces générales
sont bonnes. Nous avons donc de l'espoir qui peut se baser
raisonnablement sur ces symptômes rassurants. Mais, malgré
tout, mon inquiétude est souvent extrême. Je passe de la tran-
quillité la plus complète à la plus *complète désespérance*. Mon
pauvre garçon est, grâce à Dieu, à Woolwich, ce qui nous permet de le rassurer complètement, plus que nous le sommes
nous-mêmes. Après la constatation de la pierre, sir Henry
Thompson et sir Gull ont tous deux dit qu'ils ne comprenaient
pas que mon cher empereur ait pu rester cinq heures à cheval
à Sedan.

« Est-ce qu'il ne s'élèvera pas, enfin, un cri de justice dans
cette France qu'il a tant aimée et qu'il aime tant encore pour
faire taire ces affreuses calomnies qui l'ont fait tant souffrir ?
Le peuple, comme les individus, peut se laisser surprendre un
instant, lorsque les événements se précipitent, mais malheur à

9 JANVIER. — Le docteur Conneau le vit à deux heures du matin, le baron Corvisart à quatre heures, sir H. Thompson à six heures.

L'Empereur dormit profondément et même mieux que la nuit précédente. A neuf heures quarante-cinq, tous ces messieurs, ainsi que M. Clover, vinrent le voir et reconnurent qu'il était indiqué de faire une nouvelle opération. Sa Majesté avait l'air de se si bien porter qu'on résolut de l'opérer dans l'après midi. Pouls = 84.

Cependant un changement dans l'état du malade se manifesta bientôt et à dix heures vingt-cinq, quand sir H. Thompson visita de nouveau son malade, il lui trouva les traits bien altérés. L'Empereur s'affaiblit rapidement et à dix heures quarante-cinq minutes, il avait cessé d'être.

AUTOPSIE, *faite le 10 janvier* (1). — Le résultat le plus important de l'examen des organes est que le calcul, *qui devait séjourner dans la vessie depuis plusieurs années*, avait causé une irritation et une inflammation qui s'étaient propagées jusqu'aux reins et avaient atteint un degré impos-

ceux pour qui l'heure de la justice ne vient jamais ! Quelquefois, en voyant certains enfants arracher des ailes aux papillons et tourmenter les pauvres bêtes qui ne peuvent donner des signes de douleur, j'ai fait le rapprochement et j'ai pensé que les peuples quelquefois arrachent le cœur et le froissent sans savoir le mal qu'ils font à l'éternel sourire qu'on a sur les lèvres.

« Ma lettre est un peu incohérente, mais vous devez comprendre, ma chère madame Cornu, combien je suis tourmentée.

« Croyez à tous mes sentiments affectueux.

« EUGÉNIE. »

(1) L'autopsie fut pratiquée par le docteur Burdon Sanderson, professeur de physiologie au collège de l'Université.

sible à soupçonner, et, l'eût-on soupçonné, impossible à
constater.

L'affection rénale se présentait sous deux formes : d'une
part, les uretères étaient dilatés ainsi que les bassinets. La
dilatation du rein gauche était excessive et avait occasionné
l'atrophie de la substance glandulaire de l'organe ; d'autre
part, il y avait une inflammation subaiguë des tubes urinifères qui paraissait toute récente.

Les organes voisins de la vessie étaient sains ; la muqueuse vésicale et la portion prostatique de l'urèthre présentaient des signes d'inflammation subaiguë, mais on ne
voyait pas la plus petite trace d'altération. Dans l'intérieur
de la vessie, on trouva un morceau de calcul dont la con-
formation indiquait qu'on en avait enlevé la moitié. En
outre, on trouva deux ou trois petits fragments pas plus gros
qu'un grain de chanvre (1). Cette portion de calcul pesait
environ trois quarts d'once (22 grammes) et mesurait un
pouce et un quart sur un cinquième de pouce.

Le cœur et les autres organes étaient sains, ainsi que l'en-
céphale et les méninges. Le sang, généralement liquide, contenait très peu de caillots. Pas de traces d'embolie, soit dans
le système veineux, soit dans le cœur ou l'artère pulmonaire.

*La mort survint par suite d'arrêt de la circulation et doit
être attribuée à la constitution générale du patient.* L'affection des reins qui avait occasionné cet état était d'une nature telle et si avancée que, dans n'importe quel cas, elle
aurait promptement déterminé une issue fatale.

Ont signé : J. BURDON SANDERSON, d.-m. — Docteur CON-
NEAU. — Docteur baron CORVISART. — Henry THOMPSON. —
J.-T. CLOVER, — John FOSTER.

Camden Place, Chislehurst, 10 janvier 1873, 6 h. 30 du soir.

(1) De chènevis, a-t-on, sans doute, voulu dire.

Sir William Gull quitta Camden Place aussitôt
après l'autopsie ; afin de dégager sa responsabilité, il
tint à préciser que « le phosphate de chaux formant
le noyau du calcul était le résultat et non la cause
d'un catarrhe de vessie qui existait antérieurement.
Ce noyau présentait une certaine induration et devait même être d'une formation plus récente qu'on
ne le suppose dans le rapport ci-dessus. Quoi qu'il
en soit, il était recouvert d'une croûte phosphatique
cristalline, disposée sur deux couches de formation
récente et bien distinctes l'une de l'autre. La couche
interne qui recouvrait le phosphate de chaux
amorphe était épaisse et séparée de l'externe par un
dépôt moins cellulaire, mais présentant des cristaux
de phosphate tribasique. » Il ajoutait : « Mon opinion personnelle est qu'il est plus en rapport avec la
clinique de regarder la cystite comme la lésion primitive, et que cette affection, ainsi qu'il arrive en
pareil cas, s'est étendue aux uretères et aux enveloppes des reins. Je ne doute pas non plus que,
dans les dernières périodes de la maladie, la formation de ce calcul ne fût une cause adjuvante des
lésions de l'organe. »

Quant au reste du rapport, le chirurgien anglais
lui donnait sa pleine approbation.

Au mois d'avril 1873, c'est-à-dire trois mois après
l'opération, le même praticien, médecin particulier
de la reine Victoria, se montrait plus affirmatif :

« J'ai conseillé à l'Empereur, disait-il au docteur Debout d'Estrées, de ne pas se soumettre à l'opération, parce que l'état de ses reins faisait craindre une issue fatale de l'opération (1). »

Pas plus que sir Thompson, qui essaya également de se justifier (2), le docteur Gull n'avait eu la

(1) *The Empress Eugénie* (1870-1910), par Edward LEGGE. Harper and Brohers, Londres et New-York.

(2) Le docteur Thompson a publié, dans la 8e édition de son ouvrage (*Clinical lectures on discases of the urinary organes*, London, Churchill, 1885), l'observation d'un malade dont l'affection présentait une analogie frappante avec le cas de Napoléon III (lecture XXIII, pp. 305 et suiv. de l'ouvrage cité). Cette leçon « sur l'influence des affections rénales pour le choix de l'opération de la pierre » fut envoyée en épreuve à tous les journaux français, non sans intention. Un calculeux, atteint de mal de Bright et mort à la suite de la lithotritie le 19 février 1873, en avait été le sujet. Sir Thompson, ayant déclaré lui-même que l'observation présentait « une analogie frappante avec le cas de l'Empereur, » il est intéressant de connaître par là l'opinion du chirurgien anglais.

Après avoir donc indiqué les différentes maladies rénales qui peuvent coïncider avec la pierre, soit comme cause, soit comme effet, il explique le mécanisme de ces affections ; il accorde, notamment, un rôle prépondérant aux rétrécissements et aux autres obstacles à l'issue de l'urine. D'après Thompson, aucun signe ne décélerait, dans ces cas, la pyélite et pas davantage la dilatation des uretères ; car le pus et le sang peuvent aussi bien provenir de la vessie que du calcul ou de la cystite laquelle est presque constante. Il reconnaît que, lorsqu'il y a dilatation mécanique des uretères avec pyélite, pas plus la taille que la lithotritie n'est applicable, cette opération ne servant qu'à enlever la pierre et non à guérir le patient. On est, dès lors, en droit de se demander pourquoi il l'a tentée, puis-

clairvoyance que si délibérément il s'attribuait.

Les observations de ce praticien, ainsi que le procès-verbal d'autopsie, appellent quelques réserves.

Et d'abord, il apparaît que l'opération a été beaucoup trop tardive : si, véritablement, l'existence du calcul avait été reconnue, dès 1870, peut-être même avant, pourquoi l'intervention avait-elle été aussi longtemps différée ?

D'après le rapport des médecins, l'Empereur est mort d'une affection organique des reins, et cette affection n'a pu être diagnostiquée du vivant du sujet ! « Si donc, comme l'a fait observer le docteur Hill Hassall (1), on doit réellement attribuer la constitution altérée de l'Empereur au mauvais état des reins, cette altération doit certainement avoir été causée par une lésion des organes sécréteurs et excréteurs de la glande, le sang ayant conservé des substances qui, à l'état normal, sont éliminées par l'urine. Aussi eût-on dû, avant tout, examiner avec attention la nature des matières solides contenues dans

que la pyélonéphrite avait été diagnostiqué dès 1870 par les médecins français. A tout prendre, la taille eût été préférable à la lithotritie ; car, à cette époque, elle avait été très perfectionnée par Nélaton et Dolbeau, alors que F. Guyon avait signalé de nombreux accidents consécutifs à la lithotritie. Aujourd'hui, il n'en serait évidemment pas de même, la lithotritie étant devenue, grâce surtout au professeur Félix Guyon, une opération de pratique courante.

(1) *The Lancet*, 18 janvier 1873.

l'urine. Cet examen eût certainement révélé l'altération des fonctions éliminatrices des reins et, par la force des choses, on eût conclu à leur mauvais état. « Ainsi que le remarque encore le docteur Hassall, le poids spécifique de l'urine, les proportions d'urée et des autres éléments, les résultats de l'examen microscopique étaient les sources où le médecin pouvait puiser les éléments du diagnostic et, par suite, l'indication du traitement. »

Quelle est cette affection organique des deux reins qui était si avancée qu'elle rendait, en toutes circonstances, une issue fatale inévitable, c'est ce que les praticiens qui ont donné les derniers soins à l'impérial malade ont négligé de nous dire. Afin de suppléer à cette lacune, on s'est livré à diverses hypothèses.

« Si une affection aussi grave et qui n'a pas de précédent dans nos annales, écrit non sans humour le docteur J.-A. Wilson, de Londres (1), ne trouve pas sa place dans la nomenclature des maladies, ce sera un reproche constant adressé aux médecins des deux pays. Parmi les essais sans nombre, les discussions, les dissertations sur les maladies des reins qui ont mis le presse en émoi pendant tant d'années, ne pourrait-on pas trouver un passage ou une observation qui aurait quelque ressemblance avec l'état patho-

____

(1) Lettre du 11 janvier 1873, publié par *the Lancet.*

logique en question ? Ne l'a-t-on jamais vu sous le microscope ? Ne l'a-t-on jamais représenté en chromolithographie ? Ne nous en prenons pas à notre intelligence ; tôt au tard, on trouvera un nom pour cette maladie rapide et nécessairement fatale qui a emporté l'Empereur des Français.

L'atrophie d'un rein, occasionnée par une dilatation mécanique de sa cavité, n'entraîne pas plus fatalement la mort d'un adulte, qui présente toutes les autres parties de l'économie parfaitement saines, que l'inflammation subaiguë des tubes urinifères causée par la présence d'un calcul de phosphates irritant la vessie et d'une origine relativement récente. »

Aussi, conclut le docteur Wilson, « mon opinion formelle est que la maladie des deux reins, de quelque nature qu'elle fût, a commencé par une cystite. Les deux conclusions d'intérêt pratique qu'on peut tirer du rapport dans les termes où il est écrit sont : que le cas en question n'était pas favorable pour la série de séances de lithotritie avec chloroformisation, et que si la pierre avait été opérée dans les premiers jours de 1869, Louis-Napoléon serait encore de ce monde... »

Ce qui est le plus singulier, dans cette mort inattendue, si elle n'était imprévue, c'est que le sujet ait succombé à une opération que l'on nous dit avoir été menée à bonne fin, non pendant mais après une chloroformisation trop prolongée.

Le chloroforme doit-il être incriminé dans la circonstance ? Un examen du sang *post mortem* aurait pu nous éclairer sur ce point : il n'a pas été fait et c'est une lacune.

Les analyses d'urine ont été, également, très insuffisantes : y avait-il de l'albumine, du sucre ? On a lieu de s'étonner qu'aucun des médecins et chirurgiens appelés à soigner Napoléon III n'ait songé à la possibilité d'une néphrite ou du diabète.

Mais eût-ce été une contre-indication à l'opération : Et cette opération, quelle devait-elle être ?

« Si l'état du malade réclamait impérieusement une opération immédiate, *il est possible* que la taille eût offert une chance plus grande de rétablissement temporaire (1). » D'aucuns vont plus loin et écrivent : « *Il est certain* que la taille eût été préférable à la lithotritie. »

Il est évident qu'il n'y a rien qui déprime plus dangereusement un malade dont le sang est vicié et dont le cœur est faible que de grandes souffrances physiques et la perspective d'un accroissement de ces souffrances par une opération chirurgicale. *Un procédé opératoire qui eût pu être appliqué en quelques minutes, qui aurait complètement soulagé le malade*

(1) *The Lancet*, 18 janvier 1873.

et enlevé toute appréhension d'une nouvelle épreuve,
eût été, quant à ses avantages, bien préférable à celui
qui fut employé (1).

La lithotritie a ses partisans et ses détracteurs ;
mais, en l'espèce, et malgré l'habileté indiscutable
de sir Thompson, était-elle l'opération de choix ?

N'oublions pas qu'à l'époque où on pratiquait celle-
ci en plusieurs séances, *sans antisepsie*, avec des
lithotriteurs plus ou moins imparfaits, sans l'évacuation immédiate des débris calculeux par voie d'aspi-
ration, comme on le fait actuellement, *les accidents
étaient non l'exception, mais la règle.*

En 1873, comme aujourd'hui, d'ailleurs, nous écrivait naguère un spécialiste des plus autorisés, le
docteur Guépin, chirurgien de l'hôpital Péan, « la
lithotritie avait ses indications et ses contre-indica-
tions. Consultons un ouvrage de l'époque, par exemple le *Traité des opérations des voies urinaires*, de
Reliquet, *paru en* 1871, et nous serons aussitôt convaincus, alors même que notre expérience personnelle ne porterait pas sur ce genre de faits, que Napoléon III devait être *taillé*, comme le disait le rédacteur de la *Lancette*, dès le 18 janvier 1873 ». Et le
docteur Guépin ajoute : « L'engagement des débris
calculeux après la lithotritie, difficilement refoulés

(1) *Chr. méd.*, *loc. cit.*, article du docteur Guépin.

dans la vessie, imposait la taille, comme opération d'urgence. Ainsi Napoléon III devait subir la taille et non la lithotritie, d'abord le 2 janvier, ensuite le 6 janvier, si l'on avait perdu un temps précieux, et attendu, pour agir logiquement, des indications impératives ; au plus tard le 7 ou le 8 janvier, et alors avec bien peu de chances de succès. »

La véritable cause de la mort de Napoléon III serait donc une *septicémie* (docteur DEBOUT D'ESTRÉES) ; ou, pour plus de précision, une *infection* ou *intoxication urineuse* (docteur GUÉPIN).

Point n'est besoin de mettre en cause l'inflammation chronique des reins, ou la chloroformisation prolongée, bien qu'elles aient pu contribuer, dans une certaine mesure, à amoindrir la résistance d'un sujet dont l'état constitutionnel était, de l'aveu de tous, profondément altéré (1).

(1) Une conséquence. assez inattendue, du décès post-opératoire de Napoléon III : tous les médecins, écrivait jadis Amédée Latour — et surtout les spécialistes — savent quelle recrudescence de maladies de vessie, la plupart imaginaires, a déterminée l'événement qui a été pendant quelques jours le sujet général des conversations. Les vieillards, en particulier, interrogeaient avec anxiété l'état de leurs organes, bien rarement intègres de ce côté. Le baron Dupin eut la malheureuse idée de vouloir se sonder lui-même. Il prit une sonde flexible qui avait appartenu à son frère, et dont probablement il ne vérifia point la solidité. Parvenue sous l'arcade du pubis, cette sonde se brisa, et un fragment, long comme le doigt, resta engagé dans la portion profonde de l'urèthre. Le premier chi-

N'est-il pas, tout de même, piquant de constater que l'Angleterre, une fois encore, a été fatale au nom de Napoléon, et qu'elle a fourni à son malheureux hôte le chirurgien de la dernière heure ?

Quel thème fécond en développements pour un philosophe de l'histoire !

rurgien appelé, ancien ami du baron, ne put retirer ce fragment. Il fit venir un second chirurgien, mais, lorsque celui-ci arriva, le bout de sonde était déjà dans la vessie. Le patient avait éprouvé un léger frisson. On remit à plus tard les tentatives d'extraction ; mais le malade s'éteignit avant qu'elles pussent être faites.

FIN

TABLE DES GRAVURES

TABLE DES CHAPITRES

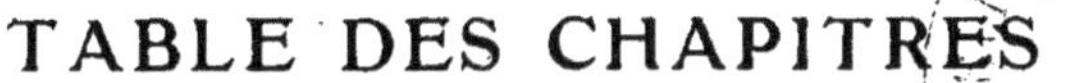

2867. — Tours, Imprimerie E. Arrault et Cie.